现代神经外科诊疗学

邓昌武　著

吉林科学技术出版社

图书在版编目（CIP）数据

现代神经外科诊疗学 / 邓昌武著 . -- 长春 : 吉林
科学技术出版社 , 2018.4（2024.1重印）
ISBN 978-7-5578-3809-6

Ⅰ . ①现… Ⅱ . ①邓… Ⅲ . ①神经外科学—诊疗
Ⅳ . ① R651

中国版本图书馆 CIP 数据核字 (2018) 第 075134 号

现代神经外科诊疗学

著　　　邓昌武
出 版 人　李　梁
责任编辑　孟　波　孙　默
装帧设计　孙　梅
开　　本　787mm×1092mm　1/16
字　　数　230千字
印　　张　16.75
印　　数　1-3000册
版　　次　2019年5月第1版
印　　次　2024年1月第2次印刷

出　　版　吉林出版集团
　　　　　吉林科学技术出版社
发　　行　吉林科学技术出版社
地　　址　长春市人民大街4646号
邮　　编　130021
发行部电话/传真　0431-85635177　85651759　85651628
　　　　　　　　　85677817　85600611　85670016
储运部电话　0431-84612872
编辑部电话　0431-85635186
网　　址　www.jlstp.net
印　　刷　三河市天润建兴印务有限公司

书　　号　ISBN 978-7-5578-3809-6
定　　价　88.00元

前 言
PREFACE

　　神经外科疾病大多病情凶险，需要尽快明确诊断及恰当处理。为此，我们总结了多年的临床工作经验，参阅了大量的国内外最新、最权威的文献资料，特编撰了《现代神经外科诊疗学》一书。

　　本书从实用性出发，主要介绍神经外科常见疾病的诊断、鉴别诊断与治疗方法。主要读者对象是神经外科的临床医生、基层医生、进修医生、医学生及实习医生。全书共5章，主要包括病史采集和神经系统检查、神经系统肿瘤、高血压脑出血、脑缺血疾病及颅内血管畸形和脑动静脉瘘。编写过程中注重吸收近年来国内外先进救治技术，内容规范，实用性强，尽可能反映新理论、新概念、新的诊断及诊疗方法，以帮助读者进一步了解神经外科学的新进展。

　　由于我们的知识水平所限，书中难免存在不足和纰漏之处，诚恳希望读者批评、指正。

目　录
CONTENTS

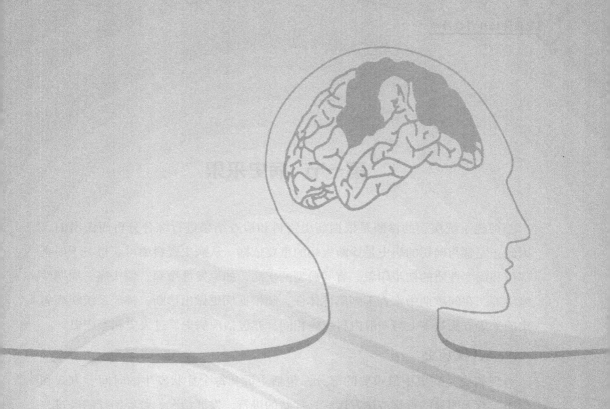

第一章　病史采集和神经系统检查

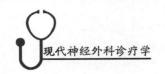

第一节 病史采集

神经系统疾病的诊断是根据病史资料和检查结果进行综合分析而做出的。因此，完整与确切的病史是诊断疾病的重要依据。从病史资料中可获得关于损害部位和病变性质的初步印象。有些典型的疾病，如原发性癫痫、偏头痛、周期性瘫痪等，在间歇期中常查不到阳性体征，须根据病史做出诊断。神经系统疾病病史的采集方法基本上与一般内科疾病相同，亦包括现病史、过去史和家族史。

一、现病史

现病史是病史中最重要的部分，包括主诉和每个症状发生的时间、方式和性质，有无明显的致病或诱发因素，症状的进行、发展情况，曾经治疗的经过、效果，以及病程中有无缓解和复发等。一般而论，急骤起病的病因常为血液循环障碍、急性炎症、外伤等，而起病缓慢的病因则多为肿瘤、变性及发育异常性疾病。询问病史时应尽可能避免带有暗示性的提问，对于患者所说的每一个症状都要详细了解其真正的含义。如患者所诉的"发麻"可能是代表皮肤感觉的减退、缺失或异常，亦可能是指肢体运动不灵或肌肉营养障碍所引起的感觉，这就应进一步了解患者所表达的症状是指医学上的哪些功能障碍。又如患者诉说"头晕"，患者的理解可能是指头重脚轻的感觉，也可能是指眼花缭乱、视物模糊或思想糊里糊涂的意思，也可能是指自身或周围物体的旋转、摇晃的感觉。应进一步询问患者的体验，而得出正确的理解。

应详细地询问症状发生的先后次序，尤其应了解其最早出现的症状，有助于病变的定位。如患者诉说头痛、呕吐，经探询病史，已有一侧听力减退多年，并逐渐发生同侧面部麻木、眩晕、步行不稳，最近数月才出现头痛、呕吐。根据这样的病史，该患者的病变可能位于一侧的脑桥小脑角。

常见症状的病史询问应注意以下几点。

（一）头痛

应询问头痛的部位（整个头部还是局限于某个部位）、性质（胀痛、跳痛、撕裂痛、箍紧痛、钻痛、割锯痛或隐痛）、时间（早晨、午后、晚间）、规律（持续性、发作性）、程度、伴发症状（恶心、呕吐、视力减退、眩晕、闪光、畏光、复视、瘫痪、昏迷等），引起头痛的可能原因以及加剧和减轻头痛的因素等。

（二）疼痛

应询问疼痛的部位、发作时间、频度、性质和散布情况，引起发作或加剧的原因，对各种治疗的效果。

（三）麻木

应询问麻木的性质（感觉减退、缺失、过敏或异常、热感、冷感、重感、触电感、针刺感等）、分布、传播、发展过程。

（四）惊厥

应询问起病年龄、发作情况（全身性、局限性），有无先兆，发作时间、频度，发作时意识，诱发因素（睡眠、饮食、情绪、疲劳、经期、精神受刺激），伴发症状（尖叫一声、发绀，舌唇咬破、口吐血沫、大小便失禁、跌倒受伤等），病程经过（病前有无头颅外伤、发热惊厥、脑炎、脑炎史、寄生虫病、曾否服用过抗痫药），家族史等。

（五）瘫痪

应询问瘫痪部位、起病缓急、肌张力改变、肌肉萎缩情况和伴发症状（麻木、疼痛、失语、排尿障碍、不自主运动等）。

（六）视力障碍

视物不清的诉说可能是视力减退，也可能是视野缺损、屈光不正，眼肌瘫痪而致的复视、眼球震颤。视力减退可以是眼部疾患，也可以是神经系统疾患所致，均需进一步了解复视出现的方向、实像与虚像的位置关系和两者的距离，以及了解曾否发生单眼复视。

二、过去史

过去史对病因及鉴别诊断也具有重要意义。应询问其生长和发育情况、个

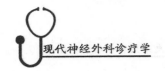

人嗜好、有无冶游史，以及有无地方病史和疫水接触史。过去病史的询问中特别注意既往传染病史以及有无恶性疾病史，因很多传染性疾患可引起神经系统的并发症，如麻疹、水痘、天花、腮腺炎和猩红热后可继发急性弥散性脑脊髓炎，钩端螺旋体病可引起脑血管疾病（脑动脉炎），心脏病（瓣膜病、心房颤动等）可引起脑栓塞，糖尿病可引起多发性末梢神经炎或糖尿病性脊髓病，癌症可引起各种神经系统并发症或肌病。

三、家族史

一些神经系统疾病与遗传有关，如进行性肌营养不良症、慢性进行性舞蹈病（亨廷顿舞蹈症，即Huntington舞蹈病）、遗传性共济失调等往往有明显家族史。应询问直系及其他亲属有无类似疾病，以及有无近亲婚配情况。

病史记录应详尽而不烦琐，系统、有序、有重点。对于昏迷、婴儿以及有精神失常的患者，应尽可能从其家属亲友或同事处获得较可靠的病史资料。

第二节 神经系统检查

神经系统检查是一项比较细致而复杂的工作，应认真、细致并要取得患者合作。为了减少患者的翻动和疲劳，应与全身一般检查同时进行，并依次自头部及脑神经开始，其后为颈、上肢、胸、腹、下肢及背部，最后观察其站立姿势及步态。检查既需要全面，又应掌握重点，应进行左右比较、上下比较；对于重危急诊患者，应根据病情进行最必要的检查，以便立即抢救，待病情稍稳定后再进行有关方面的补充检查。

检查结果应按精神状态（高级神经活动）、一般检查、脑神经、运动、感觉、反射等项目依次记录。

一、高级神经活动

（一）意识

意识即觉知，心理学上即指人对客观现实的自觉的反应。意识的检查即检查患者对外界的反应状况。

1.常见的意识状况

意识状况按觉知的程度分为清醒、意识模糊、谵妄、嗜睡、昏睡和昏迷。

（1）意识模糊或称朦胧状态：表现为意识清醒度降低，意识范围缩小，有不同程度的注意涣散和定向障碍，对周边事物不注意，会认错人和事，思维慢、连贯差，可出现幻觉和恐惧，重则可进入昏迷状态。

（2）谵妄：意识清醒度显著降低，常出现视幻觉和错觉，患者有出现紧张、恐惧、烦躁不安、叫喊、冲动和伤人或自伤等现象，常见于昏迷前的急性脑病、高热等患者。

（3）嗜睡：患者长时间处于睡眠状态，刺激后能被唤醒。醒后意识活动接近正常，但反应迟缓，注意力不集中，对周围环境状况识别力差，刺激停止后即又进入睡眠状态。

（4）昏睡：睡眠状态进一步加深，要反复强刺激才能唤醒。醒后精神活动迟钝，能睁眼，对问话仅能做简单回答，言辞含糊不清，常答非所问，很快又进入睡眠。

（5）昏迷：貌似睡眠状态，但意识活动全部丧失，对外界各种刺激及全身的生理需求完全不能感知。给予任何刺激均不能被唤醒，脑电活动可能呈现α节律，但没有睡眠和觉醒周期。深昏迷时，各种反射包括角膜反射、瞳孔反射、咽反射及腱反射均消失，肌张力降低。临床上可以从某些反射（如吞咽、咳嗽、瞳孔对光反射、角膜反射、腱反射消失等）的存在或消失作为判别昏迷深浅程度的指标（表1-1）。目前，常用的昏迷评定采用Glasgow昏迷量表进行评估（表1-2）。

表1-1 意识障碍的分级

分级	压眶反应	唤醒反应	无意识发动作	腱反射	瞳孔光反射	生命体征
嗜睡	+，明显	+，呼唤	+	+	+	稳定
昏睡	+，明显	+，大声呼唤	+	+	+	稳定
昏迷						
浅昏迷	+	-	±	+	+	无变化
深昏迷	—	—	—	—	—	显著变化

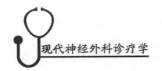

表1-2 Glasgow昏迷量表

类别	项目	计分
眼球	自主睁眼	4
	能遵嘱睁眼	3
	痛刺激后睁眼	2
	无反应	1
运动反应	能按嘱咐而做出活动	6
	对痛刺激能做出定位反应	5
	痛刺激仅引起屈曲回缩	4
	痛刺激引起异常的屈曲	3
	痛刺激引起伸直反应	2
	无反应	1
言语反应	定向准确，交谈	5
	失定向，交谈	4
	仅有不适当的词、字	3
	仅有声音	2
	无反应	1

注：总分共15分，最重3分，正常15分。

2.特殊意识障碍

（1）无动性缄默：大脑半球及传出通路无病变，但丘脑或脑干上行性网状激活系统有病损。患者仍能注视周围环境及人物，但不能活动或言语，貌似清醒，故又名醒状昏。患者大小便失禁，尚能吞咽，无锥体束征，强烈刺激不能改变其意识状态，多为脑部严重损害而存活的后遗症。

（2）去大脑皮质综合征：双侧大脑皮质广泛损害；功能丧失，而皮质下功能仍保存。常见于严重脑外伤、缺氧或感染后。患者能无意识地睁眼、闭眼或转动眼球，但眼球不能随光线或物品而转动，貌似清醒，但对外界刺激无反应。有抓握、吸吮、咳嗽等反射和无意识的吞咽活动。四肢肌张力增高，双侧锥体束征阳性，上肢屈曲，下肢伸直，称为去皮质强。去大脑强直是四肢均为伸性强直。

此外，闭锁综合征是因脑桥腹侧基底部病变损害皮质脊髓束及皮质脑干束而引起的特殊状态。患者意识清楚，仅能以眼球活动表达是非，又称去传出状态、脑桥腹侧综合征、Monte-Cristo综合征等。可由脑血管病、感染、肿瘤、脱髓鞘病等引起。

（二）认知

认知指人的认识过程的心理活动内容，包括注意、记忆、语言、思维、问题的解决和决策等高级认知过程。神经系统疾病时，认知过程可以出现心理活动的紊乱，亦是高级神经活动的紊乱状态。神经系统体格检查中应当包括两部分的检查，即一般精神状态和语言的检查。

1.一般精神状态的检查

简易智能状态量表（MMSE）为筛选认知障碍患者最常用的量表，通过检查了解患者的基本认知状态（表1-3）。为判断神经系统疾病患者的日常生活能力亦可应用日常生活能力量表进行评估（表1-4）。

表1-3 简易智能状态量表（MMSE）

姓名	性别		年龄		文化程度	
电话	住址					
评定时间			年	月	日	
躯体疾病：（1）健康（2）卒中史（3）高血压（4）糖尿病（5）其他疾病（请注明）						
临床诊断：（1）正常老年人（2）阿尔兹海默症（AD）（3）血管性痴呆（4）其他痴呆						
	最高得分		实际得分			
定向能力	2		（ ）1.今年的几月份？		2.现在是什么季节？	
	2		（ ）3.现在是几月？		4.今天是几号？	
	2		（ ）5.今天是星期几？		6.现在我们在哪个省、市？	
	2		（ ）7.您住在什么区（县）？		8.住在什么街道？	
	2		（ ）9.我们现在在第几层楼？		10.这儿是什么医院？	
记忆力	3		（ ）11.现在我要说三样东西的名称，在我讲完之后，请您重复说一遍，请您记住这三样东西，因为等一下要再问您的："皮球、国旗、树木"。（以第一次答案记分）。			
			皮球	国旗		树木
注意力	5		（ ）12.现在请您从100减去7，然后从所得的数目再减去7，如此一直计算下去，把每一个答案都告诉我，直到我说"停"为止。（若错了，但下一个答案是对的，得一分）			
		93	86	79	72	65

回忆能力	3	（）13.现在请您告诉我，刚才我要您记住的三样东西是什么？		
		皮球	国旗	树木
语言能力	2	（）14.（访问员拿出手表）请问这是什么？（拿出铅笔）请问这是什么？		
	1	（）15.现在我要说一句话，请清楚地重复一遍，这句话是："四十四只石狮子"（只说一遍，只有正确、咬字清楚的才记1分）		
	1	（）16.（访问员把写有"闭上您的眼睛"大字的卡片交给受访者）请照着这张卡片所写的去做。（如果他闭上眼睛，记1分）		
	3	（）17.访问员说下面一段话，并给他一张空白纸，不要重复说明，也不要示范。（1）用右手拿这张纸（2）再用双手把纸对折（3）将纸放在大腿上		
	1	（）18.请您说一句完整的、有意义的句子（句子必须有主语、动词，并有意义），记下句子。		
	1	（）19.请您按样子画图。 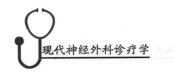		

注：①最高得分30。②痴呆严重程度分级方法：轻度＞21，中度10～20，重度＜9。③未治疗的轻、中度AD患者MMSE每年平均下降3～4分。

表1-4 日常生活能力量表

项目	评分				
1.自己搭公共车辆	1	2	3	4	5
2.到家附近的地方去（步行范围）	1	2	3	4	5
3.自己做饭	1	2	3	4	5
4.做家务	1	2	3	4	5
5.吃药	1	2	3	4	5
6.吃饭	1	2	3	4	5
7.穿衣服，脱衣服	1	2	3	4	5
8.梳头、刷牙等	1	2	3	4	5
9.洗自己的衣服	1	2	3	4	5
10.在平坦的室内走	1	2	3	4	5
11.上下楼梯	1	2	3	4	5

12.上下床，坐下或站起		2	3	4	5
13.提水煮饭，洗澡	1	2	3	4	5
14.洗澡（水已放好）	1	2	3	4	5
15.剪脚指甲	1	2	3	4	5
16.逛街购物	1		3	4	5
17.定时去厕所	1	2	3	4	5
18.打电话	1	2	3	4	5
19.处理自己钱财	1	2	3	4	5
20.独自在家	1	2	3	4	5

注：1分，自己可以做；2分，有些困难；3分，需要帮助；4分，根本没法做；5分，不知道。

2.语言的检查

在听取患者主诉或在交谈中可以了解患者的语言能力和有否言语障碍。言语障碍由构音障碍和语言障碍两大部分所组成。前者系由表述语言的发音、构音器官和肌肉疾病或协调障碍所引起；后者为大脑皮质功能区的结构破坏所引起，称为失语。

（1）失语

1）失语的检查：①自发语言：听患者讲述病史是否流利，有否错词、错句。②对话：与患者对话，一个问一个答。通过对话了解患者能否听懂问题，或有否表达困难与错误。③阅读理解：让患者阅读报纸或短文，请患者读出来，然后询问所读文章或新闻的内容与意义，借以了解患者的阅读与理解能力。④复述：检查者讲一句话或读一句文字，令患者复述。⑤书写：令患者书写姓名、地名等。⑥通过这5个内容的语言检查，可以明确失语的类型和皮质主要的受累部位。

2）失语分类：失语分类方法和皮质代表区的部位各家略有差异。从大脑皮质的前半部与后半部可将语言中枢区分为前语言区和后语言区。前语言区包括布罗卡区、书写皮质区，后言语区包括Wernicke区、阅读皮质区、言语形成区。凡右利手者，上述言语皮质均在左侧优势半球，而左利手者仍有40%的语言区在左侧半球。

临床上，失语分为以下几种。

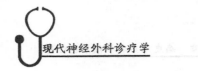

①运动性失语：又称表达性失语或布罗卡失语。病变位于前言语区（Brodmman44和45区）。患者并无咽、喉及舌肌的瘫痪，但不能言语或只能讲1～2个简单的字，对别人的言语及书写的文字能理解，但要读出来却有困难，常呈电报式表述，然而用词一般不错。

②感觉性失语：又称韦尼克失语症（Wernicke失语）或听觉性失语，系后言语区（Brodmman20和40区）病变引起。患者发音正常，但不能理解别人及自己的言语。严重时别人完全听不懂他讲的话。模仿别人讲话的能力亦减退。患者有严重的言语缺陷，但无内省力。

③命名性失语：又称遗忘性失语。因语言区的顶叶后下部、角回附近言语形成区（Brodmman39和40区）病变引起。患者称呼物体名称的能力丧失，但能表达如何使用该种物件，当别人讲出某物名称时，患者能辨别对方讲得是否正确。患者自我表述经常错误，常有错词、错句，但完全理解所问的问题。

④传导性失语：系指额叶、顶叶及颞叶深部弓形纤维的阻断，特别是岛叶附近病变所引起的，特征为复述困难的失语。失读系左侧（或主侧）缘上回附近病变引起。患者不失明，但对视觉性符号的认识能力丧失，因此不识词句及图画。失读和失写常同时存在，患者既不能阅读又不能书写。

⑤全失语：既听不懂，也无法表达。

⑥失写：即书写不能，多认为系左侧（或主侧）额中回后部病变引起。患者无手部肌肉瘫痪，但不能书写，抄写能力尚保存。常合并有运动性失语或感觉性失语。

⑦失用症：即运用不能。患者的肢体无瘫痪、感觉障碍及共济失调，但不能准确完成有目的的动作。对日常用品的正确使用、职业性的工作、乐器的弹奏等均发生障碍。对所出示的物品虽能认识，但不能运用。患者不能按检查者的要求使用梳子梳头、用牙刷刷牙、用钥匙开门、用钢笔写字等。右利手者，左侧大脑半球较广泛的病变如顶叶缘上回、胼胝体及额叶病变较易产生失用症，局部小病灶很少引起这种症状。

在失语检查时，在患者注意力集中，能合作，视、听力正常，肢体无瘫痪的情况下才能有可靠的结果，事先应了解患者的文化水平，是右利手还是左利手。失用的检查，可根据执行命令动作是否能完成，如用头梳梳头、用钥匙开门、点香烟等。另要观察模仿动作是否有困难等。

（2）构音困难：可由下列主要疾病引起。

1）肌肉疾病皮肌炎及重症肌无力均能影响咽喉肌而致构音困难。面肩肱型的肌营养不良症，由于面肌瘫痪可影响发音。

2）下运动神经元疾病是产生发音困难的常见原因。各种引起吞咽、迷走、舌下神经的周围性或核性麻痹的疾病，均可导致发音不清、无力，或带鼻音。如运动神经元疾病、延髓空洞症、急性多发性神经炎及后颅窝肿瘤、小脑后下动脉血栓形成等。

3）上运动神经元疾病一侧的锥体束病变只引起暂时的发音困难。两侧锥体束损害则有构音不清、发音困难。构音困难是假性延髓麻痹的临床表现之一，如脑血管意外后、运动神经元病、多发性硬化等。

4）锥体外系疾病由于肌张力增高而影响随意运动，或由于有不随意运动，均可影响发音的清晰或流畅。如帕金森病、各种舞蹈病、肝豆状核变性等疾患。

5）小脑疾病由于发音肌的共济失调而致声音音调不一，音节断续停顿或所谓吟诗状言语，或发音生硬引起的暴发性言语。

二、一般检查

一般检查与内科体格检查相同，应注意：

（一）对称性：即在望诊中注意头面部对称与否、肢体长短和粗细是否对称。

（二）全面性：对身体各部分系统检查。但是，从神经系统固有特点出发，应特别注意下列数点。

1.头面部

注意形状、大小，有无伤痕、肿块，有无静脉充盈、颅骨缺损、局部压痛，有无血管杂音以及头面部色素沉着、结节等。对于小儿应注意前囟张力、有无颅缝分离。

2.颈部

有无颈项强直、颈椎压痛，转动是否受限，颈动脉搏动是否对称、有无血

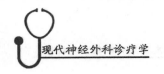

管杂音等；屈颈有否阻力，或有否下肢屈曲疼痛等。其他如颈淋巴结、甲状腺及肿块等检查亦不可忽略。

3.脊柱

有无畸形，有无压痛及叩击痛以及窦道等。

三、脑神经检查

（一）嗅神经

用盛有气味而无刺激性溶液的小瓶（如薄荷水、松节油、玫瑰水等），或用患者熟悉的香皂、香烟等，嘱患者闭目并用手指揿按住一侧鼻孔，然后将上述物品置于患者鼻孔下，嘱患者说出嗅到的气味。左右鼻孔分别测试。嗅神经损害时，则可出现嗅觉减退或消失。应注意嗅觉障碍是否因鼻腔本身疾病所产生。

（二）视神经

视神经检查包括三部分。

1.视力

视力检查一般可用近视力表，分别测定每眼的视力，＜1.0即为视力减退。视力减退到0.1以下不能用视力表检查时，可嘱患者在一定距离内辨认检查者的手指（指数、手动），记录其距离以表示视力，如1m数指、20cm手动等。视力减退更严重时，可用手电筒光检查，最严重的视力障碍（失明）即光感也消失。视力检查时，需注意有无白内障、屈光不正及角膜薄翳等影响视力的眼部病变。

2.视野

视野是患者正视前方、眼球不动时能看到的范围。一般可用手试法，分别检查两眼视野。患者与检查者对面而坐，相距约1m，双方各遮一眼（如检查患者左眼时，患者用右手遮其右眼，左眼固定注视检查者的右眼），检查者以手指在两人中间分别从上、下、内、外的周围向中央移动，嘱患者一见手指即说出。检查者根据自己的正常视野与患者比较，可粗测患者视野有无缺损。精确的测定用视野计。视野在各方面均见缩小者，称为向心性视野狭小。在视野内的视力缺失地区称为暗点。视野的左或右一半缺失，称为偏盲。

3.眼底

眼底检查一般要求在不扩瞳情况下检查，以免影响瞳孔变化的观察。正常眼底的视盘为卵圆形或圆形，边缘清楚，色淡红，颞侧较鼻侧稍淡，中央凹陷色较淡白，称生理凹陷。动脉色鲜红，静脉色暗红，其管径的正常比例为2∶3。检查时应注意有无视神经盘水肿、视神经萎缩、视网膜及其血管病变等。

（三）动眼、滑车、展神经

此3对脑神经共同管理眼肌运动，合称眼球运动神经，可同时检查。

1.外观

观察眼裂有无增宽或变窄，两侧眼裂是否等大。有无上睑下垂，眼球有无凸出、下陷、斜视、同向偏斜。

2.眼球运动检查

嘱患者头不动，先向各方位转动，然后注视检查者的手指，并随手指向左、右、上、下等方向移动，如有运动受限，注意其受限的方向和程度。注意有无眼球震颤。

3.瞳孔

正常瞳孔为圆形，两侧等大，随光线的强弱而收缩、扩大。检查时嘱患者向前平视，首先观察双侧瞳孔的形状和大小、是否圆形和相等。瞳孔对光反应的检查：在光亮环境下，嘱患者向光注视，检查者用手遮其双眼，而后突然移去一手，可见瞳孔缩小；在光弱环境下，嘱患者背光注视，用手电筒光从侧面分别照射眼睛，可见瞳孔缩小。正常时感光一侧的瞳孔缩小，称直接光反射；未直接感光的另一侧瞳孔亦缩小，称间接光反射。调节辐辏反射的检查：嘱受检者从看远处突然注视一近物时，出现两眼瞳孔缩小及两眼球内聚。两侧瞳孔不等、异常扩大或缩小、对光反应迟钝或消失，都是重要的体征，可由于动眼神经、交感神经或视神经受损所致。一侧瞳孔明显扩大，对光反应及调节反应近乎消失，但对较持久（20～30s以上）的强光照射，可出现瞳孔缓慢地缩小；或眼球持续会聚（5min左右）以后显示瞳孔缓慢地收缩者，称强直性瞳孔。双侧瞳孔不等大、缩小、边缘不规则、对光反应迟钝或消失而调节反应存在者，称为阿-罗瞳孔，是海绵窦侧壁交感神经和中脑被盖损害的特征性体征，常见于神经梅毒。

一侧眼交感神经麻痹，称为霍纳综合征。出现瞳孔缩小、眼裂狭小和眼球凹陷，并有同侧眼结膜充血及面部无汗者。视神经病变失明时，瞳孔扩大且直接

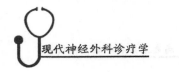

光反应消失。

（四）三叉神经

三叉神经为混合性神经。感觉纤维的分布为面部皮肤及眼、鼻、口腔黏膜，运动纤维支配咀嚼肌、颞肌及翼状内、外肌。

1.面部感觉

以针或牙签尖端，盛冷热水的试管、棉花束分别检查面部痛觉、温度觉及触觉。让患者分辨，观察其感觉有无减退、消失和过敏，并定出感觉障碍区域（属周围型或中枢型）。周围型系三叉神经干受损后产生，每分支有其一定的分布部位，在其分布范围内一切感觉都发生障碍。中枢型系三叉神经核的主核受损时所产生，其分布为同心形排列，或称洋葱皮样排列，即面部最外侧的区域是三叉神经主核最尾端的部分，面部最内侧的区域是主核的头端部分，其时只有痛觉及温度觉的障碍而触觉无损，即分离性感觉障碍。

2.咀嚼功能

先观察双侧颞肌及咀嚼肌有无萎缩，然后检查者以双手触按患者颞肌、咀嚼肌，嘱患者做咀嚼动作，注意有无肌力减弱；再嘱患者露齿，以上下门齿的中缝线为标准，观察张口时下颌有无偏斜。如下颌偏向一侧，则为该侧翼状肌瘫痪之征。正常人一侧翼状肌收缩时，把下颌推向对侧，两侧翼状肌肌力相等，故张口时下颌无偏斜。当一侧三叉神经运动支受损时，张口时可见下颌偏向病侧。

3.角膜反射

以棉花纤维分别轻触一侧角膜外缘。正常反应为两眼迅速闭合，同侧闭合者称直接角膜反射，对侧闭合者称间接角膜反射。以棉花纤维轻触结膜时亦能引起同样反应，称结膜反射。检查右眼时令患者向左侧看。该反射是通过三叉神经（感觉）、脑桥中枢和面神经（运动）来完成的。角膜反射的消失，为三叉神经第一支或面神经受损所致。

4.下颌反射

令患者放松下颌，检查者以左手拇指或中指轻置于下颌齿列上，右手执叩诊槌轻叩手指，观察有无反射及其强弱程度。反射增强者，提示脑干的上运动神经损害。

（五）面神经

第Ⅶ对脑神经包括面神经和中间神经两部分，前者主要是运动神经，支配除了上睑提肌和咀嚼肌以外的所有面部表情肌；中间神经包括味觉纤维（传导舌前2/3的味觉）、副交感纤维（支配涎腺、泪腺），及少量体感纤维（传导外耳道的一般感觉和面肌的深感觉）。临床上，面神经的检查仅侧重于面部表情肌的运动及味觉功能。检查时先观察患者的两侧额纹、眼裂、鼻唇沟和口角是否对称。再嘱患者做皱额、闭眼、露齿、鼓腮和吹口哨动作。一侧面神经周围性（核或核下性）损害时，病侧额纹减少，眼裂较大，鼻唇沟变浅，不能皱额、闭眼，露齿时口角歪向健侧，鼓腮或吹口哨时病变侧漏气。中枢性（核上的皮质脑干束或皮质运动区）损害时，只出现病灶对侧下半部面肌的瘫痪，因上半部面肌受两侧皮质运动区的支配。味觉功能的检查可让患者伸舌，检查者以棉签蘸少许有味觉的溶液（例如醋、盐、糖、奎宁），轻擦于一侧的舌前部，嘱患者用手指指出某个预定的符号（酸、咸、甜、苦），但不能讲话或缩舌，分别测试两侧。每种味觉试验完毕后，需用水漱口，以免互相干扰。

（六）听神经

包括两种功能不同的感觉神经——蜗神经和前庭。

1.蜗神经

检查听觉可用耳语、表声、捻手指等测定有无听力减退或耳聋，但尚不能鉴别其为感音性或传导性。常用的音叉试验是用频率128Hz的音叉检查。

（1）林纳：试验将已振动的音叉置于乳突及耳旁，测定骨导与气导时间，正常人气导时间大于骨导时间，当传导性耳聋时骨导时间大于气导时间，神经性耳聋时气导时间大于骨导时间，但两者时间均缩短。

（2）韦伯：试验将已振动的音叉置于颅顶正中处，比较响声偏向何侧。当神经性耳聋时声音偏向健侧，传导性耳聋时偏向病侧。必要时可做电测听检查。

2.前庭神经

受损时产生眩晕、恶心、呕吐、眼球震颤和平衡失调。可请五官科医生协

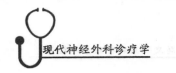

助做冷热试验，即外耳道冷温水灌注试验或旋转试验。正常人经由外耳道注入冷、温水或坐旋转椅旋转后出现剧烈眩晕和眼球震颤，前者持续2min左右，后者持续30s。前庭器官受损时，反应减弱或消失。必要时可做直流电试验、头位位置试验及眼震电图的描记。

（七）舌咽、迷走神经

舌咽神经和迷走神经都起自延髓，两者一起经颈静脉孔穿出颅腔，共同传导腭、咽和喉的感觉和运动。舌咽神经还传导舌后1/3的味觉。检查时注意患者的发音有无嘶哑、伴鼻音，进食或饮水时有无吞咽困难或呛咳，嘱患者张口发"啊"音时，视腭垂有无偏斜、软腭能否上提、两侧是否对称等，再用压舌板分别轻触两侧咽后壁，观察有无感觉及有无作呕。一侧麻痹时麻痹侧软腭较低，不能上提，腭垂拉向健侧，病侧咽壁感觉丧失，咽反射迟钝或消失。迷走神经病损时还有病侧声带麻痹。

（八）副神经

副神经支配胸锁乳突肌及斜方肌。检查时嘱患者做对抗阻力的转头与耸肩动作，比较两侧肌力及肌肉收缩时的轮廓和坚实度。一侧副神经病损时，患者不能向病变对侧转头，病侧耸肩也不能，肩部较健侧低下。病侧的胸锁乳突肌和斜方肌出现萎缩。

（九）舌下神经

舌下神经支配同侧所有舌肌。检查时嘱患者伸舌，一侧核下性舌下神经麻痹，伸舌时舌尖偏向病侧、病侧舌肌萎缩并有肌束颤动；两侧麻痹时，两侧舌肌均有萎缩和肌束颤动，舌肌不能伸出运动，言语、构音均受影响，食物在口腔内的转动和吞咽都有困难。

四、颈部

观察气管是否居中，颈动脉搏动强弱、是否对称，两侧胸锁乳突肌大小，然后嘱患者头部侧转，检查站侧颈肌力是否对称，嘱患者头颈前屈，检查者以右手按压患者前额，检查屈颈肌力，最后可用听诊器听颈动脉有无杂音，必要时可做压颈试验。

五、上肢

（一）望诊

观察皮肤及肌肉的营养情况。皮肤有无萎缩、光滑、粗糙、脱落或增厚，汗毛增多或缺少，出汗过多、过少或无汗，营养性溃疡，指甲变脆等。观察肌肉及皮下组织有无萎缩或肥大僵硬，并注意其分布与范围，观察肢体大小和对称性，并可用带尺测量肢体的周径并记录。测量时应选择生理性骨隆起为定点标准，如上肢的肩峰及尺骨茎突，自其一定距离点的水平上测量肢体的周径。此外，还应注意肢体姿态有无不自主运动，如舞蹈样动作、手足徐动、震颤、抽搐、肌束颤动和挛缩畸形等情况，并将其逐一记录。

（二）运动

1.肌张力

系指患者在完全放松状态下的肌肉紧张度。检查者伸屈或转动患者的上肢，观察所遇阻力的大小，肌张力减低时肌肉迟缓松软，被动运动时阻力减低或消失，关节的运动范围扩大。肌张力增高时肌肉变硬，被动运动时阻力增高。锥体系受损后出现伸屈肌张力升高，锥体外系损害后出现旋前旋后的肌张力均增高，或齿轮状强直。

2.肌力

肌力是人体做随意运动时肌肉收缩的力量。肌力共分6级：

（1）0度，为完全瘫痪。

（2）1度，可见肌肉收缩但不能产生动作。

（3）2度，能在床面做主动运动，但不能抬起。

（4）3度，能克服地心引力而做主动运动，即肢体能抬离床面而举起。

（5）4度，有一定程度对抗阻力的运动。

（6）5度，为正常肌力。检查时应进行两侧比较，并注意在生理范围内的差别。

上肢肌群肌力的检查包括各个关节进行展、收、屈、伸各个动作的肌力。

轻微的上肢轻瘫不易发现，可使做轻瘫试验，令患者做上肢向前（立、坐位）平举或向上（卧位）伸直而保持不动，如一侧迅速疲劳而逐渐下垂，则该侧

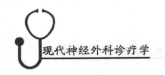

有轻瘫，此法可在闭目情况下进行，简称为轻瘫试验。各个肌肉肌力的检查见表1-5。

3.腱反射

叩击上肢肌腱、骨膜或肌肉所引发的反射。检查时患者肢体应放松、对称和位置适当，检查者叩击力量要均等。腱反射不对称（一侧增强、减弱或消失）是神经系统损害定位的重要体征。腱反射的强弱可用消失（-）、减弱（+）、正常（++）、增强（+++）和阵挛（++++）来描述。

表1-5各肌肉肌力的检查

肌肉	节段	神经	功能	检查方法
菱形肌	颈4~5	肩胛背神经	肩胛内收和上抬	手叉腰，肘向后用力，检查者加以阻力
冈上肌	颈5	肩胛上神经	上臂外展15°	上臂外展15°，检查者加阻力
冈下肌	颈5~6	肩胛上神经	上臂外旋	屈肘90°后上臂外旋，检查者从前臂外侧加阻力
前锯肌	颈5~7	胸长神经	肩胛骨向外、向前	双手臂前伸推向墙壁，病侧肩胛离开胸壁呈翼状肩胛；双手下垂时病侧肩胛移向脊柱中线
肩胛下肌	颈5~6	肩胛下神经	上臂内旋	屈肘90°后前臂内旋，检查者从前臂内侧加阻力
胸大肌	颈5~胸1	胸前神经	上臂内收、内旋	外侧平举的上臂内收，检查者从上臂内侧加阻力
背阔肌	颈6~8	胸背神经	上臂向后内收、内旋	上臂从外展水平位向下、向后运动，检查者在肘下方加阻力

三角肌	颈5~6	腋神经	上臂外展	上臂外展水平位，检查者从肘部向下加压
肱二头肌	颈5~6	肌皮神经	前臂屈曲和外旋	屈前臂并使之外旋，检查者加阻力
肱三头肌	颈6~8	桡神经	前臂伸直	屈前臂后再伸直，检查者加阻力
肱桡肌	颈5~6	桡神经	前臂屈曲和内旋	前臂内旋后再屈曲，检查者加阻力
桡侧腕伸肌	颈5~7	桡神经	腕背屈及向桡侧外展	检查者从手背桡侧加阻力
尺侧腕伸肌	颈6~8	桡神经	腕背屈及向尺侧内收	检查者从手背偏尺侧加阻力
指伸肌	颈6~8	桡神经	示指至小指掌指关节	屈曲末指节及中指节后，检查者在近端指节加压
拇长展肌	颈6~8	桡神经	拇指外展	检查者从第一掌骨外侧加阻力
拇长伸肌	颈6~8	桡神经	拇指远端指节伸直	掌朝下后，检查者向远端指节加压
拇短伸肌	颈6~7	桡神经	拇指近端指节伸直	掌朝下后，检查者向近端指节加阻力
桡侧腕屈肌	颈6~7	正中神经	腕屈曲并外展	检查者从掌部偏桡侧加压
尺侧腕屈肌	颈7~胸1	尺神经	腕屈曲并内收	检查者从掌部偏尺侧加压
指浅屈肌	颈7~胸1	正中神经	示指至小指的中指节屈曲	检查者加阻力
指深屈肌	颈7~胸1	正中神经、尺神经	示指至小指的末指节屈曲	检查者加阻力
拇长屈肌	颈6~7	正中神经	拇指末节屈曲	检查者加阻力
拇短屈肌	颈6~7	正中神经、尺神经	拇指近端指节屈曲	检查者加阻力
拇短展肌	颈8~胸1	正中神经	拇指外展	检查者从第一掌指关节外侧加阻力
拇对掌肌	颈6~7	正中神经	拇指对掌运动	拇指和小指对指后，检查者将其分开

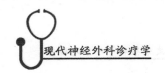
拇收肌	颈8~胸1	尺神经	拇指内收	拇指和示指掌骨间夹住纸片，检查者将其抽出
蚓状肌	颈8~胸1	正中神经（示指、中指）、尺神经（环指、小指）	近端指节屈曲，中指节、末指节伸直	检查者加阻力
背侧骨间肌	颈8~胸1	尺神经	除拇指外，使手指分开	检查者将分开指并拢
掌侧骨间肌	颈8~胸1	尺神经	除拇指外，使手指分开	指间夹住纸片
髂腰肌	胸2~腰4	腰丛、股神经	髋关节屈曲	检查者加阻力
股四头肌	腰2~4	股神经	膝关节伸直	检查者加阻力
股内收肌群	腰2~4	闭孔神经、坐骨神经	大腿内收	仰卧位，两膝并拢，检查者用力分开
股外展肌群（臀小肌、阔筋膜张肌）	腰4~骶1	臀上神经	大腿外展并内旋	仰卧，两膝外展，检查者加阻力
股外旋肌群（梨状肌、闭孔内肌、股方肌）	腰4~骶2	骶丛	大腿外旋	仰卧，下肢伸直后足外旋，检查者加阻力
臀大肌	腰4~骶5	臀下神经	大腿伸直并外旋	仰卧、小腿区区后抬大腿使膝关节离开床面，检查者加阻力
股二头肌、半腱肌、半膜肌	腰4~骶2	坐骨神经	小腿屈曲	检查者加阻力
胫骨前肌	腰4~5	腓深神经	足背屈并内翻	检查者加阻力
拇长伸肌	腰4~骶1	腓深神经	拇指及足背屈	检查者加阻力
趾长伸肌	腰4~骶1	腓深神经	第2~5趾及足背屈	检查者加阻力
腓肠肌、比目鱼肌	腰4~骶2	胫神经	足跖屈	检查者加阻力
拇长屈肌、趾长屈肌	腰5~骶2	胫神经	足趾屈曲	检查者加阻力

（1）肱二头肌反射（颈5~6）：患者上肢半屈，检查者将左手拇指置于患者肘部二头肌肌腱上，右手持叩诊槌，叩击左手中指或拇指，反应为前臂屈曲。

（2）肱三头肌反射（颈6~8）：患者外展上臂，半曲肘关节，检查者托住其肘关节，叩击鹰嘴上方的三头肌肌腱，反应为前臂伸展。

（3）桡骨膜反射（颈5~6）：患者肘部半屈半旋，叩击其桡骨下端，反应为屈肘、前臂旋前。

（4）霍夫曼征：检查者用左手托住患者的腕部，以右手示指和中指夹住患者的中指，用拇指向下弹拨患者中指的指甲，如患者拇指和其他手指掌屈，即为阳性反应，提示高颈段锥体束受累，亦可作为生理反射亢进。

（5）掌颏反射：轻划患者手掌大鱼际肌部皮肤，引起同侧颏肌收缩，反射阳性者提示脑桥以上的皮质脑干束受累。

（6）抓握反射及摸索反射：用移动着的物体（如叩诊槌柄）或手指接触受检者的手掌，引起该手的握持动作。如以物体接触受检者的手指时，手移向刺激物，连续触碰则引起手向各方摸索，直到握住为止，称为摸索反射。上述现象见于额叶病变。

4.共济运动

即协调运动。上肢的共济运动检查方法如下。

（1）指鼻试验：嘱患者将上肢外展并伸直，以其示指指端点触其鼻尖，先在睁眼时进行，然后在闭眼时进行。小脑病变时表现为同侧动作摇摆、过度、碰不准鼻尖等。

（2）快复动作：嘱患者做迅速重复的手掌旋前、旋后动作（轮替运动），或以一侧手指迅速连续轻拍对侧手背。小脑性共济失调时出现病侧动作快慢轻重不一、不协调、笨拙、缓慢等。

（3）误指试验：检查者将伸直示指的握拳手伸至患者前面，嘱患者按同样姿势将一手举起，在落下时（垂直面移动）将示指碰着检查者的示指（亦可在水平面移动），先在睁眼时施行，再在闭眼时施行。如落下（或移动时）有向一侧偏斜而不能碰到检查者示指时，指示该侧小脑有病变；前庭病变时两侧上肢均向病侧偏斜，即误指试验阳性。

（4）肌回跳试验：患者用力屈肘，检查者握住患者腕部向相反方向拉，随即突然松手，正常人由于对抗肌的协同作用，检查者一松手，前臂屈曲立即被制止。小脑病变时，由于缺乏这种协同作用，回收的前臂可反击到自己的身体。

（三）感觉

患者的意识清晰和充分合作是进行感觉检查不可缺少的条件。在检查之

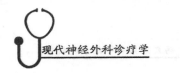

前，要使患者了解检查的方法和其重要性。要耐心细致、有重点及注意两侧对比。检查时患者闭目。

1.浅感觉

检查痛觉用针尖轻刺皮肤，温觉用盛冷水（5～10℃）、热水（40～45℃）的试管交替接触皮肤，触觉用棉花束轻触皮肤，让患者说出"痛""冷""热"或有"棉花碰触感"。另可用圆头针的尖端或钝端轮番轻触皮肤来检查痛觉和触觉或轻压觉。在分离性感觉障碍的患者，能够觉到针刺的触觉而不感觉到痛。检查应以远、近端，左右、内外侧等进行比较，并应从缺失区移至正常区。如有感觉减退、消失、过敏等，应标出感觉障碍的部位及范围。

2.深感觉

（1）关节运动觉：将患者的手指做被动运动的向上下移动，移动幅度从小开始，如果患者对于轻微的运动不能觉察，可做较大幅度的运动，由此可测定其障碍的程度。

（2）位置觉：嘱患者闭目，检查者将患者一侧的手指有伸有屈做成某种姿势，让患者说出各指所放的位置或用另一手模仿同样的姿势。

（3）振动觉：将振动着的音叉柄（C128）置于骨突起处如手指、足趾、内外踝、膝盖、髂骨、肋骨、胸骨、锁骨、桡骨等处的皮肤上，让患者回答有无振动的感觉。检查也要远近端及左右侧对比。正常老年人的振动觉可以减退。

3.复合感觉（皮质感觉）

（1）皮肤定位觉：以检查者的手指或笔杆等轻触患者的皮肤后，嘱患者用手指出感觉刺激部位。如有差异，可用厘米（cm）数表示，正常的差误在1cm之内。

（2）两点辨别觉：用特制的双规仪（或用两脚规），将其两脚分开到一定距离，接触患者皮肤，如患者感到是两点时，再缩小距离，至两接触点被感觉为一点为止。正常人全身各处的数值不同，鼻尖、舌尖、手指最灵敏，距离小；四肢近端、躯干部最差，距离大。但身体两侧对称部位检测出的距离数值应相同。

（3）图形觉：在患者皮肤上划上几何形象（圆圈、三角形、正方形等）或数字（一、二、十等），观其能否正确地感知而识别。

（4）实体觉：嘱患者闭目，将物体如钢笔、钥匙、硬币等放在患者手中，让其触摸后说出物体的名称。实体觉缺失时，患者虽能说出物体的个别特性如"硬的""冷的"等，但不能辨别物体。

六、躯干

（一）望诊

观察胸、腹、背部皮肤，骨骼及运动。注意胸廓是否对称，活动有否受限；两侧胸大肌、背阔肌、斜方肌、冈上肌及冈下肌等有无萎缩或肥大；呼吸时腹肌、胸部活动是否对称；屈颈和起坐时腹肌收缩状况及脐孔移动状况，若屈颈腹肌收缩时脐孔上移者，称为比弗征阳性，常可提示胸10水平的脊髓损伤。然后观察背部有否压疮，脊柱有否畸形，色斑及压痛等。

（二）反射

1.腹壁反射

腹壁反射分上（胸7~8）、中（胸9~10）、下（胸11~12）三部分。患者仰卧，检查者用牙签沿肋缘下（上部）、平脐（中部）及腹股沟上（下部）的平行方向，由外侧向内侧轻划腹壁皮肤，反应为该侧腹壁肌肉收缩。

2.提睾反射（腰1~2）

用牙签轻划大腿内侧皮肤，反应是被划侧睾丸向上提起，正常人两侧可不对称。

3.腹肌叩击反射

检查者以左手按腹壁，叩击检查者手背，观察腹肌收缩状况，左右、上下进行比较。上运动神经元损害者，腹肌叩击反射增高，有一定节段定位意义。

4.肛门反射（骶4~5）

以牙签或针尖轻划肛门附近皮肤，观察肛门括约肌收缩和上提。

（三）感觉

检查胸、腹部的痛觉、温度觉、触觉。检查方法与上肢同。进行左右比较，胸腹部以及腹背部比较，刺激物从减退（或消失）区逐步向正常区移动，以界定感觉减退或缺失的水平。

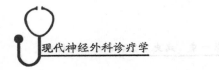
七、下肢

（一）望诊

观察两下肢的对称性、肌肉萎缩或肥大、肌束颤动等（同上肢）。

（二）运动

1.肌张力

（同上肢）

2.肌力

下肢肌群肌力的检查包括：髋：屈、伸、外展、内收。膝：屈、伸。踝：背屈、跖屈。趾：背屈、跖屈。各个肌肉肌力的检查见表1-5。

检查下肢有无轻瘫，嘱患者仰卧，举起伸直的下肢，轻瘫侧就不能长久维持此位置；或嘱患者俯卧，将下肢在膝关节处屈曲或成直角，可见轻瘫侧的小腿屈肌明显紧张，且小腿迅速下垂或出现摇摆不稳。

3.反射

（1）腱反射

1）膝反射（腰2～4）：坐位时小腿松弛下垂，与大腿成直角；仰卧位时髋及膝关节稍屈曲，检查者托住其腘窝部，叩击膝盖下股四头肌肌腱，反应为小腿伸展。

2）踝反射（骶1～2）：患者仰卧，外展下肢，半屈膝，检查者以手托足跖前部，使足稍背屈，叩击跟腱。反应为足跖屈。或嘱患者跪于椅上，叩击其跟腱。

（2）病理反射

1）阵挛：①髌阵挛：患者仰卧，下肢伸直，检查者用拇指、示指夹住髌骨上缘，突然向下方推动并维持不放松，髌骨即出现连续上下有节律的颤动；②踝阵挛：患者的膝关节屈曲（约45度），检查者左手托住腘窝，右手握足前端突然推向背屈，并用手持续压于足底，即出现踝关节连续性的背屈、跖屈节律性颤动。

2）巴宾斯基征：用牙签在患者足底沿外侧缘向前轻划至小趾跟部再转向，阳性反应分为拇指背屈，其他各趾呈扇形散开。正常的跖反射为五趾均跖屈，故此征也称伸性跖反射。

3）查多克征：以牙签由后向前轻划外踝后下方，所见阳性反应同巴宾斯基征。

4）拉塞格征：患者仰卧，将伸直的下肢在髋关节部屈曲，如有腰部或腿部疼痛而阻止下肢的继续上提，即为阳性，系坐骨神经痛的体征。

5）凯尔尼格征：患者仰卧，下肢在髋关节及膝关节处屈曲成直角，检查者将小腿在膝关节处伸直，如有牵拉性疼痛而伸直受限时则为阳性反应，系脑膜刺激症状之一。

4.共济运动

可做下列检查。

（1）跟膝胫试验：患者仰卧，依次做下列3个动作：第一，将一侧下肢伸直举起；第二，再屈膝将足跟放于对侧下肢的膝盖上；第三，将足跟沿胫骨前缘向下移动，观察此动作是否准确或摇晃不稳。小脑性或感觉性共济失调时此动作不准确或足跟胫骨前缘下移时摇晃不稳。

（2）龙贝格征：即闭目难立征。嘱患者两足并拢站立，两手向前平伸，观察有无摇摆不稳或倾倒的现象，并注意开眼与闭眼时的区别。感觉性共济运动失调（如脊髓痨）在开眼时虽有摇摆不稳，但尚不倾倒，而在闭眼时会极度不稳而至倾倒。小脑性共济运动失调在开眼时与闭眼时的差异不大。

（3）联合屈曲征：患者仰卧，嘱其两手交叉于胸前而坐起，正常人坐起时两下肢可紧贴床面而不离开，小脑病变时可见下肢上抬，是因不能协同地收缩髂腰肌和臀肌所致。

5.立姿与步态

观察患者立位时和步行时有无姿势异常。常见的异常步态如下。

（1）慌张步态：见于帕金森病患者。

（2）醉汉步态：见于小脑性遗传性共济失调和亨廷顿病。

（3）跨越步态：见于周围神经病、腓神经麻痹等。

（4）痉挛性步态：见于脊髓病变，如痉挛性截瘫、脊髓外伤等。

（5）画圈步态：见于脑卒中等半球病变后患者。

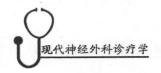
（三）感觉

下肢的感觉检查方法与上肢的相同。

第三节 神经系统疾病辅助检查

一、脑脊液检查

脑脊液系脉络丛所分泌，从侧脑室经室间孔（Monro孔）流入第三脑室，通过大脑导水管而进入第四脑室，再经居中的中间孔（Magendie孔）和两侧的外侧孔（Luschka孔）流至蛛网膜下隙，最后经矢状窦内的蛛网膜颗粒吸收而进入静脉系统，少部分在脊神经根周围间隙被吸收。

（一）目的

脑脊液检查用于诊断和治疗过程的随访及鞘内给药两大方面。其目的可归纳为：

（1）各种中枢神经系统感染性疾病的诊断。

（2）颅内出血性疾病的诊断与鉴别诊断。

（3）脊椎管内占位病变的造影。

（4）某些中枢神经系统感染性疾病的椎管内给药，如真菌性脑膜炎。

（5）颅内压力和动力学测定。

（6）放射性核素脑池扫描。

（二）检查的注意事项

1.穿刺部位选择

最常选择腰椎、延髓池穿刺。但应注意在腰骶段病变时，穿刺点不要在责任病灶以上。

2.穿刺可能产生的并发症

如临床拟诊为脊髓压迫症时，在未明确脊髓病变性质之前，不应做腰椎穿刺，更不能做动力学测定；蛛网膜下隙出血或后颅凹占位患者不宜做腰穿测压和动力学试验，前者易加重脊髓症状而致完全截瘫，后者易致脑疝而死亡。

3.局部感染或医源性感染

易致脑膜炎。

4.检查时间

除急诊外，一般均应选择空腹，切忌补液中进行穿刺。

（三）脑脊液的正常值

1.脑脊液量与压力

正常人脑脊液量约为150mL，每天更新4次，每天分泌500～600mL。脑脊液的压力可反映颅内压力。正常人脑脊液压力随测定位置而异。侧卧位腰椎穿刺时，压力为80～180mmH$_2$O（约等于1～2mmHg）。当压力＞200mmH$_2$O时，视为颅内压增高；压力＜70mmH$_2$O时，视为颅内压降低。坐位时压力400～450mmH$_2$O。脑池穿刺时，压力为10～30mmH$_2$O。

2.脑脊液的成分

脑脊液的成分基本上与血液，特别是与血清成分相当，但它的浓度远比血清浓度为低，并成一定的比例。

（1）脑脊液细胞正常人脑脊液中，细胞以单核淋巴细胞为主，总数不超过5×109/L（5个/mm^3），（5～10）×109/L为限。中枢神经系统感染时，脑脊液细胞增多。病毒感染者以淋巴细胞增多为主，细胞总数以数十至数百为计；细菌感染时以中性粒细胞增多为主，细胞数以数千为计。脑出血、蛛网膜下隙出血后亦可有轻度白细胞增多。

脑脊液的细胞学检查包括形态学分类和细胞免疫分泌功能检测，可用于颅内疾病性质和特异性感染病灶的早期诊断，如肿瘤细胞学形态、免疫组化；结核性脑膜炎的免疫酶点技术等。

（2）生化：各种生化参数均与血清相同，但浓度各异，蛋白质、糖和氯化物三项指标应用广泛。

1）蛋白质：由于蛋白质成分复杂，脑脊液中蛋白质含量随血脑脑脊液屏障的完善与否而发生改变。2岁以下儿童和老年人脑脊液中蛋白质含量较高，可达400～600mg/L。正常成人脑脊液蛋白质含量为150～450mg/L（15～45mg/dL），脑池液为100～250mg/L，脑室液为100～150mg/L。蛋白质成分中，2/3为清蛋

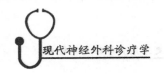

白，1/3为球蛋白。常规检查中，潘氏（Pandy）试验为阴性。蛋白质增高，特别是球蛋白增高时，潘氏试验阳性。神经系统感染、感染性多发性神经根神经炎、脊髓压迫症、颅内肿瘤等均可出现脑脊液蛋白质含量升高。慢性脑（脊）膜炎、脑脊髓恶性肿瘤转移或脊髓压迫症压迫完全时，脑脊液颜色变黄（黄变），蛋白质含量可升高至1000mg/L以上，腰椎穿刺时，脑脊液流出后立即自凝，称为自凝综合征（Froin综合征）。

2）葡萄糖：正常脑脊液中糖的含量约为血糖量的1/2～2/3，即2.8～4.2mmol/L。糖含量的降低见于结核性脑膜炎、化脓性脑膜炎、真菌性脑膜炎和癌性脑膜炎，亦见于脑出血和蛛网膜下隙出血的急性期。脑脊液中糖的含量直接受血糖影响，糖尿病患者和静脉注射葡萄糖者均可使脑脊液糖增多。

3）氯化物：正常人含量为120～130mmol/L（700～780mg/dL）。细菌性脑膜炎、癌性脑膜炎者和结核性脑膜炎者氯化物含量降低，以后者降低最为明显。病毒性感染氯化物改变不大。

（四）特殊检查

1.蛋白电泳

正常脑脊液蛋白电泳组分带与血清的最大不同点是脑脊液中含较多的前清蛋白而血清中无。进行脑脊液的蛋白电泳检查有助于诊断某些神经系统疾病。正常脑脊液的蛋白电泳值：前清蛋白4.26%±0.58%，清蛋白57.4%±6.3%，α_1蛋白6.01%±2.07%，α_2球蛋白8.14%±1.96%，β球蛋白16.86%±2.81%，γ球蛋白10.02%±2.69%。γ球蛋白增高见于中枢神经系统的急性炎症和脑瘤，β球蛋白增高可见于中枢神经萎缩性与退行性病变，γ球蛋白增高见于中枢神经系统感染、脱髓鞘性病和脑瘤。

2.免疫学检查

包括免疫球蛋白和免疫活性细胞及特异性抗体的检测。

（1）免疫球蛋白：正常脑脊液中免疫球蛋白含量约为血清IgG的1/400，即IgG含量为20～40mg/L，IgA为6mg/L，IgM测不到。脑脊液中清蛋白含量约为血清含量的1/230，正常人含量约为200～300mg/L。中枢神经感染时，脑脊液IgG含量和清蛋白均可升高。脑脊液中IgG的升高，既可由脑内神经组织的免疫反应引起，亦可由血脑屏障破坏而由血清进入引起。

该指数是用作判断有否鞘内IgG合成的常用方法。凡IgG指数＞0.7者提示鞘内蛋白合成，以多发性硬化为最常见。

（2）特殊抗体：抗结核抗体、各种病毒（抗单纯疱疹病毒等）抗体均可测定，但均应与血清同时检测，并进行比较才有临床意义。

（3）脑脊液神经梅毒：神经梅毒具特异性的脑脊液检查系应用密螺旋体抗原，包括梅毒螺旋体停动试验及荧光梅毒螺旋体抗体吸附试验。

（4）脑脊液细胞免疫学检查：多用于研究，极少用于临床诊断。

3.细菌学

将脑脊液离心沉淀物制成薄涂片，经革兰染色后在显微镜下查找病原体。如怀疑为结核杆菌，用抗酸染色；怀疑为新型隐球菌，用墨汁染色。

4.其他特殊检查

（1）聚合酶链反应（PCR）：用于单纯疱疹病毒性脑炎的早期诊断。其法快速、敏感、特异性高，但易因污染而出现假阳性。

（2）酶：脑脊液中酶活性增高的机制较复杂，酶活性测定虽对中枢神经系统疾病的诊断及预后有一定意义，但缺乏特异性。如脑梗死时脑脊液肌酸磷酸激酶（CPK）、乳酸脱氢酶（LDH）增高，但在细菌感染时LDH亦增高。

（3）神经化学物质：对脑脊液中儿茶酚胺、血清素、乙酰胆碱等神经递质的测定，有利于了解中枢神经系统的活动与代谢情况及药物疗效。如帕金森病患者脑脊液中5-羟吲哚醋酸和高香草酸的含量降低。

二、神经影像学检查

神经影像学检查，即神经系统放射检查，包括常规X线检查、特殊造影、计算机断层扫描术、磁共振成像和血管造影等许多内容。

（一）头颅常规X线检查

头颅常规X线是一种经济简便的检查手段。它有下列功能：

（1）直接诊断疾病，如颅骨缺损、听神经瘤的内听道扩大、垂体瘤的蝶鞍扩大、鼻窦炎、颅底肿瘤浸润等直接骨质破坏的证据。

（2）间接提供疾病证据，如脑内钙化点可为脑囊虫病、脑膜钙化可为结核

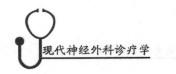

性脑膜炎、颅骨指纹增多提示颅内压力增高等。然而，常规X线检查的价值很有限，不能作为颅脑疾病的常规检查。

（二）脑血管造影

血管内注入造影剂显示脑血流供应的方法称为脑血管造影。有颈动脉穿刺注射造影剂和股动脉穿刺导管插入并注入造影剂显示脑血管的方法，后者称为数字减影血管造影术。这种方法是上世纪80年代开始用于临床检查诊断。由于造影图像经计算机处理，血管不与颅骨重叠，显影清晰，并有实时成像的特点，造影剂用量亦少。脑血管造影适用于：

（1）颅内血管病如颅内动脉瘤、动静脉血管畸形和缺血性卒中脑血管狭窄或闭塞部位的诊断。

（2）颅内肿瘤血供情况的了解，或颅脑外伤者血肿位置的确定。

血管造影的主要缺点和局限性为：

（1）碘剂过敏。

（2）出血倾向或严重肝肾功能损害。

（3）甲状腺功能亢进。

（4）患者不能良好合作者。

此外，血管造影技术仅提供脑血流供应血管的情况，不提供该区域脑组织的功能情况，亦不能提供非血管性病变的信息。

（三）头颅CT

CT是利用高准直的X线束围绕身体某一部位做一个断面扫描，由X线发生系统、X线检测和计算机系统三大部分组成。每个组织单位体积的X线吸收系数称为组织的CT值，单位为Hu。CT技术自1969年首先应用以来，在X线发生源的发射角度和范围，检测器的敏感性、数目以及计算机的重建系统等方面逐步进行了改进。快速CT每次扫描时间为0.05s，每秒钟可完成9或34次断层，因此是极好的功能检查工具。这种快速CT除用于心功能扫描之外，还用于脑血管造影，称CT血管造影。CT增强扫描是注射造影剂后进行CT扫描，它可显示组织的供血情况和血脑屏障破坏情况，为病变性质的鉴别提供依据。目前CT可以用于下列范围的检查：

（1）颅脑外伤。

（2）急性脑血管病，如脑出血、脑梗死、蛛网膜下隙出血、颅内动脉瘤的诊断和病情演变的随访。

（3）颅内占位病变（肿瘤、脓肿）的诊断。

（4）中枢神经系统炎症性疾病，脑炎、脱髓鞘性疾病。

（5）脊髓和椎管内外疾病的诊断、鉴别诊断。

（6）心脏收缩功能、心排血量、血流速度和弥散功能的测定。

（四）磁共振成像

MRI是利用电子、质子、中子等粒子都具有自旋和磁矩的特性而发展起来的成像技术。MRI检查有两种弛豫时间：T_1和T_2。T_1称为纵向弛豫时间，它反映质子在磁场中产生纵向弛豫所需的时间。脂肪T_1短，自由水的T_1长。当水分子被大分子吸收后，T_1常延长，例如脑水肿。T_2称为横向弛豫时间，它表示在完全均匀的外磁场中产生横向弛豫的时间。T_2的衰减系由共振质子之间的相互磁作用所引起，这种作用与T_1正好相反，随质子活动频率的增加而T_2延长。在MRI图像上，不同加权图像有完全不同的表现。例如，脑灰质的T1和T2均较脑白质长，T_1加权（T_1W）图像可见脑灰质信号强度较低，脑白质较高；T2加权时灰质图像较深，白质图像较白；脑脊液的T_1、T_2均长于脑组织，因此脑脊液的T_1加权呈低信号，T_2时呈高信号；头皮和颅骨板障均含大量脂肪而在T_1时呈现高信号；肌肉组织在T_2加权时呈灰色信号。各正常组织的MRI信号如表1-6。

表1-6　颅脑正常及常见病变的常规MRI信号

正常和病变组织	T1W	T2W	质子密度（PD）
鼻窦内气体	黑	黑	黑
眼眶内脂肪	白	灰白	白
肌肉	灰黑	灰黑	灰黑
颅骨内外板	黑	黑	黑
颅骨板障	白	灰白	白
脑灰质	灰	灰白	灰
脑白质	灰白	灰黑	灰
脑脊液	黑	白	灰黑
脑水肿	灰黑	白	白

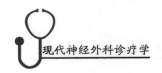

脑坏死（液化）	黑	白	灰
含水多的囊肿	黑	白	黑
含蛋白质多的囊肿	灰白	白	白
脑内的血肿急性期（脱氧血红蛋白）	黑	灰黑	灰
脑内血肿亚急性期（细胞内）	白	黑	灰
正铁血红蛋白（细胞外）	白	黑	灰
慢性血肿	黑	黑	黑
钙化	黑（少数灰白）	黑	黑

随着电子技术的发展，目前用于临床的磁共振扫描除常规MRI之外，还有许多新技术扫描，包括：

（1）磁共振血管造影，用于了解脑血管的血供状态、有无闭塞或动脉瘤。

（2）磁共振弥散成像，利用组织中水的弥散特性，用于缺血性卒中的超早期诊断和多发性硬化新鲜病灶的判断；磁共振张量技术可对脑和脊髓的传导束及脑内纤维网络连接清楚显示，为脑功能研究和特殊部位神经损害的诊断提供帮助。

（3）磁共振波谱分析研究脑组织内氢、磷、肌酐、胆碱和有关代谢产物乳酸、兴奋性氨基酸的含量变化，进行波谱分析，其结果能有效反映某组织的代谢状况和病理生理变化，可用于脑梗死、肿瘤、癫痫和多发性硬化的早期诊断和鉴别。

（4）灌注磁共振是了解缺血区组织血流的扫描方法，用于脑组织缺血的再灌注状况调查。

（5）血氧水平依赖增强磁共振是应用脑血流动力学改变与脑功能活动相关的原理检测各种脑功能活动时的血流改变，并用于脑功能的研究，故亦称为功能磁共振。

目前，磁共振可用于下列疾病的检查：

（1）脑血管病：脑梗死超早期病灶的确定，脑血流及灌注状况随访；颅内动脉瘤、动脉狭窄、血管畸形的诊断。

（2）颅内感染性疾病：各种细菌、病毒、真菌、寄生虫的颅内感染，以及小脓肿，特别是后颅凹和小脑脑脓肿的诊断。

（3）脑白质病变、炎性脱髓鞘性脑病、多发性硬化的诊断和随访，脊髓内脱髓鞘病诊断与随访。

（4）老年神经病的阿尔茨海默病、血管性痴呆、帕金森病等退行性疾病的研究。

（5）颅脑及脊髓肿瘤，特别是颅底、中线和后颅凹占位病变的诊断。

（6）脊髓椎间盘突出、韧带增厚、椎管狭窄以及椎管内肿瘤的诊断。

（7）先天畸形、发育不良和遗传性代谢性疾病的颅骨、脊柱及骨骼—肌肉的检查。

（8）其他不明原因疾病及各种内科病、神经系统并发症。

三、神经电生理检查

（一）脑电图

脑电图是将脑部自发的生物电活动经电子放大器放大100万倍描记出来的曲线图，以研究脑功能有无障碍。一般在头皮规定部位按10＋20法放置头皮电极，记录大脑半球电活动。记录颞叶底部的电活动可采用鼻咽电极、蝶骨电极或鼓膜电极。在开颅手术时记录脑电活动为脑皮质电图。

正常成人在清醒、安静、闭眼状态下，大脑半球后部（顶叶、枕叶、颞叶）为 α 波（每秒8～13次，波幅为20～100μV，平均为50μV），睁眼即消失，闭眼又出现。在半球前部常见 β 波（每秒14～30次，波幅5～20μV）。慢波是指 θ 波（每秒4～7次）和 δ 波（每秒0.5～3.0次）。正常成人两半球前部可有少量（＜10%）θ 波，δ 波只在睡眠时出现。如慢波增多或清醒时出现 δ 波为病理现象，慢波表示该电极处的神经元受损或功能受抑制。

儿童脑电活动以慢波为主。随着年龄增长，慢波逐渐减少，α 波逐渐增多，但没有明确的年龄界限。5～6岁后枕部 α 节律渐趋明显，至14～18岁时基本上接近成年人的脑电图。

根据异常脑电波的出现是弥散性的还是局限性的，可以判断病变的范围。EEG虽不能确定病灶的性质（如炎症、肿瘤），但动态观察可帮助判断进行性病变。随神经影像学的迅速发展，脑电图检查的临床应用正在逐步缩小，目前主要

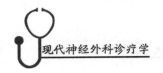

用于下列方面。

1.癫痫的诊断、鉴别诊断和药物治疗的监视和选择

癫痫患者的脑电图异常表现有：

（1）棘波。

（2）尖波。

（3）多棘波。

（4）暴发性快节律。

（5）每秒3次的棘—慢复合波。

（6）高度节律失常等。

这些癫痫波形的出现，统称为痫样放电。50%以上的癫痫发作间歇期可有阳性发现。

2.颅内病变的筛查

颅内病变可根据常见部位区分幕上病变、幕下病变和中线结构病变。幕上病变中75%～90%有异常改变，幕下病变常出现弥散性或阵发性额部慢波异常。中线占位如鞍区或上脑干、丘脑等中线深部占位病变，亦可见对称性阵发性异常放电的脑电改变，但无定位诊断之价值。

3.意识障碍的皮质功能判断

脑外伤、脑缺氧、急性脑血管意外等患者长期昏迷或植物状态时可做脑电图检查，观察有α波、θ波或δ波的存在。脑电图也可作为判断脑死亡的参考指标。

4.其他

如Creutzfeld-Jacob病、肝昏迷等动态观察亦有助于诊断。

（二）肌电图和神经传导检查

1.肌电图检查

将针性电极插入骨骼肌，可以记录到肌肉在放松和收缩状态下的电活动。对这些电活动进行分析，可以鉴别肌肉病变是神经源性还是肌肉源性的。

（1）放松状态下的肌电活动：正常肌肉在终板以外的区域记录不到自发电活动，在病变的肌肉中可以记录到几种异常的自发电活动。纤颤电位和正锐波往

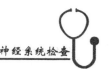

往提示失去神经支配的病理过程，但在一些炎性肌病如多肌炎中也可出现。束颤电位是一个运动单位或它的一部分自发收缩产生的电活动。虽然可见于正常人，但束颤电位多见于神经源性损害，尤其在病变位于前角细胞的疾病如肌萎缩侧索硬化中较为多见。肌强直电位是由肌纤维持续、自发的去极化引起的，其波幅由高到低、发放频率由快到慢，声音类似"俯冲的轰炸机"，多见于各种非萎缩性肌强直和强直性肌营养不良，也可见于高钾性周期性麻痹、多肌炎、包涵体肌炎等。

（2）肌肉自主收缩时的肌电活动：一个运动单位的肌纤维共同产生的电活动称为运动单位电位。轻轻地收缩肌肉时最早出现的MUP代表针电极附近较小的运动单位，通常以4～5Hz的频率发放。逐步增加收缩力量，最早募集到的MUP发放频率可增加到10～11Hz，随着力量的进一步加大，仅有的一个运动单位已不能满足要求时，则出现第二个MUP，同时第一个MUP的发放频率进一步增加。以此类推，当肌肉用最大力收缩时，所有运动单位以最大的频率发放，在电生理上表现为干扰相。这种MUP发放数量和发放频率上的变化过程称为MUP的募集。

MUP的分析参数包括波幅、时限、相位和发放频率，不同肌肉的MUP正常值也不相同。神经源性损害早期可仅有运动单位数目的减少而不伴MUP形态的改变。此后，功能正常的运动单位对失去神经支配的肌纤维进行再支配，从而该运动单位所支配的肌纤维数量增多、范围扩大，MUP表现为时限增宽、波幅增高，常伴有相位的增多。在募集过程中，MUP募集的减少反映了运动单位数目减少。在肌源性损害时，肌纤维自身的破坏使一个运动单位范围内的肌纤维数量减少（而不是运动单位数目减少），因此与正常MUP相比，肌源性时MUP往往时限缩短、波幅降低，多相电位也增多。在募集过程中，即使是轻微的肌肉收缩也需要很多运动单位共同完成，这种现象在肌电图上称为早募集，表现为低波幅的干扰相。

2.神经传导检查

神经传导检查分为运动神经传导检查和感觉神经传导检查。神经传导检查中能够测到的都是传导最快的大直径有髓纤维，包括传导位置觉、本体感觉和触觉的感觉纤维以及α运动纤维。薄髓或无髓纤维传导非常缓慢且兴奋阈值高，因

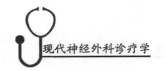

此传统检查方法很难测到。

（1）运动传导检查：在运动神经行径的两点或多点进行刺激，并在该神经支配的肌肉上用表面电极记录复合肌肉动作电位，通过测量刺激点之间的距离可以得到运动传导速度。除了传导速度以外，其他常用的运动传导分析参数包括CMAP的远端潜伏期、波幅和时限。异常的运动传导包括远端潜伏期延长、传导速度减慢、远端波幅降低和传导阻滞等。当神经损害以髓鞘受累为主时，运动传导异常表现为远端潜伏期延长和传导速度减慢；当神经以轴突损害为主时，电生理改变主要是CMAP波幅降低。

（2）感觉传导检查：与运动传导检查不同，在感觉神经行径的一个点进行刺激，在另一个点记录可以得到感觉神经动作电位，直接测量刺激点和记录点之间的距离就可得到感觉传导速度。除了传导速度以外，另一个分析参数是SNAP波幅。异常的感觉传导包括传导速度减慢和电位波幅降低。

神经传导检查以其方便、实用、有效、准确的特点为临床医生了解周围神经功能提供了重要的信息。该检查可以精确描述损伤的部位、程度和性质。概括起来，神经传导检查的作用包括：

1）判断是否存在周围神经损害，尤其当患者有明确感觉障碍时，如果感觉传导异常则提示损害位于背根神经节的远端，而如果感觉传导正常则病变部位位于背根神经节近端。

2）判断是单神经病、多数性单神经还是多发性周围神经病；如果是单神经病，可以帮助定位损害部位。

3）判断周围神经是运动纤维还是感觉纤维损害，或是混合性损害，是髓鞘损害还是轴突损害或两者都有。

（3）F波检查：刺激运动神经时，逆向电流沿运动纤维传导至脊髓，小部分前角细胞被激活所产生的动作电位顺向传导至其支配的肌纤维，产生潜伏期明显长于直接肌肉动作电位的迟发肌肉反应，即F波。由于F波的行径涵盖了周围神经的全程，因此临床上多用F波来帮助诊断常规神经传导检查无法触及的近端神经如神经根的损害。

3.重复神经电刺激

重复神经电刺激是最常用的检查神经肌肉传递障碍的电生理方法。给予运动神经以低频（2～5Hz）或高频（20～50Hz）重复电刺激，可在其支配的肌肉上记录到一连串的CMAP。其波幅和面积的变化有助于诊断NMT功能异常性疾病。

重症肌无力患者单次刺激CMAP波幅正常。2～3Hz低频重复电刺激可引出最为明显的衰减反应（第4或第5个CMAP的波幅与第1个相比较，波幅衰减超过10%为异常）。高频刺激CMAP波幅可衰减或不变。低频衰减现象也可见于先天性肌无力综合征。

Lambert-Eaton肌无力综合征（LEMS）时由于突触前膜乙酰胆碱释放减少，单次刺激时CMAP波幅明显降低，低频刺激CMAP波幅略有衰减，高频（20～50Hz）刺激后CMAP波幅递增超过100%。

与LEMS相似，肉毒毒素中毒也可引起突触前膜乙酰胆碱释放减少。两种疾病的电生理改变类似，但肉毒毒素中毒高频递增的程度不如LEMS明显，病情严重者波幅甚至不会增高，这是由于神经肌肉接头被完全阻滞。

（三）诱发电位检查

刺激周围的感觉器官可在其对应的皮质区域或皮质下的一些中继结构引出电活动，这种电活动被称为诱发电位，反映了所对应感觉通路功能的完整性。虽然异常的诱发电位可以提示传导通路功能障碍，但是无法提示病变的性质。诱发电位应具备以下特征：必须在特定的部位才能检测出来，有其特有的波形和电位分布，诱发电位潜伏期与刺激期之间有严格的锁时关系。由于各种诱发电位的波幅都很低，因此在强大的脑电活动和肌电活动背景下，诱发电位只能通过平均技术才能获得。诱发电位各波的潜伏期、峰间期和两侧的侧差是判断正常与否的指标，而波幅的意义则相对较小。

1.诱发电位的类型

（1）视觉诱发电位：应用单眼棋盘格翻转模式作为刺激，在枕部中央可以记录到视觉诱发电位，反映了从视网膜到视皮层的整个视觉通路的传导功能。通常VEP的波形类似V字形，其中潜伏期约为100ms的正相波P100是临床最为常用

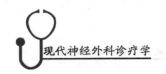

的检测波。P100存在与否以及潜伏期是否延长是评价VEP异常的最为可靠和敏感的指标。P100波幅降低的临床意义较小。

（2）脑干听觉诱发电位：给予单耳重复短声刺激（咔嗒声），用颅顶—耳垂（或乳突）导联可记录到脑干听觉诱发电位。从刺激开始的10ms内依次出现一系列电位，分别代表皮层下听觉通路不同结构的电活动。其中最早出现的5个正相波在临床检测中最常用，各波的潜伏期、峰间期和侧差为分析参数。

（3）躯体感觉诱发电位：给予周围神经电刺激，在头皮和脊柱的相应部位可以记录到躯体感觉诱发电位。其形态和潜伏期取决于刺激和记录的部位。

2.诱发电位的应用

虽然影像技术尤其是MRI的发展在一定程度上局限了诱发电位的临床应用，但是MRI主要用于了解解剖和结构方面的异常，而诱发电位提供的信息代表各条感觉通路在功能上的完整性，因此两者可相互补充。

VEP在诊断视神经损害时特别有价值，在发作过后P100的异常也可持续存在。将VEP用于多发性硬化或视神经脊髓炎的诊断时，最有价值的发现是单眼或双眼P100峰潜伏期延长。即使没有视神经损害的临床症状，1/3的多发性硬化患者会出现VEP异常。

BAEP能有效地评价周围和中枢听觉通路的完整性，对于第Ⅷ脑神经的损害（如听神经瘤或其他脑桥小脑角的肿瘤）以及脑干听觉通路的损害尤为敏感。在确诊的多发性硬化患者中，即使没有脑干功能损害的临床表现，仍有约1/2的患者会有BAEP异常。对于不能配合电测听的婴儿和儿童，BAEP能够提示听觉通路是否完好。

SEP检查通常可作为常规感觉神经传导检查的补充，在对近端感觉传导功能的评价中更是如此。同时记录感觉神经动作电位和SEP有助于在各种神经系统病变或一些系统性疾病中（如晚发性共济失调、脊髓延髓型肌萎缩症、肌阵挛、HIV感染）评价中枢体感通路有无损害。SEP可用于脊髓损伤、脊髓拴系综合征、脊髓动静脉畸形、亚急性联合变性、脊椎脊髓炎、遗传性痉挛性截瘫等疾病的脊髓功能检查。此外，SEP检查有助于发现多发性硬化的亚临床病变。有时即使临床症状显示病灶只有一处，SEP也可揭示MS多灶的病变特性。在确诊的MS

患者中，皮层记录的SEP异常率为50%～86%；在可能型或可疑型的患者中，SEP的亚临床异常率为20%～40%。作为MS的诊断手段，SEP和VEP较之BAEP具有更大的价值；多种诱发电位同时检查时其敏感性优于MRI，但仅检查其中任何一项时，阳性率均不如MRI高。

诱发电位检查还可用于术中监护以及评价中枢神经系统损害的预后。

四、放射性核素显像

脑核素系指放射性核素在神经系统中的应用。它包括：

（1）普通放射性核素平面脑显像。

（2）发射型计算机断层扫描：有单光子发射计算机断层扫描（SPECT）和正电子发射计算机扫描（PET）。

（3）脑脊液间腔扫描。

（一）普通平面脑扫描

曾于20世纪60年代之后用于脑梗死、脑肿瘤、脑脓肿等诊断，目前已几乎不用。

（二）发射型计算机断层扫描

属于近20年发展的新技术，它是能反映病变的血流和脑代谢的一种检查方法。已在临床应用的有两种方法。

1.SPECT

是目前国内应用最为广泛的一种放射性核素显像方法。在静脉注射显像剂99mTc-HMPAO、99mTc-ECD后10～20min，应用准直探测仪围绕头部做360°旋转，经15～20min扫描后重建图像，即可见到不同脑区的血流分布情况，可作为大脑各部位脑血流分布情况的分析。但这种脑血流分析为半定量性质，不能提供具体流量，也不能提供该组织的糖代谢情况。目前临床上应用于：

（1）各种脑血管病早期诊断，如短暂性脑缺血（TIA）发作后的低灌注，急性脑梗死48h内阳性检出率高达95%。

（2）癫痫发作时，病灶区血流增多，间歇期血流降低，定位诊断的阳性检出率可达50%～80%。发作时注射放射性核素，阳性检测率可达100%。

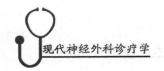

（3）脑肿瘤定位诊断和有否复发。

（4）阿尔茨海默病、帕金森病的脑功能了解。

（5）偏头痛、精神分裂症、闭合性头颅损伤等。

2.PET

静脉注射短寿命放射性核素标记葡萄糖或受体配体后，研究脑的葡萄糖、蛋白质代谢和各种功能受体（如多巴胺D2受体、地西泮受体）分布及大脑功能的状况。目前较多应用的短寿命放射性核素有18F（18氟）-脱氧葡萄糖，或15O标记CO_2吸入，以及特殊应用的D2受体、地西泮受体等。临床上主要应用于：

（1）脑肿瘤诊断和鉴别诊断，特别是脑转移瘤、复发瘤者常有高度阳性结果。

（2）脑梗死病程动态观察。

（3）癫痫灶确定。

（4）阿尔茨海默病、帕金森病诊断和治疗的动态观察。

（5）代谢性脑病、脑积水以及其他脑病的脑功能研究。

然而，由于设备复杂、价格昂贵，目前普及尚有许多困难，有待继续努力。

（三）脑脊液间腔显像

利用放射性核素标记物质仅停留于脑脊髓间隙中，不参与代谢，但很快通过蛛网膜从体内清除的特性进行显像。常用方法是：腰椎穿刺或脑室穿刺，注入99mTC-DTPA。注射后10~15min做脑或脊髓蛛网膜下隙显影，此后分别于1h、3h、6h和24h做脑池扫描。

脑脊液间腔显像主要用于：

（1）脑脊液循环障碍的定位诊断。为脑积水诊断、鉴别诊断和治疗提供依据。

（2）为神经外科分流术后评价疗效提供依据。

（3）对脑脊液漏的部位做定位判断。

五、脑血流测定

正常人脑由颈动脉系统和椎动脉系统供应血流，每分钟流经脑的血液量约为1000mL，占总心排血量的20%左右。儿童经脑血流量约为400mL，约占总心排血量的1/3。其中80%的血液是经颈动脉系统进入颅内，仅20%的血液经椎动脉系统进入颅内。该血流量为经脑血流量，不代表脑组织的血流量。人脑的血流量以每100g脑组织每分钟流经血液量计算，以mL/（100g脑·min）来表示。正常人的血流量随检测方法而有些差异。Kety、Schmidt等应用"笑气"（N_2O）的方法测定的正常值为54～65mL/（100g脑·min）。Helmon等以133氙（133X6）动脉注射法测定的正常值为43.3～60.21mL/（100g脑·min）。应用不同探头记录和分析不同部位的脑血流量为局部血流量。记录局部血流量可将流经脑灰质的血流与白质的血流分开，前者放射性核素清除的时间快，亦称快速流，后者清除慢，又称慢速流。根据瑞典科学家Ingvar的结果，正常人脑灰质血流量为78.2±1.83mL/（100g·min），脑白质血流量为20.8±2.7mL/（100g·min）。因此，正常人脑灰质的血流量约为白质的4倍。

脑血流量的测定方法很多，并且随整个科学的发展而发展。1945-1960年应用N_2O吸入法，Lassen等（1955）以放射性核素氪（^{85}Kr）示踪法，1961-1970年应用颈动脉注射^{85}Kr、^{133}Xe，计算清除曲线；1971-1978年应用^{133}Xe静脉注射及^{133}Xe吸入法测定脑血流量；到1978年后，逐步发展了正离子发射扫描、单光子断层扫描，以及Xe-CT、灌注CT等方法对脑血流量测定进行应用。然而，PET和SPECT均需放射性核素示踪，前者可以反映局部脑组织的糖代谢以及受体标记与表达情况，能反映该局部组织的功能状况；后者虽然可以反映局部血流状况，但无法做定量计算。因此，非损伤性，又能做局部组织脑血流量液量记录的，仅有$^{133}Xe-CT$和PCT。它可以了解不同脑功能状态的脑血流，以及脑梗死、脑出血病灶周边的脑血流状况，对临床诊断和治疗有实用价值。

（一）经颅多普勒超声检查

经颅多普勒超声检查是应用脉冲多普勒的距离选通技术与低频（1～2MHz）超声束良好的颅骨穿透能力相结合，选择特定的颅骨窗，如颞窗（双侧）、枕大孔窗及眼窗等，直接测定大脑中动脉、大脑前动脉、大脑后动脉以及椎-基动脉的血流速度、流量等。

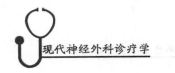

TCD用于下列临床状况：

（1）检查颅底Willis动脉环中各血管血流状况，判断动脉有否狭窄或闭塞，脑血管有否痉挛，有否侧支循环，以及有否动脉瘤或动静脉血管畸形。

（2）监测有否栓子脱落，在TCD检测中，可以明确动脉栓子脱落，特别是伴发心脏病患者，心瓣膜植入后栓子监测，以利缺血性卒中的病因诊断。

（3）药物治疗反应和病情的检测，例如蛛网膜下隙出血后血管痉挛以及药物治疗后血管反应性的了解、溶栓治疗后闭塞血管内栓子移行状况等。

（二）氙133-计算机断层扫描（^{133}Xe-CT）

^{133}Xe-CT，起始于20世纪80年代末，系利用吸入惰性气体氙（Xenon），根据它在组织中不被吸收和利用的原理，然后经CT扫描记录下不同脑组织中氙的分布比例，计算出各区域的脑血流状况。该方法可用于：

（1）急性脑血管患者：包括缺血性卒中患者梗死灶周边的缺血半暗区的界定、脑出血患者血肿周边半暗区的界定。

（2）用于急性颅内外伤：血肿清除前后血供恢复和手术疗效的评价。

（3）认知功能障碍：大脑半球和脑室周边血流量的测定以及低灌注状态的检查与诊断。

（4）颅内肿瘤：血液供应及其周边组织血液供应状况的调查，为手术治疗提供方案。

测定脑血流量不仅了解脑组织的供血情况，还能说明许多脑血管病的病理生理和血流动力学机制。因此，临床医师应当重视。

六、活组织检查

神经系统疾病的病理诊断是最后的诊断，因此是进行疾病的最可靠诊断，特别是一些临床症状不很典型的患者的诊断时，需要行活组织检查。

（一）脑活检

适用于通过临床表现及神经影像、神经电生理及放射性核素等检查均不能明确疾病性质的脑部疾病患者。常用的方法以立体定向技术取出病灶区小块组织，做病理光镜、电镜检查，亦可行组织分子生物学检查，为脑部肿瘤、炎症、变性、寄生虫病、脑淋巴瘤及其他代谢异常性遗传病等提供依据。

（二）神经活检

经电生理检查尚不能确诊周围神经病变类型者，可做周围神经活检。常用活检的选择部位为下肢的腓浅神经远端或上肢的前臂外侧皮神经。根据所取神经可做特殊髓鞘染色、光镜和电镜观察，亦可做各种特异抗原的抗体染色，为周围神经疾病的病因诊断提供依据。

（三）肌肉活检

肌肉活检是骨骼肌肉疾病诊断的重要手段之一。取材的方法有穿刺法和手术法，取材的部位应当是有肌肉萎缩但不完全的部位。取骨骼肌时，应当纵向切开肌纤维，然后切下 $0.5 \times 1.0 \times 0.5cm$ 大小为好。取下肌肉后应立即拉平，防止卷缩。肌肉标本应做组织化学、光镜检查、电镜检查和基因分析。肌肉活检用于各类神经肌肉疾病的诊断和鉴别诊断。

七、分子生物学技术

自20世纪80年代以来，人类对疾病的认识深入到基因和分子水平，越来越多的与神经系统疾病相关的基因被分离、克隆，其基因结构及突变特征得以阐明，这不仅为研究某些疾病的分子发病机制奠定了基础，而且使神经系统疾病的诊断由定位、定性诊断过渡到基因水平的病因诊断，达到早期预防和治疗的目的。

下列分子生物学技术在神经系统疾病诊断中最常用。

（一）核酸杂交的相关技术

Southern印迹杂交为经典的基因诊断方法，可进行DNA缺失或插入检测，以及限制性片段长度多态性（RFLP）连锁分析等。Northern印迹杂交是对RNA样品进行印迹杂交，其原理与Southern印迹杂交相同。

（二）聚合酶链反应（PCR）及其相关技术

PCR是一种快速、准确地从少量样品中扩增出特异DNA片段的方法。常用的PCR相关技术包括多重PCR、PCR微卫星多态（PCR-STR）、PCR扩增片段长度多态性（PCR-FLP）、PCR-单链构象多态性（PCR-SSCP）、荧光定量PCR、逆转录PCR及等位基因特异性PCR等。

（三）DNA测序

DNA测序是遗传工程的重要技术之一，近20年来取得了飞速发展，由最初的

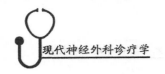
放射性核素标记发展到无辐射的荧光标记，由超薄片层凝胶电泳发展为全自动毛细管凝胶电泳，使高通量、自动化的测序有了临床应用的可能。也正是在现代化测序技术的帮助下，人类基因组测序计划才得以完成。

（四）基因芯片技术

该技术是指将大量的探针分子固定到固相支持物上，利用核酸杂交配对的性质，对DNA样品的序列信息进行高效做解读和分析。它可用于基因表达谱分析、基因突变及多态性检测、基因测序和基因组文库作图等研究，在疾病的诊断和预防等方面有着广阔的应用前景。

第四节 神经系统疾病的诊断程序

学习神经病学，一定要学习神经科临床医师诊断神经系统疾病的思维方法。我们要通过病史询问、详细的神经系统体格检查（包括一般和高级神经活动检查），了解患者的症状、体征和病程演变过程，循序分析，并进行3个过程的分析：

（1）是否有神经系统疾病，这些症状、体征与神经系统有什么关系，即定向诊断。

（2）哪个部位的神经系统疾病，即定位诊断。

（3）什么性质的神经系统疾病，即定性诊断。

一、定向诊断

神经系统疾病的主要临床表现是运动和感觉障碍，可表现为瘫痪、抽搐、疼痛等，以及意识、言语等高级神经活动的失常。这些症状是内科疾病的一部分，还是原发性神经系统疾病的表现？因此，有必要首先分清是神经系统疾病还是其他内科疾病，如心血管、内分泌、呼吸等专科疾病所致的神经系统并发症，抑或是骨、关节、周围血管、结缔组织病的一种表现。因此，在临床思维中，要全面地了解病情和病损可能累及的器官和系统，避免单纯的专科的观点，只查局部而忽视比邻和整体，这样才能鉴别和做出正确的判断，有否神经系统疾患。

二、定位诊断

经过详细的神经系统检查，如能初步判定患者所诉确系神经病损所致，应根据临床检查所见的症状和体征，进一步分析病损的可能部位，然后选用必要的、合适的辅助检查。避免滥用各种特殊辅助检查的偏向。

（一）根据不同部位神经病损的临床特点推测病损部位

1.周围神经病损的临床特点

受损时，在其支配区有运动、感觉和自主神经障碍的症状和体征。运动障碍表现为下运动神经元瘫痪，无锥体束征；感觉障碍表现仅限于病变神经所支配的区域；无脊髓或脑部病损时的传导束型感觉障碍。

2.脊髓病损的临床特点

表现为运动障碍（截瘫或四肢瘫）、传导束型感觉障碍和自主神经症状（大小便障碍）。局限在脊髓的病损不出现脑神经和脑部症状。

3.脑干病损的临床特点

多见一侧的周围性脑神经受损，伴有对侧肢体的中枢性瘫痪或锥体束征（交叉性瘫痪）或一侧面部和对侧偏身感觉障碍（交叉性感觉障碍），或表现为吞咽困难、呛食、构音障碍、舌肌萎缩、咽反射消失等真性延髓麻痹。双侧性脑神经、锥体束损害和感觉障碍也不少见。

4.脑部病损的临床特点

一侧大脑半球病损所致运动障碍常呈中枢性偏瘫、偏身型感觉障碍。还可见单瘫、失语、局限性癫痫等局灶性症状；也可伴有脑神经受损症状，常为中枢性面瘫、舌瘫等。双侧性，广泛脑部病损常导致意识障碍、精神智能障碍及双侧性肢体瘫痪或锥体束征。并可根据神经精神症状类型做出脑损害定位。小脑病损主要表现为共济失调、眼球震颤、构音障碍等。

（二）根据病损类型，综合分析临床检查结果，推测病损部位

1.局限性或局灶性病损

如单根神经损害，脊髓某些节段的横贯性损害，脑部的肿瘤、梗死等，临床上常有相应的局灶性症状或体征，可提示病损的部位，故又称为定位体征。

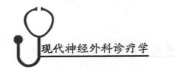

2.弥散性、多发性病损

如脑炎、脑膜炎、多发性神经炎、多发性硬化等。症状或体征反映出神经系统多处受累而不能归纳为某一局限性病损所致。有的病损可因伴发较重的脑水肿或刺激脑膜等因素而引起颅内压增高、意识障碍、脑膜刺激征、惊厥等症状，又称全脑症状。在不同病期，可与定位体征并存。

3.系统性或选择性病损

有些神经疾病的病损呈选择性，病损在某些功能系统或传导束，如运动神经元病、亚急性联合变性（维生素B_{12}缺乏所致）。

分析患者的症状、体征和病损类型，不仅有助于定位诊断，还可按照各种病理过程的好发部位，结合病史推测病损的性质和病因。

三、定性诊断

全面分析病史、病程、病损部位和辅助检查资料，明确病损的性质和病因。常见的病理性质和病因如下。

（一）感染

发病多为急性或亚急性，于数日或数周发展到高峰。神经系统症状常较广泛、弥散，可伴有发热等全身感染中毒的症状和体征。血液和脑脊液的实验室检查可进一步明确感染的性质和原因。

（二）外伤

多有明显的外伤史，一般急性起病，但亦可经一定时间后发病，如慢性硬脑膜下血肿、外伤性癫痫等。应密切注意有无胸、腹等处的复合损伤。

（三）血管病变

发病多急骤，症状可在几分钟、几小时或几天内达到高峰。脑血管疾病多与其他器官疾病如高血压、动脉硬化、心脏病、糖尿病等有关。

（四）肿瘤

起病缓慢，病情逐渐发展加重，常有局限性神经系统受损的体征，颅内肿瘤可伴有颅内压增高，脊髓肿瘤可有椎管阻塞。

（五）其他

有中毒、代谢障碍、先天异常、遗传变性等。定性诊断时应注意有无中毒史（如化学品、食物、药物等中毒）及代谢障碍（如糖尿病、尿毒症等）的一般表现和病史。对幼年发病患者，要观察有无先天异常，要注意其母亲妊娠期患病、难产或家族遗传史等。神经系统的变性疾病较其他系统为多，病因尚未完全明确，可能与代谢障碍、慢病毒感染、遗传、免疫等有关，病程常为缓慢发展。

然而，定性诊断极为复杂，临床过程仅反映疾病的一般过程，不反映个别规律，因此，定性诊断的详细内容仍应结合有关疾病，将在各论中详细介绍。

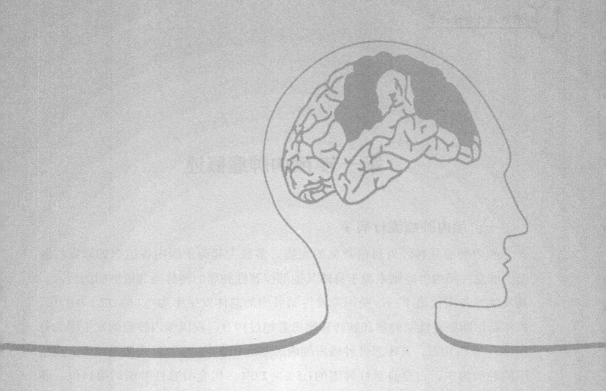

第二章　神经系统肿瘤

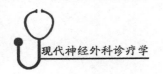

第一节 颅内肿瘤概述

一、颅内肿瘤流行病学

颅内肿瘤是神经外科最常见的疾病。多数为起源于颅内各组织的原发性肿瘤。继发性颅内肿瘤则来源于身体其他部位恶性肿瘤的转移或邻近肿瘤的侵入。其发生率各国报道不一，美国原发性脑肿瘤的总体发生率为（11～12）/10万，每年新诊断原发性脑肿瘤和脑转移瘤患者超过19万。我国颅内肿瘤的发生率为每年（7～9）/10万，其中恶性肿瘤占颅内肿瘤的40%～50%，以来源于神经上皮组织的肿瘤为主，占全身恶性肿瘤的1.5%～2.0%，居全身恶性肿瘤的第11位。脑转移瘤发病率稍低，为（2.1～11.1）/10万。根据近年来的跟踪调查结果显示，我国颅内肿瘤的病死率为3.13/10万，占全部恶性肿瘤死亡的2.3%，其中男性为3.50/10万，女性为2.74/10万，而且脑肿瘤的病死率随年龄的增长而升高。城市与农村居民脑肿瘤病死率分别为3.78/10万和2.80/10万。中国东、中及西部地区的病死率分别为3.60/10万、3.14/10万和2.49/10万，其中位生存期在15个月左右。总之，我国颅内肿瘤的发生率和病死率呈上升趋势，男性居民脑肿瘤病死率高于女性，不同地区间的病死率也存在较大差异。

颅内肿瘤的年龄分布：儿童颅内肿瘤发病的种类与成人有所不同。成人中脑肿瘤的发病率仅次于胃、肺、子宫、乳腺及食管等肿瘤，约占全身肿瘤的2%。儿童期脑肿瘤在全身各部位肿瘤中所占比例较成人高，约占7%，占12岁以下儿童病死率的12%，居首位。颅内肿瘤可发生于任何年龄，但大部分肿瘤好发于30～50岁，不同病理类型的颅内肿瘤在其发病年龄上有其明显特点，0～4岁儿童的年发病率为3.1/10万，15～24岁的人群其发病率下降到1.8/10万，但随后发病率上升，65岁以上人群的发病率为18/10万。

颅内肿瘤的地域分布：由于不同地区的气候条件、自然环境及生活饮食习惯等因素的不同，不同地域之间颅内肿瘤的构成比也存在差异，1996-2006年十年流行病学调查发现，大庆地区的原发性脑肿瘤中最常见的是鞍区肿瘤，而不是最常见的神经上皮性肿瘤（如胶质瘤）。

胶质瘤为最常见的原发性颅内肿瘤，约占所有颅内肿瘤的44.6%，其中又以星形细胞瘤最多见，恶性星形细胞瘤约占66%；其次是髓母细胞瘤和少突胶质细胞瘤。在儿童和青少年中，髓母细胞瘤、室管膜瘤及脉络丛乳头状瘤的发生率要明显高于成人。在年龄分布上，男性略多于女性，以星形细胞瘤、胶质母细胞瘤和室管膜瘤较为明显。在发生部位上，成人多见于额顶颞叶，而儿童则以小脑半球和脑干较为多见。

脑膜瘤发病率约为2/10万，占全部颅内肿瘤的20%左右，仅次于胶质瘤占第二位。发病人群以成人为多见，女性多于男性。大脑半球凸面脑膜瘤最为多见。

垂体腺瘤是发生在腺垂体的良性肿瘤，约占颅内肿瘤的10%，为临床上仅次于胶质瘤和脑膜瘤的第三大类肿瘤，女性多于男性。作为一种内分泌肿瘤，其具体分类较为复杂，但其中最常见的是女性垂体泌乳素瘤。

颅内转移瘤占颅内肿瘤的3%～10%，以成年人尤其是中老年人多见，其中又以肺癌颅内转移最为多见，其次是子宫、卵巢、黑色素瘤等。

其他，如神经鞘瘤、颅咽管瘤、淋巴瘤等其临床发生率相对较低，将在各章节分别描述。

二、颅内肿瘤的病因学

颅内肿瘤的发生及发展是一个十分复杂的问题，至今尚无定论。癌变的多阶段学说认为，各种环境的致癌因素与遗传的致癌因子以协同或序贯的方式引起遗传物质DNA的损伤与错误性修复，导致癌基因的激活及抑癌基因的失活，先使细胞发生转化，呈多克隆增生，然后经过漫长的多阶段演变，其中一个克隆相对无限制地扩增，再通过附加突变，选择性地形成具有不同特点的亚克隆，进而获得浸润及转移能力，形成恶性肿瘤。现在普遍认为，绝大多数肿瘤是由内在因素与外在因素相互作用引起的。"外在因素"主要指环境因素，可概括为环境中的物理、化学、生物因素；"内在因素"指个体因素，主要指遗传所决定的个体对肿瘤的易感性。现明确的颅内肿瘤病因仅有电离辐射，其他均为可能因素。

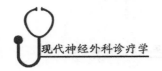
（一）环境因素

1.物理因素

（1）电离辐射：大剂量的电离辐射暴露是明确的颅内肿瘤病因。研究表明，大剂量放疗（2500cGy）可增加颅内原发良、恶性肿瘤的发病率，如脑膜瘤、胶质瘤等。对于诊断剂量的电离辐射暴露，有部分研究报道头颈部X线、牙科X线检查可增加颅内肿瘤的发病风险，但还存在争议，仍需研究证实。

（2）电磁场：仍存在争议，1987年Wertheimer和Leeper报道了在高压电场下生活的儿童颅内肿瘤的发病风险增加，随后又有高压电场工作工人颅内肿瘤发病率增加的报道。但后续大量的研究结果未能证实这一结论。所以，至今仍不能确定电磁场在颅脑肿瘤发病过程中的作用。

（3）手机（无线电波）：早在十几年前人们就开始担心手机产生的无线电波是否会增加颅内肿瘤的发病风险。实验表明无线电波的能量不足以损伤DNA或造成任何表观遗传的改变。动物实验也未发现无线电波可增加恶性肿瘤的发病风险。故手机的使用仅为一个可疑的颅内肿瘤病因。

（4）外伤：少数研究报道，头部外伤可使脑膜瘤的发病风险增加，这可能是由于外伤处细胞的过度增生所致，但后续大量的研究表明外伤与颅内肿瘤间无明显的关联，所以外伤只是颅内肿瘤的一个可能因素。

2.化学因素

（1）亚硝基化合物：亚硝基酰胺是一种直接致癌物，可引起DNA畸变，是一种强力的神经系统致癌物。乙基亚硝基脲（ENU）也是一种亚硝基酰胺，在大鼠、小鼠、猴等多种动物中被证实有致神经系统肿瘤的作用。在我们日常生活中，亚硝基化合物广泛存在，如腌制食品中含有较高的亚硝基化合物，但仅有少量的证据表明食用腌制食品会增加颅内肿瘤的发病风险。

（2）外源性激素：由于女性脑膜瘤的发病率明显高于男性，故雌激素可能与脑膜瘤的发病有一定关联。近年来研究发现，外源性雌激素的摄入（如激素替代疗法、口服避孕药等）可增加女性脑膜瘤的发病风险，其机制未明。

（3）饮酒：有报道表明，母亲怀孕时饮酒可增加儿童中枢神经系统肿瘤的发病率，但目前普遍认为饮酒与成人颅内肿瘤的发病无明显联系。

（4）吸烟：被动吸烟被认为可增加儿童及妇女中枢神经系统肿瘤的发病风险。但近年来的一项研究显示，吸烟的起始年龄、吸烟强度、吸烟年限，均与成人胶质瘤的发病率无明显关联。故吸烟是否是颅内肿瘤的发病原因之一仍需进一步证实。

3.生物因素

（1）细菌及寄生虫：有报道认为结核杆菌与胶质瘤及脑膜瘤有关。弓形虫的脑组织寄生可能与星形细胞瘤发病有关，但这些结果均未得到大样本研究的证实。

（2）病毒：已有多种致瘤病毒在中枢神经系统肿瘤中被发现，如乳头状多瘤空泡病毒、病毒、猿猴病毒40（SV40）等。致瘤病毒，如ROUS肉瘤病毒、SV40、JC乳头状瘤病毒、鼠及鸟肉瘤病毒均可在动物模型中诱导出中枢神经系统肿瘤。这些病毒可能使原癌基因重排或扩增而导致中枢神经系统肿瘤。

（二）个体因素

1.家族聚集性

尽管部分颅内肿瘤的发病存在家族聚集倾向，但无法区分是家族人群共同生活的环境还是家族的遗传因素所致。研究发现，有家族聚集性的颅内肿瘤常发生在无遗传疾病的家族，这提示相对于遗传因素，环境因素可能起着更重要的作用。

2.遗传综合征

许多遗传综合征被证实会增加颅内肿瘤的发病风险，这些综合征包括Ⅰ型和Ⅱ型神经纤维瘤病、VonHippel-Lin-dau（VHL）病、Li-Fraumeni综合征、结节性硬化、Gorlin综合征等。然而，这些遗传综合征十分少见，仅在人群中占有很小一部分。

三、颅内肿瘤的病理分类

（一）分类历史

Bailey和Cushing根据Cohnheim关于胚胎残留细胞形成肿瘤的假说，结合自己的临床实践和病理学研究，最早提出了中枢神经系统肿瘤的分类，包括神经外科初期胶质瘤类的分类。这一学说的基础是神经系统胚胎发育过程中某些细胞发

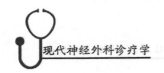

育停滞，出生后由这些发育停滞的胚胎残留细胞发生肿瘤，这与现代的肿瘤发生理论十分矛盾。现代观点认为，肿瘤的发生是由于正常细胞的染色体受到遗传及外界因素的影响，发生二次基因突变而形成的。但Bailey和Cushing的分类法首先创立了神经系统肿瘤特别是胶质瘤的分类，能反映肿瘤的组织来源及其恶性程度，推动了早期神经外科发展。而后Hortega根据Bailey等学说，提出了自己的分类方法，但并未脱离胚胎残留学说的观念，还提出了"副胶质瘤"的概念。1949年Kernohan等根据肿瘤细胞分化程度，以间变学说为基础，提出胶质瘤的Ⅰ～Ⅳ级分类方法：瘤细胞占25%的肿瘤组织为Ⅰ级，25%～50%为Ⅱ级；50%～75%为Ⅲ级，75%以上为Ⅳ级。许多临床医师对此分类法很感兴趣，病理工作者却对此持不同观点，认为这种分类法往往不能全面地反映肿瘤组织的生长特点。以后Russell和Rubinsteine根据上述两种分类法，提出了神经外胚层肿瘤分类法。国际抗癌协会于1965年提出了全部神经系统肿瘤的分类，但未被人们所采用。1977年世界卫生组织（WTO）委托有关专家经过15年的研究，提出了新的比较全面系统的中枢神经系统肿瘤分类。

我国对中枢神经系统肿瘤分类法也缺乏一致的意见，多数学者受到Bailey-Cushing、Kernohan等的学术思想影响。国内较早对神经系统肿瘤进行系统统计的是赵以成教授，基本为Bailey和Cushing的分类法。王忠诚主编的《神经外科学》采用了北京市神经外科研究所自己的方法。张福林1978年发表的分类方法基本上是Kernohan的Ⅰ～Ⅳ级分类法。继WHO的神经系统肿瘤分类公布以后，我国黄文清、吴在东等也发表了类似的分类方法。他们根据肿瘤发生的解剖部位、组织来源、形态学特点和生物学特性，将神经系统肿瘤分成140则细目，既照顾到临床不同专业（如眼科和鼻科），又照顾到形态学特点，同时辅助以分级对照，最后落实在良性、交界、恶性3个级别上。

（二）WHO中枢神经系统肿瘤分类

WHO分别于1979、1993和2000年出版了神经系统肿瘤分类。第1版、2版称为《中枢神经系统肿瘤的组织学分型》，第3版为《WHO肿瘤分类：神经系统肿瘤的病理学与遗传学》。2007年的第4版改称为《WHO中枢神经系统肿瘤分类》，增加了许多2005-2006年乃至2007年新文献中介绍的内容。例如，原发性和继发性胶质母细胞瘤的遗传学研究进展、不典型脉络丛乳头状瘤的研究、血管中心性胶质瘤的研究进展等。第4版对各个肿瘤的发病率、患者的年龄和性别分布、部位、临床表现、影像学特点、大体和组织病理形态、免疫表型、细胞增生状况、遗传学和分子改变、预后因素等进行了细致的修订和更新，提供了大量新的信息。新增病种和亚型是第4版分类的一个显著特点，如毛黏液样星形细胞瘤、不典型脉络丛乳头状瘤、血管中心性胶质瘤、乳头状胶质神经元肿瘤、脑室外神经细胞瘤、神经垂体细胞瘤、腺垂体梭形细胞嗜酸性粒细胞瘤等。现将最新版2007WHQ中枢神经系统肿瘤分类（第4版）的组织学分类分列如下。

1.神经上皮组织肿瘤

（1）星形细胞肿瘤

1）毛细胞型星形细胞瘤、黏液型毛细胞型星形细胞瘤。

2）室管膜下巨细胞星形细胞瘤。

3）多形性黄色星形细胞瘤、弥散性星形细胞瘤（纤维型星形细胞瘤、肥胖细胞型星形细胞瘤、原浆型星形细胞瘤）。

4）间变性星形细胞瘤。

5）胶质母细胞瘤（巨细胞胶质母细胞瘤、胶质肉瘤）。

6）大脑胶质瘤病。

（2）少突胶质细胞肿瘤（少突胶质瘤、间变性少突胶质瘤）

（3）少支星形细胞肿瘤（少支星形细胞瘤、间变性少支星形细胞瘤）

（4）室管膜瘤

1）室管膜下瘤（黏液乳头型室管膜瘤）。

2）室管膜瘤（细胞型、乳头型、透明细胞型、脑室膜细胞型）。

3）间变性室管膜瘤。

（5）脉络丛肿瘤（脉络丛乳头状瘤、非典型性脉络丛乳头状瘤、脉络丛乳头状癌）

（6）其他神经上皮肿瘤（星形母细胞瘤、第三脑室脊索样胶质瘤、血管中心性胶质瘤）

（7）神经元和混合神经元—神经胶质肿瘤（小脑发育不良性神经节细胞

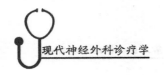

瘤、婴儿多纤维性星形细胞瘤/节细胞胶质瘤；胚胎发育不良性神经上皮肿瘤、节细胞瘤、神经节胶质瘤、间变性节细胞胶质瘤、中央性神经细胞瘤、脑室外神经细胞瘤、小脑脂肪神经细胞瘤、乳头状胶质神经元肿瘤、第四脑室菊形团胶质神经元肿瘤、副神经节瘤）

（8）松果体区肿瘤：（松果体细胞瘤、中等分化的松果体实质瘤、松果体母细胞瘤、松果体区乳头状瘤）

（9）胚胎性肿瘤

1）髓母细胞瘤（多纤维性/结节性髓母细胞瘤、广泛结节性髓母细胞瘤、间变性髓母细胞瘤、大细胞髓母细胞瘤）。

2）中枢神经系统原始神经外胚层瘤（中枢神经系统神经母细胞瘤、中枢神经系统节细胞神经母细胞瘤、髓上皮瘤、室管膜母细胞瘤）。

3）非典型畸胎样/横纹肌样瘤。

2.脑和脊神经肿瘤

（1）神经鞘瘤（神经膜细胞瘤）：如细胞型、丛状型、黑色素型。

（2）神经纤维瘤：丛状型。

（3）神经束膜瘤：如非特指恶性神经束膜瘤。

（4）恶性周围神经鞘瘤：上皮样型、伴有间质分化的、黑色素型、伴有腺样分化的。

3.脑（脊）膜肿瘤

（1）脑（脊）膜上皮细胞肿瘤。

（2）脑（脊）膜瘤：如上皮型、纤维型（成纤维细胞型）、移行型（混合型、砂粒型、血管瘤型、微囊型、分泌型、淋巴浆细胞丰富型、化生型、脊索样型、透明细胞型、非典型性、乳头型、横纹肌样型、间变性（恶性）。

（3）脑膜间质肿瘤：如脂肪瘤、血管脂肪瘤、蛰伏脂瘤、脂肪肉瘤、孤立性纤维瘤、纤维肉瘤、恶性纤维组织细胞瘤、平滑肌瘤、平滑肌肉瘤、横纹肌瘤、横纹肌肉瘤、软骨瘤、软骨肉瘤、骨瘤、骨肉瘤、骨软骨瘤、血管瘤、上皮样血管内皮瘤、血管外皮瘤、间变性血管外皮瘤、血管肉瘤、卡波西肉瘤、E-wing肉瘤-PNET。

（4）原发性黑色素细胞病变：如弥散性黑色素细胞增生症、黑色素细胞瘤、恶性黑色素瘤、脑膜黑色素瘤病。

（5）与脑膜有关的其他肿瘤。

（6）血管网状细胞瘤。

4.淋巴瘤和造血系统肿瘤

（1）恶性淋巴瘤

（2）浆细胞瘤

（3）粒细胞肉瘤

5.生殖细胞肿瘤

（1）生殖细胞瘤

（2）胚胎性癌

（3）卵黄囊瘤

（4）绒毛膜癌

（5）畸胎瘤（成熟型、未成熟型、畸胎瘤恶变）

（6）混合性生殖细胞肿瘤

6.鞍区肿瘤

（1）颅咽管瘤（釉质瘤型、乳头型）

（2）颗粒细胞瘤

（3）垂体细胞瘤

（4）垂体嗜酸性纺锤形细胞瘤

7.其他转移性肿瘤

四、颅内肿瘤的临床表现

颅内肿瘤导致临床症状的主要原因有：

（1）肿瘤累及功能区出现相应的神经功能缺失症状或癫痫。

（2）肿瘤增大和瘤周水肿的占位效应，导致颅内高压症状和精神症状。

（3）肿瘤压迫周围回流静脉导致水肿加重，或压迫脑脊液循环通路导致脑积水，出现或加重颅内高压。

临床症状分为大体表现和局灶表现，两者可单独出现也可同时出现。

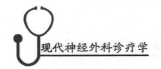

（一）大体表现

大体表现多为颅内占位效应或特殊部位受累所致，包括精神症状、头痛、癫痫大发作、恶心、呕吐。大的占位可能导致精神迟滞，小的占位如颞叶的占位同样也会导致精神症状，部分失语综合征也可伴发精神症状。

（二）局灶表现

局灶表现取决于肿瘤的累及部位，下表是颅内肿瘤的局灶症状、体征与肿瘤发生可能部位的关系（表2-1）。

表2-1　颅内肿瘤的局灶症状、体征和可能的肿瘤发生部位

颅内肿瘤的局灶症状、体征	肿瘤发生的部位
癫痫	
局灶性癫痫	额叶、顶叶、枕叶
杰克逊癫痫	顶叶皮质
部分（精神运动性）发作	颞叶
视觉与眼球运动障碍	
视物模糊	眼球、视神经
视野缺损：偏盲、象限盲	外侧膝状体视束、视放射（颞叶、顶叶、枕叶）
双颞侧偏盲	视交叉
复视	第Ⅲ、Ⅳ、Ⅵ对脑神经
眼球震颤	额-桥-小脑束、小脑
言语困难、失语（感觉性、运动性）	
构音障碍	延髓、后组脑神经、小脑
言语困难	优势半球额叶语言中枢颞顶叶
听力障碍	
听力丧失	第Ⅷ对脑神经
运动障碍	
肢体无力	对侧小脑半球皮质脊髓束、大脑脚、脑干
并济失调（笨拙、辨距不良）	颅后窝、小脑半球常见
感觉障碍	
感觉减退	脊髓丘脑束
本体觉障碍	脊髓后束、丘脑、丘脑顶叶联络纤维
麻木	丘脑、脊髓
皮质辨别觉障碍	顶叶皮质
步态障碍	
无力或者感觉障碍	皮质脊髓束和感觉通路

步态障碍（行走不能）	双额叶
括约肌功能	
小便障碍、尿失禁	额叶旁中央小叶

（三）副癌综合征

副癌综合征也称肿瘤对神经系统及其他系统造成的远隔效应，并非由肿瘤直接侵犯所致。可引起中枢和外周神经系统、肌肉、神经肌肉接头等的受累，包括小脑退行性变、亚急性感觉性神经元病、边缘叶脑炎、脑脊髓炎、斜视性眼球阵挛、肌阵挛、Lambert-Eaton肌无力（肌无力综合征）、多发性肌炎、皮肌炎、进行性多灶性脑白质炎。

副癌综合征临床少见，由于这些综合征也可能单独发生，因而常出现误诊。其机制尚不清楚，肿瘤导致的自身免疫反应可能是原因之一。神经系统有症状时原发肿瘤往往比较小，导致副癌综合征的肿瘤有小细胞肺癌、乳腺癌、卵巢肿瘤、淋巴瘤等。这类副癌综合征的总体发生率很低，如果肿瘤患者伴发恶病质，则发生非特异性的感觉、运动和周围神经病的副癌综合征概率就会升高。

五、颅内肿瘤的影像学特征

（一）头颅X线

在有CT和MRI的单位，头颅X线的诊断意义和重要性逐渐下降，常被忽视，但头颅X线对颅内肿瘤的定位和定性诊断仍具有一定的价值。

颅内肿瘤常见的头颅平片异常包括：

（1）局部钙化及颅内压增高引起的鞍背吸收。

（2）脑外肿瘤，如脑膜瘤常可见颅骨内板甚至外板的过度增生、颅骨密度增高；听神经瘤常见内听道扩大，眶内累及眶尖的肿瘤可出现一侧眶上裂扩大。

（3）三叉神经纤维瘤可引起卵圆孔扩大。

（4）垂体瘤和颅咽管瘤则可引起蝶鞍的扩大。

（二）放射性核素检查

在CT和MRI十分普及的情况下，放射性核素检查不是颅内肿瘤的常规检查项目。其结果显示，大部分（约70%）肿瘤，尤其是颅内原发恶性肿瘤、转移瘤和恶性脑膜瘤，其摄取放射性核素的量明显增加。在诊断颅内肿瘤方面放射性核素

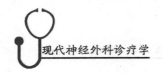
检查优于头颅X线。

（三）CT和MRI

脑肿瘤的CT和MRI征象可分为三类：一般征象、间接征象和直接征象。

1.一般征象

包括肿瘤的大小、部位和数目。CT和MRI常需在注射造影剂肿瘤出现增强之后才能大致区别肿瘤和瘤周水肿，因为某些肿瘤特别是胶质瘤可以呈现为不均匀增强现象，不增强的影像学信号可以与水肿相仿；此外，含有肿瘤细胞浸润的瘤周水肿也无增强效应。

2.间接征象

包括中线结构向对侧移位、正常结构受推移和压迫而变形（如脑室、脑沟、脑池变形或闭塞，脑移位或变形）、正常钙化结构移位（如钙化松果体和脉络丛移位）、瘤周水肿（一般为血管源性水肿）、脑积水和脑疝。

水肿在CT上表现为低密度区，MRI为T1WI和长TR成像（PDWI和T2WI成像）分别显示为低信号和高信号区。CT所显示的水肿范围常小于MRI所示，而水肿的显示以长TR成像者最佳。脑皮质受脑外肿瘤推压时，表现为脑灰质和脑白质交界面向内移位，据此可判断病灶位于脑外。脑皮质向内移位，其下方脑白质也随之内移和变形，即所谓的"白质塌陷征"，此外，还可以参考脑回、软脑膜血管、蛛网膜下隙、硬脑膜和颅骨位置和形态的变化，进一步对肿瘤做出更精确的定位诊断。

3.直接征象

即肿瘤本身所引起的影像学特征。脑肿瘤在CT平扫上常显示为低密度。几乎所有的肿瘤周围都存在水肿带，低级别肿瘤的水肿较轻，以至于CT片上无法显示；如肿瘤为等密度，且缺乏占位效应时很容易漏诊。快速生长的恶性肿瘤，尤其是转移瘤，其水肿程度较严重。

多数肿瘤，特别是恶性胶质瘤在CT上常呈稍低密度，而另有一些少见的良恶性肿瘤常呈稍高密度，而含脂肪的肿瘤则为明显的低密度。结合肿瘤中发生的钙化、出血、囊变和坏死等，进行综合分析常有可能做出较正确的诊断。肿瘤钙化可呈现高密度区，有些原发性肿瘤较常发生钙化，如颅咽管瘤、少突胶质细胞瘤、脑膜瘤等，有助于肿瘤的定性诊断；转移性肿瘤一般不发生钙化。较新鲜的肿瘤出血常表现为病灶内高密度区，随时间推移可呈现为等密度，继而出现低密度区。CT往往难以鉴别肿瘤的坏死和囊变，它们均表现为肿瘤内的低密度区。含有脂肪或类脂质的肿瘤，CT值可为负值。生长缓慢的肿瘤，如星形细胞瘤和少突神经胶质细胞瘤，由于血脑屏障未完全破坏，肿瘤可以无增强效应。

MRI影像可区分脑灰质和脑白质，根据肿瘤信号与正常脑灰质信号比较，分别描述为等信号、低信号和高信号病灶。一般肿瘤在T1WI时为低信号，在PDWI和T2WI时为高信号。肿瘤内含有脂类或类脂成分时，根据脂质的分子结构可呈不同信号，含游离脂肪酸较多者，T_1WI、T_2WI均呈高信号，含结合脂肪酸较多者，T_1WI可呈低信号或等信号，T_2WI信号也会改变。肿瘤血管的流空效应均呈低信号。

（四）脑血管造影诊断

在CT和MRI广泛应用后，脑血管造影在诊断和处理脑肿瘤中的作用逐渐下降。目前肿瘤患者的脑血管造影主要是了解肿瘤血供或做术前栓塞，为手术或活检提供必要的信息。

脑肿瘤的脑血管造影表现有以下三方面：

（1）瘤周动脉和静脉的移位和变形。

（2）中线血管（大脑前动脉和大脑内静脉）的移位有时是巨大肿瘤引起脑疝的证据。

（3）肿瘤的异常血供（肿瘤染色丰富）和静脉的早期充盈。

缓慢生长的胶质瘤血管分布少，而恶性胶质瘤尤其是GBM，其血管分布极为丰富，肿瘤染色明显且有粗大的回流静脉，且静脉早期即可充盈，表明血液循环经肿瘤后加速。立体定向肿瘤活检前行脑血管造影是明智的选择，如果肿瘤血供丰富，选择开颅活检会更安全些。几乎所有恶性肿瘤在血管造影中都提示肿瘤血管丰富。脑膜瘤也可以出现均匀持续的肿瘤染色，血液循环极快或出现早期静脉充盈，这类肿瘤鉴别诊断时要考虑血管外皮瘤的可能性。

七、颅内肿瘤的诊断与鉴别诊断

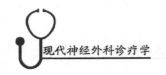

颅内肿瘤的术前诊断有赖于对翔实的病史、客观的体征、影像学资料和实验室资料进行的综合分析，并提出初步诊断和需要鉴别诊断的疾病。颅内肿瘤的诊断包括定位诊断和定性诊断两部分，根据病史和影像学定位诊断一般困难不大，定性诊断需要进行详细的鉴别诊断，同时明确肿瘤的部位、大小、性质、累及范围以及血供等，以便对治疗方案的确定提供确切的依据。

颅内肿瘤有时需与以下疾病相鉴别。

（一）颅内炎症

1.慢性脑膜炎

常见的有结核性脑膜炎和新型隐球菌性脑膜炎等，一般均有全身症状和脑膜刺激征，视盘水肿早期少见，脑脊液检查有白细胞增多及糖含量减少，如脑脊液中发现致病菌则可确诊。影像学检查有助于鉴别。

2.化脓性脑炎

常急性或亚急性发病，引起化脓性脑炎的感染病灶多由慢性中耳乳突炎、鼻窦炎、面部感染或盆腔感染所致，也可由颅脑外伤后继发感染及身体其他部位感染引起。早期多有全身感染症状，如发热、白细胞增高、脑膜刺激征、C反应蛋白增高等。少数患者局部感染灶和全身症状不明显。急性脑炎期的影像学表现类似低级别胶质瘤，脓肿形成期可类似高级别星形细胞瘤。但急性脑炎期的病灶常出现片状或脑回样强化，病变常不仅局限于白质；脓肿形成期的环状强化一般较规则，壁薄且均匀，囊壁无结节。MRS有助于鉴别诊断。

（二）慢性硬脑膜下血肿

多为老年患者，有颅脑外伤史，但有时外伤轻微不能回忆。临床表现有精神障碍者易被误认为老年性痴呆，也可表现为颅压增高及运动感觉障碍。CT和MRI扫描可确诊。

（三）脑囊虫病

患者有便绦虫或有皮下结节存在，常有癫痫、精神症状和颅内压增高等表现。血、脑脊液囊虫补体结合试验和酶联免疫吸附试验（EUSA）有助于本病的诊断，CT或MRI有助于诊断。

（四）癫痫

原发性癫痫起病一般在20岁以前，无局灶性神经体征。颅内肿瘤以癫痫发病者其年龄一般较大，常为局限性发作，神经系统可能发现某些局灶体征呈进行性加重，并逐渐出现颅内压增高症状。对成年后发生癫痫者应做影像学检查。

（五）脑血管病

少数颅内肿瘤患者由于瘤内出血或坏死，使症状发展迅速，需与脑血管意外相鉴别。脑血管意外一般年岁较大，既往有高血压、动脉硬化史。多为突然起病，很快出现意识障碍、偏瘫等症状与体征。出血性脑血管病及少数缺血性脑血管病都能引起颅内压增高，甚至脑疝，但眼底视盘水肿较少见，脑血管造影或CT、MRI检查帮助鉴别。

脑梗死一般多为高龄患者，亚急性起病，短期内进行性加重，约1/3急性起病，以大脑半球病变居多，表现为病灶对侧偏瘫、偏身感觉障碍，或合并偏盲、失语等。影像学多呈基底达皮质的三角形，与血管分布一致，梗死面积较大者有占位效应。起病隐匿者需与低级别胶质瘤鉴别。脑梗死发病2~3周或以后CT和MRI增强扫描常出现梗死边缘脑回状或环状强化。

（六）多发硬化

为脱髓鞘疾病的常见类型，以轴索的弥散性脱髓鞘及神经胶质增生为特征，好发于脑室周围、视神经、脑干、小脑白质、小脑、脚及脊髓。具有下述特点可与胶质瘤相鉴别：

（1）多见于中青年，女性居多。

（2）病程中缓解与复发交替。

（3）白质内可同时存在两个以上病灶，显示新旧不一，CT扫描近半数可见局限性低密度灶，MRI检查新病灶T_1WI为等或略低信号，老病灶T_1WI为均匀低信号，T_2WI为高信号，活动病灶可有增强。类固醇激素治疗可使强化密度减低者提示为活动性病灶。大多无占位效应。脑脊液琼脂糖凝胶电泳中可见IgG寡克隆带及髓鞘碱蛋白抗体放射免疫检测阳性。假瘤型炎性脱髓鞘病可以是多发性硬化的一种特殊类型，与胶质瘤不易鉴别，可试用甲泼尼龙试验性治疗或者进行组织活检，不应急于手术。

（七）精神病

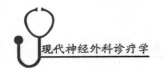

需与其有精神症状的颅内肿瘤相鉴别。后者除精神症状以外，还有颅内压增高和神经系统局限性体征。详细的神经系统检查及必要的影像学检查有助于鉴别诊断。

（八）视神经炎

起病急，明显视力减退伴眼球后疼痛，多波及双眼。颅内高压所致的视盘水肿早期常无视力减退，晚期可出现继发性视神经萎缩伴视力下降。球后视神经炎所致的原发性视神经萎缩需与蝶鞍区肿瘤压迫视神经、视交叉所致的继发性视神经萎缩相鉴别。临床体征与影像学有助于诊断。

八、开颅手术基本原则

（一）切口设计

颅内肿瘤手术的切口须根据肿瘤的部位、大小和累及范围进行设计，手术切口一般取决于手术入路，应符合以下原则：

（1）到达病变的距离最近。

（2）能获得肿瘤各部分最好的显露。

（3）能避开重要功能区和重要神经结构。

（4）皮瓣能获得充分血供。

（二）体位摆放

患者的术中体位是手术显露病变的重要组成部分，体位摆放的原则应有利于：

（1）病变的显露。

（2）患者头部的静脉回流（头位应略高于心房水平）。

（3）术者操作。

（4）手术辅助设施的应用，如神经导航、神经内镜等。

体位摆放时注意头颈不能过度扭转，以免损伤颈椎小关节和引起静脉回流甚至通气障碍；受压部位须得到妥善保护，骨性突起部位应垫海绵或软垫；身体部位避免接触金属，以免皮肤电灼损伤；坐位时双下肢应绑以弹力绷带，并进行空气栓塞的监测。

（三）手术过程中的注意事项

1.皮肤切开和止血

以手指或砂条压迫切口两侧切开头皮，皮下动脉性出血应电凝止血，再用头皮夹止血。帽状腱膜下分离翻开皮瓣，皮瓣后需垫纱布卷以避免皮瓣锐角反折而引起缺血。用生理盐水纱布覆盖皮瓣。

2.骨瓣形成

用电动或气动颅钻在颅骨上钻孔，避免用力过猛将颅钻陷入颅腔内，静脉窦附近钻孔时须防止损伤静脉窦。两骨孔之间导入线锯导板时应紧贴颅骨内面前行，若有阻碍时可从另一孔导入；采用铣刀锯开颅骨时须预先分离硬膜与颅骨之间的粘连以防撕破硬膜。骨瓣翻起后骨缘以骨蜡止血，额窦开放时需剥离黏膜并用骨蜡封闭。蛛网膜颗粒出血可用明胶海绵和脑棉轻轻压迫止血。骨窗边缘硬脑膜悬吊以免术后塌陷出血。

3.切开和关闭硬脑膜

翻开骨瓣后应观察硬脑膜的色泽、张力及有无肿瘤侵犯。有明显颅内高压时切开硬脑膜前应采用脱水或脑室穿刺等措施降低颅压。硬脑膜切口一般距骨缘0.5～1cm基底位于静脉窦方向。剪开硬膜时需注意保护皮质及血管。手术结束后须严密缝合硬脑膜，避免术后出现皮下积液或脑脊液漏。瘤腔较大时完成硬脑膜缝合前硬脑膜下注水。为防止术后硬膜外血肿的发生，可于骨瓣上钻孔进行硬脑膜悬吊。

4.伤口缝合

消毒切口周围皮肤，皮瓣下放置引流管，切口外另做戳孔引出。丝线间断缝合帽状腱膜和皮肤。于术后24～48h拔除引流，再次消毒切口，外以敷料包扎。

八、颅内肿瘤特殊情况的处理

（一）颅内肿瘤的血管内技术

血供丰富的颅内肿瘤手术时常出现术中止血困难、失血多、手术时间延长等问题。尽管对颅内肿瘤的术前栓塞尚存不同意见，但临床上对一些血管供应特别丰富的肿瘤（如内皮型脑膜瘤、实体性血管网状细胞瘤和颈静脉球瘤等）进行术前栓塞，常能明显提高手术疗效，降低并发症。从20世纪70年代起，神经血

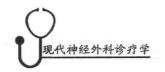

管内技术伴随着微导管技术和栓塞剂的改进而迅速发展。

颅内肿瘤的MRI常能根据血管的流空效应和肿瘤的增强效应判断血供的丰富程度，对这类肿瘤术前DSA常能提供血供丰富程度、肿瘤供血来源、颅内外血管吻合、肿瘤和正常组织共干血供等更为确切的资料，也为是否需要和能否进行术前栓塞提供一定的依据。

栓塞方法有经股动脉途径和直接肿瘤穿刺两种方法。一般主张在栓塞后1~5d就进行肿瘤切除，也有学者主张1~2周或以后手术，与供血动脉近端阻断相比，直接将栓塞剂释放至肿瘤内可导致更显著的栓塞效果。如果单纯阻断供血动脉后超过一周则有血管再通和新生血管形成的可能。

理想的栓塞剂应具有永久性、容易放置和不影响肿瘤切除。目前用于栓塞的永久性或临时性的栓塞剂有α-氰基丙烯酸正丁酯（NBCA）、明胶海绵和聚乙烯醇（PVA）等。

脑膜瘤的术前栓塞主要用于体积较大且血供丰富的颅底脑膜瘤，尤其是颈外动脉供血的肿瘤，常用PVA进行栓塞，150~350μm的颗粒可进入肿瘤深部。脑膜瘤栓塞治疗的主要并发症有缺血、出血和脑神经麻痹等。

血管网状细胞瘤由于其肿瘤血供主要来源于小脑后下动脉（PICA）和小脑前下动脉（AICA），也可以来自小脑上动脉（SCA）的分支。这些血管多为软脑膜血管，使血管网状细胞瘤的栓塞具有很高的危险性，因此仅选择体积大于3cm、手术难度大、供血动脉结构清楚的肿瘤进行栓塞，常用栓塞剂为PVA或NBCA。

颈静脉球瘤的血供主要来自咽升动脉的分支，体积较大者需行术前栓塞，尤其是那些向颅内扩展的肿瘤。同时须评价横窦—乙状窦系统功能，以确定术中是否可以牺牲已经受累的静脉窦。

（二）妊娠期间的颅内肿瘤

妊娠期合并颅内肿瘤常为意外事件，妊娠时的生理变化和肿瘤的病理过程常对疾病的诊断、治疗的时机和方式的选择产生一定的困难，需要根据两者之间的生理和病理过程决定治疗顺序、是否终止妊娠、分娩方式和麻醉方式等。

资料表明妊娠期间神经系统肿瘤的发生率并不高于一般人群，因而没有证据提示妊娠期间易发颅内原发性或转移性肿瘤。现就常见的妊娠合并垂体腺瘤、胶质瘤、脑膜瘤等颅内肿瘤的临床处理要点简述如下。

1.垂体腺瘤

有临床报道妊娠可以加快垂体腺瘤的生长速度，主要由雌激素介导的垂体增生、垂体血管增加和水肿所致，因而可以使临床症状加重。

虽然CT扫描的辐射剂量、MRI磁场和增强剂被认为对胎儿的影响不大，但多数学者建议妊娠4个月后进行MRI检查更为安全。临床内分泌检查中由于妊娠的胎盘可以分泌生长激素GH，因而对诊断肢端肥大会有一定困难，须检测特异性单克隆抗体进行鉴别。

尽管随访资料表明妊娠早期泌乳素腺瘤的高泌乳素血症使用溴隐亭治疗，甚至整个妊娠过程使用溴隐亭治疗，均未发现胎儿的并发症，但大多学者还是主张发现怀孕后最好停药，包括肢端肥大患者生长激素抑制药在内，以便将药物对胎儿的影响降到最低限度。

对于临床状况稳定、视力视野无进行性恶化的患者可以于分娩后进行垂体腺瘤的手术，只有一小部分大腺瘤的卒中、视力视野急剧恶化的患者须及时手术。对于妊娠的大腺瘤患者动态的临床观察和影像学观察十分重要。

2.胶质瘤

胶质瘤的颅内压增高症状易与妊娠的不适症状相混淆，仔细地进行神经系统检查有助于鉴别诊断。

脑胶质瘤由于瘤周水肿和癫痫常使用糖皮质激素和抗癫痫药，虽然皮质类固醇对胎儿的致畸作用尚不明确，但仍不主张在妊娠早期使用；抗癫痫药物的致畸作用是肯定的，卡马西平和丙戊酸盐较为明显，无癫痫发作者不主张预防性用药，单次的局灶性发作应尽可能推迟用药，全身运动性发作或多次发作危及母婴健康者宜用单药（苯巴比妥或卡马西平）控制。

对肿瘤较小、占位效应和颅内高压不明显的孕妇可以等待分娩后再行胶质瘤手术，但肿瘤较大、瘤周水肿明显、伴有梗阻性脑积水等明显颅内高压的孕妇应及时进行分流术或胶质瘤切除术。

在妊娠8~15周，1Gy以上的辐射剂量即可导致胎儿流产或胎儿高致畸率，

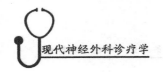

必须进行放疗者应对胎儿进行必要的防护。妊娠早期禁用化疗。

3.脑膜瘤

临床常有妊娠期脑膜瘤体积增大的报道，被认为与孕妇的雌激素水平改变有关。脑膜瘤一般生长缓慢，除非肿瘤体积巨大已形成明显颅内高压者，一般都可以在分娩后再行脑膜瘤的切除术。

如果开颅手术和分娩同时进行，则应选择全身麻醉，对胎儿影响不大；如果准备在开颅术前分娩，提倡剖宫产，因为自然分娩可能加重颅内高压。有颅高压者不宜采用腰麻，以免脑脊液释放诱导脑疝形成。

第二节 脑膜瘤

一、概述

脑膜瘤是成人常见的颅内良性肿瘤，占颅内原发肿瘤的14.3%～19%，发病率仅次于胶质瘤。发病的年龄高峰为45岁左右，男女比例约为1∶1.8。19%～24%的青少年脑膜瘤发生于神经纤维瘤病Ⅰ型。

脑膜瘤的发生与蛛网膜有关，可发生于任何有蛛网膜细胞的部位（脑与颅骨之间、脑室内、沿脊髓），特别是与蛛网膜颗粒集中分布的区域相一致。脑膜瘤多与硬脑膜相粘连，但亦可与硬脑膜无关联，如发生在脑室内的脑膜瘤。

脑膜瘤通常为生长缓慢、边界清楚（非侵袭性）的良性病变。少数可呈恶性和快速生长。8%的患者多发，在神经纤维瘤病患者中尤为多见。偶尔肿瘤呈大片匍匐状生长（斑块状脑膜瘤）。

（一）诊断标准

1.临床表现

（1）病史：脑膜瘤因属良性肿瘤，生长慢，病程长。因肿瘤呈膨胀性生长，患者往往以头疼和癫痫为首发症状。

（2）颅内压增高症状：可不明显。许多患者仅有轻微的头痛，甚至经CT扫描偶然发现脑膜瘤。因肿瘤生长缓慢，所以肿瘤往往长得很大，而临床症状还不严重。有时，患者眼底视乳头水肿已相当明显，甚至出现继发视神经萎缩，而头痛并不剧烈，无呕吐。值得注意的是，当"哑区"的肿瘤长得很大，无法代偿而出现颅内压增高时，病情会突然恶化，甚至会在短期内出现脑疝。

（3）局部神经功能障碍：根据肿瘤生长的部位及邻近神经血管结构不同，可有不同的局部神经功能障碍。如蝶骨翼（或嵴）脑膜瘤外侧型（或翼点型）的表现与大脑凸面脑膜瘤类似，内侧型（床突型）多因包绕颈内动脉（ICA）、大脑中动脉（MCA）、眶上裂部位的脑神经和视神经而出现相应的脑缺血表现和脑神经功能障碍。嗅沟脑膜瘤多长到很大时才出现症状，包括Foster-Kennedy综合征（同侧视神经萎缩、对侧视乳头水肿）；精神改变，如压迫视路导致视野缺损等。

（4）颅骨变化：脑膜瘤常可造成邻近颅骨骨质的变化，表现为骨板受压变薄、破坏，甚至穿破骨板侵蚀至帽状腱膜下，头皮局部可见隆起。有时，肿瘤也可使颅骨内板增厚，增厚的颅骨内可含肿瘤组织。

（5）癫痫：位于额部或顶部的脑膜瘤易产生刺激症状，引起局限性癫痫或全身发作。

2.辅助检查

（1）脑电图：因脑膜瘤发展缓慢，并呈局限性膨胀生长，脑电图检查时一般无明显慢波。但当肿瘤生长相当大时，压迫脑组织，引起脑水肿，此时脑电图可呈现慢波，多为局限性异常Q波、S波为主，背景脑电图的改变较轻微。脑膜瘤的血管越丰富，S波越明显。大脑半球凸面或矢状窦旁脑膜瘤的患者可有癫痫病史，脑电图可辅助诊断。

（2）头部X线片：由于脑膜瘤与颅骨关系密切，以及共同的供血途径，容易引起颅骨的改变，头部平片的定位征出现率可达30%～60%，颅内压增高症可达70%以上。主要表现如下几种。

1）局限性骨质改变：可出现内板增厚、骨板弥散增生、外板骨质呈针状放射增生。

2）颅板的血管压迹增多：可见脑膜动脉沟增粗扭曲，最常见于脑膜中动脉沟。局部颅骨板障静脉异常增多。

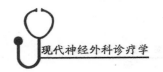

（3）头部CT：可见病变密度均匀，增强后强化明显，基底宽附着于硬脑膜上。一般无明显脑水肿，少数也可伴有明显的瘤周水肿，有时范围可达整个大脑半球。脑室内脑膜瘤半数可出现脑室外水肿。CT检查的优点在于可明确显示肿瘤的钙化和骨质改变（增生或破坏）。

（4）头部MRI：一般表现为等或稍长T_1、T_2信号。T_1相上60%的肿瘤与灰质等信号，30%的肿瘤为低于灰质的低信号。在T_2相上，50%为等信号或高信号，40%为中度高信号，也可能为混杂信号。肿瘤边界清楚，呈圆形或类圆形，多数边缘有一条低信号带，呈弧形或环形，为残存蛛网膜下隙（脑脊液）。肿瘤实质部分经静脉增强后呈均匀、明显强化。肿瘤基底硬脑膜强化可形成特征性的表现——"脑膜尾征"，对于脑膜瘤的诊断有特殊意义。MRI检查的优点在于可清晰地显示肿瘤与周围软组织的关系。脑膜瘤与脑之间的蛛网膜下隙界面消失，说明肿瘤呈侵袭性生长，手术全切除较困难。

肿瘤基底硬脑膜强化可形成"脑膜尾征"，是脑膜瘤较为特征性的表现，但并不是脑膜瘤所特有的影像表现。邻近硬脑膜的其他病变，如转移癌和胶质瘤等也可有类似影像特点。

同时进行CT和MRI增强扫描，对比分析，能得到较正确的定位及定性诊断。

（5）脑血管造影：可了解肿瘤供血、肿瘤与重要血管的关系，以及硬脑膜静脉窦的情况（决定手术中是否可以结扎）。同时，脑血管造影也为手术前栓塞提供了条件。约一半左右的脑膜瘤，脑血管造影可显示肿瘤阴影。通常脑膜瘤在脑血管造影像上有特征性表现。

1）脑膜血管呈粗细均匀、排列整齐的小动脉网，轮廓清楚呈包绕状。

2）肿瘤同时接受来自颈外、颈内动脉或椎动脉系统的双重供血。位于颅前窝底的脑膜瘤可接受眼动脉、筛动脉和大脑前动脉分支供血，位于颅中窝底的脑膜瘤可接受脑膜中动脉、咽升动脉供血，颅后窝底的脑膜瘤可由枕动脉、椎动脉脑膜前支、脑膜后动脉供血。

3）血管造影还可显示硬脑膜窦的受阻情况，尤其是矢状窦/大脑镰旁脑膜瘤。根据斜位片评估上矢状窦通畅程度较可靠。

4）肿瘤的循环速度比脑血流速度慢，造影剂常在肿瘤中滞留。在脑血管造影的静脉期，甚至窦期，仍可见到肿瘤染色，即迟发染色。肿瘤血管明显且均匀一致延迟充盈的特点有助于确诊。

5）脑膜瘤周围脑血管呈包绕状移位。

上述特点在脑膜瘤的脑血管造影中可同时出现，亦可能部分出现。

（二）治疗原则

1.手术治疗

（1）手术切除脑膜瘤是最有效的治疗手段。随着显微手术技术的发展，脑膜瘤手术效果也随之提高，大多数患者能治愈，但并不能排除复发可能性。

（2）手术原则

1）体位：根据肿瘤的部位选择体位。侧卧位、仰卧位、俯卧位都是常使用的体位。

2）切口：影像学的进展和导航技术的出现，使肿瘤的定位十分精确，手术入路应尽量选择到达肿瘤距离最近的路径，同时应避开重要神经和血管；颅底肿瘤的入路还应考虑到对脑组织的最小牵拉。切口设计的关键是将肿瘤恰位于骨窗的中心。

3）手术显微镜的应用：手术显微镜下分离肿瘤，使操作更细致，保护周围脑组织。

4）对富于血运的肿瘤，术前可栓塞供应动脉或术中结扎供应肿瘤的血管。

5）对受肿瘤侵蚀的硬脑膜、颅骨应一并切除，以防术后复发。经造影并在术中证实已闭塞的静脉窦也可以切除。以筋膜或人工硬脑膜、颅骨代用品修补硬脑膜和颅骨。

6）术后处理控制颅内压，抗感染、抗癫痫治疗，注意预防脑脊液漏。

2.非手术治疗

（1）放射治疗：对于不能全切的脑膜瘤和少数恶性脑膜瘤，手术切除后需放射治疗。

（2）其他治疗：激素治疗对减慢肿瘤的生长是否有效尚不能肯定，对复发又不宜再手术的脑膜瘤可做姑息疗法。

3.术后处理

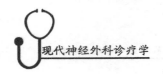
（1）手术后应将患者送往重症加强护理病房（ICU）监护24～48小时。

（2）手术前脑水肿严重者术后应静脉给予脱水药、甲泼尼龙或地塞米松。

（3）患者麻醉苏醒后，立即进行神经功能评估，并做好记录。如出现神经功能缺损，须进一步分析原因。疑为颅内血肿形成者，须立即行CT检查或直接送手术室开颅探查，清除血肿。

（4）抗癫痫治疗：肿瘤累及运动、感觉皮层时或手术前患者有癫痫发作史，手术中和手术当天，需静脉应用抗痫药物，预防癫痫发作。手术后第一日患者可于进食后恢复手术前的（口服）抗癫痫治疗方案。手术后抗癫痫治疗至少3个月，无癫痫发作者可逐渐减少药量，直到停止用药。手术前有癫痫病史的患者，抗癫痫治疗时间应适当延长，一般建议1～2年。

（5）预防下肢血栓和肺栓塞：若患者术后有肢体运动障碍或老年患者，短期内不能下床，必要时应给予药物（如注射用低分子肝素钙0.3mL，胳旁皮下注射）和弹力袜。

（6）脑脊液漏：术后有脑脊液漏可能者，可取头高位，腰椎穿刺持续引流2～3d；出现脑脊液漏时可持续5～7d，一般可自愈。若脑脊液漏仍不缓解，应考虑二次手术修补漏口。

4.脑膜瘤切除分级

目前，国际应用较多的脑膜瘤切除分级法为Simpson分级法。这一分类法对统一切除标准、评定脑膜瘤的手术效果有重要的参考价值。但有人认为此分类法对于凸面脑膜瘤较为适用，对脑室内和颅底脑膜瘤未必适用，如侧脑室三角区脑膜瘤，无硬脑膜和颅骨的附着，颅底脑膜瘤手术多难做到受累颅骨，甚至硬脑膜的切除。故有人提出了针对颅底脑膜瘤的切除分级，因目前尚未得到广泛认同，在此不做详细介绍。

二、脑膜瘤的复发及处理

与任何肿瘤一样，脑膜瘤首次手术后，如在原发部位有少许残留，则很可能发生肿瘤再生长并复发。恶性和非典型脑膜瘤的5年复发率分别为38%和78%。造成良性脑膜瘤复发的原因有两个：一是由于肿瘤侵犯或包裹重要神经和血管组织时未能完全切除而残留，如海绵窦脑膜瘤；二是由于肿瘤局部浸润生长，靠近原发灶周边或多或少残存一些瘤细胞。脑膜瘤术后复发多见于被肿瘤侵犯的硬脑膜。

（一）治疗原则

1.放射治疗

放射治疗可能有效，可使平均复发时间延长。考虑到放射治疗可能引起的放射性损伤和坏死等不良反应，对肿瘤可能复发的患者也可先行CT或MRI随访，发现明确复发迹象时再行放射治疗。

2.手术切除

根据患者年龄、身体状况、症状和体征，以及影像学资料等，决定是否再次手术。再手术的结果不仅仅取决于患者年龄和一般状态，还取决于肿瘤的部位，如蝶骨嵴脑膜瘤，复发时若已长入海绵窦，再次手术的困难会更多；但复发的上矢状窦旁脑膜瘤，如已侵犯并阻塞上矢状窦，二次手术可将肿瘤及闭塞的上矢状窦一并切除而获得治愈。

三、矢状窦旁脑膜瘤

矢状窦旁脑膜瘤是指肿瘤基底附着在上矢状窦壁并充满上矢状窦角的脑膜瘤。有时肿瘤可侵入窦内甚至造成上矢状窦闭塞。

（一）诊断标准

1.临床表现

（1）颅高压症状和体征：造成颅内压增高的原因，除了肿瘤本身的占位效应外，瘤体压迫上矢状窦及静脉，造成回流受阻也是原因之一。

（2）癫痫：较为常见的首发症状，尤其是在中央区的窦旁脑膜瘤。

（3）局部神经功能障碍：前1/3矢状窦旁脑膜瘤因侵犯额叶而常见精神方面的改变，中1/3型最常见的症状为癫痫和对侧肢体渐进性瘫痪，后1/3型最常见的症状为视野缺损。

2.辅助检查

（1）头部CT和MRI：根据脑膜瘤的典型影像特点和部位可明确诊断。CT的骨窗像可以提供与肿瘤相邻的颅骨受侵犯破坏情况。MRI检查可显示肿瘤与大脑前动脉的关系、引流静脉的方向，了解矢状窦的受累程度及是否闭塞。

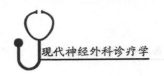

（2）脑血管造影：脑血管造影对矢状窦旁脑膜瘤的诊断价值在于以下几点。

1）了解肿瘤的供血动脉和肿瘤内的血运情况。

2）脑血管造影的静脉期和窦期可见肿瘤将静脉挤压移位，有的上矢状窦会被肿瘤阻塞中断。

（二）治疗原则

1.手术前评估

根据患者的病史、年龄、影像学资料和患者对治疗结果的期盼，应评估手术的风险和手术对患者的益处，再决定是否手术。

2.头皮切口设计

通常采用马蹄形，骨瓣要足够大，必须能完全暴露需切除的肿瘤及受累的颅骨、硬脑膜。

3.手术操作

（1）在中线附近做钻孔时，应小心下方的上矢状窦。为防止导板穿过困难，可沿上矢状窦两侧多钻一孔。

（2）锯开颅骨后，用剥离子将颅骨与硬脑膜分开，上矢状窦部分要最后分离（高龄患者硬脑膜不易剥离）。

（3）翻开并取下游离骨瓣后，要立即处理颅骨板障出血，骨缘封以骨蜡。

（4）硬脑膜表面上的出血可电灼或压以明胶海绵，硬脑膜中动脉如参与供血，则可将其缝扎。上矢状窦表面的出血，压以明胶海绵和棉条，数分钟即可止血。骨窗四周悬吊硬脑膜。

（5）如果肿瘤累及颅骨内板，可用高速颅钻将受累的颅骨磨去。如颅骨侵蚀范围较大，特别是肿瘤已穿透颅骨时，可将其与肿瘤一并切除。

（6）中央静脉的保留：位于中央区的大脑上静脉（中央沟静脉）被损伤后，术后患者往往出现严重的对侧肢体瘫痪。尽量保存该静脉。肿瘤较大时，应先做被膜内切除肿瘤。

4.手术后处理

上矢状窦旁脑膜瘤手术后应严密观察，发现并发症（如手术后血肿和脑水肿）及时处理。

5.复发及处理

（1）侵犯上矢状窦，而又未能全切的肿瘤，术后易复发。

（2）复发后可再次手术，特别是首次手术时，矢状窦尚未闭塞，再次手术前矢状窦已闭塞者，可将矢状窦连同肿瘤一并切除。

（3）对未能全切的肿瘤术后应辅以放射治疗。

四、大脑凸面脑膜瘤

大脑凸面脑膜瘤是指肿瘤基底与颅底硬脑膜或硬脑膜窦无关系的脑膜瘤，可发生在大脑凸面硬脑膜的任何部位，最常见于额顶叶交界处、冠状缝附近。大脑凸面脑膜瘤占脑膜瘤的15%。女性与男性患病比例为1.17∶1。

（一）诊断标准

1.部位分类

通常将凸面脑膜瘤分为4个部位。

（1）前区：指额叶。

（2）中央区：包括中央前后回感觉运动区。

（3）后区：指顶后叶和枕叶。

（4）颞区：以前区、中央区发生率最高，约占2/3。

2.临床表现

（1）大脑凸面脑膜瘤病史一般较长。主要表现为不同程度的头痛、精神障碍，半数以上的患者发病半年后可逐渐出现颅内压增高。

（2）局部神经功能缺失，以肢体运动感觉障碍多见，肿瘤位于颞区或后区时因视路受压出现视野改变。优势半球的肿瘤还可导致语言障碍。

（3）癫痫，以局限运动性发作常见，其肿瘤多位于皮层运动区，表现为面部和手脚抽搐。

（4）有些患者因为头外伤或其他不适，经行头部CT扫描偶然发现。

3.辅助检查

（1）脑电图：脑电图检查曾经是凸面脑膜瘤的辅助诊断方法之一，近年来

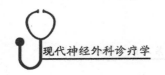

已被CT和MRI检查所代替。目前脑电图的作用在于手术前后对患者癫痫状况的估价，以及应用抗癫痫药物的疗效评定。

（2）头部X线：可能发现颅骨骨质针状增生、内板增厚或颅外骨性骨板。

（3）头部CT和MRI：根据脑膜瘤的典型表现，对此病多可及时做出明确诊断。MRI检查可以准确地反映大脑凸面脑膜瘤的大小、结构、邻近脑组织的水肿程度、肿瘤与重要脑血管的关系。MRI增强图像上，60%～70%的大脑凸面脑膜瘤，其基底部硬脑膜会出现条形增强带，即"脑膜尾征"，为脑膜瘤较为特异性的影像特点。目前认为，这一结构多数为反应性增高的结缔组织或血管组织，少数为肿瘤浸润，手术时应显露并切除，以达到全切肿瘤。

（4）脑血管造影：对诊断大脑凸面脑膜瘤，脑血管造影并非必需。如手术前怀疑肿瘤与上矢状窦有关，需行脑血管造影或MRI加以证实。脑血管造影还可以了解肿瘤的血运情况和供血动脉的来源（颈内或颈外动脉）。

（二）治疗原则

1.手术前评估

大脑凸面脑膜瘤手术全切后，复发率很低。手术后主要并发症是肢体功能障碍、癫痫和术区血肿。针对每个患者的病史、化验结果、影像学检查特点，综合判断手术的风险代价和对患者的益处，然后决定是否手术。

2.手术操作

（1）可将皮瓣及骨瓣一起翻开，也可钻孔后取下骨瓣。如颅骨被肿瘤侵犯并穿破，可咬除或用锉刀锉平被侵蚀部分，单纯内板受侵蚀，用颅钻磨除受累的内板。

（2）由颈外动脉供血的大脑凸面脑膜瘤，开颅翻开骨瓣是整个手术出血最多的阶段，应立即采用电凝、缝扎或沿肿瘤切开硬脑膜等方法止血。

（3）用手指轻轻触摸硬脑膜可确定肿瘤的边界。环绕肿瘤外界剪开硬脑膜，应尽可能减少脑组织的外露。被肿瘤侵蚀的硬脑膜应去除，用人工硬脑膜或筋膜修补。

（4）分离和切除肿瘤。切除和暴露肿瘤可交替进行。在脑组织表面的蛛网膜与肿瘤之间逐渐分离，边分离边用棉条保护脑组织。肿瘤较小时可将肿瘤分离后完整切除；肿瘤较大时，可用超声吸引器（CUSA）将瘤内容逐渐吸除，然后再从瘤表面分离，以避免过度牵拉脑组织。有些软脑膜血管向肿瘤供血，可在分离肿瘤与瘤床之间电凝后剪断，并垫以棉条，直至肿瘤从脑内分离开。注意相邻血管（包括动脉和静脉）及功能区皮层的保护，必要时借助神经导航系统确定重要结构（如中央沟）的位置。

（5）止血后关颅。彻底止血后待血压恢复到手术前水平，手术野无活动性出血方可关颅。严密（不透水）缝合或修补硬脑膜，骨瓣复位固定，常规缝合头皮，在通常情况下可不必放置引流。

3.手术后处理

（1）患者术后应在ICU或麻醉康复室观察，直到麻醉清醒。

（2）如术后患者不清醒、出现癫痫发作、清醒后再度意识障碍或出现新的神经功能障碍，均应及时行脑CT扫描，除外术后血肿（水肿）。

（3）抗癫痫药物的应用：术后应常规给予抗癫痫药，防止癫痫发作。应保持血中抗癫痫药的有效浓度，通常给予丙戊酸钠缓释片持续泵入1mg/kg·h，患者完全清醒后改为口服。

（4）如患者有肢体运动障碍，术后应被动活动患者的肢体，防止关节废用性强直和深部静脉血栓形成。为防止深部静脉血栓形成，可给患者穿着弹力袜。

五、脑室内脑膜瘤

脑室内脑膜瘤发生于脑室脉络丛的蛛网膜细胞，较少见，约占颅内脑膜瘤的2%。

（一）诊断标准

1.临床表现

（1）颅高压症状：侧脑室脑膜瘤早期症状不明显，就诊时肿瘤多已较大，患者已出现颅内压增高的表现，如阵发性头痛、呕吐、视乳头水肿。变换体位时肿瘤压迫室间孔，可引起急性颅内压增高。第三、四脑室内脑膜瘤早期即可引起脑脊液循环障碍导致梗阻性脑积水，因此颅内压增高症状出现较早。

（2）局部神经功能障碍：肿瘤侵及内囊时可出现对侧肢体偏瘫。肿瘤位于优势半球时，还可以出现感觉性或运动性失语。其他还包括同向性偏盲，癫痫

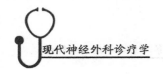

少见。

2.辅助检查

（1）头部CT和MRI：根据脑膜瘤的典型影像学表现（除外"脑膜尾征"），CT和MRI是诊断脑室内脑膜瘤最可靠的方法。

（2）脑血管造影：可以显示肿瘤的供血动脉。侧脑室脑膜瘤的供血动脉为脉络膜前动脉和脉络膜后动脉。脑血管造影片上可见上述动脉增粗迂曲，远端分支呈引入肿瘤的小动脉网，随后出现典型的脑膜瘤循环。

（二）治疗原则

1.手术前评估

脑室内脑膜瘤被发现时往往较大，应及早确诊尽快手术治疗。根据CT和MRI检查了解肿瘤位于脑室的位置，与室间孔和导水管的关系，以及是否合并脑积水，同时选择适当的手术入路。不典型的脑室内脑膜瘤须与脑室内室管膜瘤、脉络丛乳头状瘤、胶质瘤及生殖细胞瘤相鉴别。

2.手术入路

（1）侧脑室脑膜瘤手术入路的选择原则

1）到达肿瘤路径较近。

2）可早期处理肿瘤的供血。

3）尽量避免视放射的损伤。

（2）常用手术入路包括以下几种。

1）三角区入路：较常用于侧脑室三角区脑膜瘤，可以减少患者手术后肢体无力和视野缺损的发生。有条件时应用神经导航技术可以准确确定三角区脑膜瘤的位置，仅用2～3cm的脑沟切口即可深入脑室分块切除肿瘤。手术安全，手术后并发症低；但早期处理肿瘤血供稍差。

2）颞中回入路：可用于肿瘤位于侧脑室颞角者，但该入路易造成视放射损伤，优势半球手术可导致语言功能障碍。

3）纵裂胼胝体入路：多被用来切除位置更靠近侧脑室前部的肿瘤。皮质损伤可引发癫痫。

4）枕下正中入路：适用于第四脑室脑膜瘤。

5）Poppen入路：适用于第三脑室脑膜瘤。

3.手术操作

（1）在距离肿瘤最近或非功能区的皮层处选择适当的脑沟（如顶间沟），避开视放射纤维，将脑沟分开2~3cm，进入侧脑室三角区。枕下正中入路显露第四脑室脑膜瘤时，可通过分离两侧的小脑延髓裂隙，抬起两侧的小脑扁桃体显露第四脑室，而不必切开小脑下蚓部。

（2）尽早暴露阻断肿瘤的供血动脉（如脉络膜前动脉）。

（3）肿瘤小于3.0cm时可分离后完整切除。肿瘤较大时，应先于肿瘤内分块切除，待体积缩小后再将残存瘤壁翻出。不可勉强完整切除，以免损伤肿瘤周围的脑组织，尤其是侧脑室壁。

（4）避免出血流入对侧脑室或第三脑室，止血要彻底。

（5）严密缝合硬脑膜，脑室内可不必放置引流管。若放置引流管，一般不超过3~5日。

六、嗅沟脑膜瘤

嗅沟脑膜瘤是指基底位于颅前窝底筛板（硬脑膜）的一类颅底脑膜瘤，约占颅内脑膜瘤的8%~13%，女性发病多于男性，男女比例约为1∶1.2。嗅沟脑膜瘤的瘤体可向两侧或偏一侧膨胀性生长。

（一）诊断标准

1.临床表现

（1）颅内高压症状和体征：出现较晚，出现症状时肿瘤体积多已很大。

（2）神经功能障碍

1）嗅觉障碍：嗅沟脑膜瘤早期即可有单侧嗅觉逐渐丧失，但不易觉察。

2）视力障碍：可因颅内压增高或肿瘤压迫视神经所造成。

3）精神症状：额叶底面受累的结果，表现为性格改变、记忆力减退和个性消失，也可出现兴奋、幻觉和妄想。老年患者可表现为抑郁。

4）癫痫和震颤：少数患者可有癫痫发作。肿瘤晚期，压迫内囊或基底节，患者出现锥体束征或肢体震颤。

5）其他：肿瘤向鼻腔生长，患者可因鼻出血而就诊。

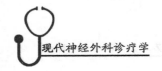

2.辅助检查

（1）头部X线：可见颅前窝底包括筛板和眶顶骨质吸收变薄或消蚀而轮廓模糊，也可为筛板和眶颅骨质增生。

（2）头部CT和MRI：MRI可清晰地显示肿瘤与周围神经血管组织（如视神经、额叶、大脑前动脉等）的关系。CT能比MRI更好地反映颅底的骨性改变。

（3）脑血管造影：侧位像示大脑前动脉垂直段弧形向后移位。大部分患侧筛动脉、眼动脉增粗，远端分支增多或呈栅栏状向颅前窝供血。

（二）治疗原则

1.手术前评估

（1）需对患者的年龄、一般状况及心肺、肝肾功能等全身情况进行评估。

（2）根据影像学分析肿瘤的范围、瘤周脑水肿程度、肿瘤与视神经和大脑前动脉等主要结构的关系，以及肿瘤是否突入筛窦、额窦等情况，进而制定适合的手术方案，包括手术入路的选择、手术中的难点和相应的处置，以及术后可能的并发症。并将以上告知患者和家属

（3）手术后无法恢复和避免嗅觉障碍。术前视力极差（如眼前指动）或已丧失者，手术后视力恢复的可能性不大，甚至反而加重。

2.手术操作

（1）手术入路：单侧额部开颅和双侧额部开颅两种手术入路，经硬脑膜内切除肿瘤。

1）需最大限度地暴露颅前窝底的中线部分。患者仰卧位，头部后仰30°，有利于额叶底面从颅前窝底自然下垂，减少术中对脑组织牵拉。

2）骨窗前缘应尽量靠近颅前窝底。

3）如额窦开放应仔细封闭，以防术后脑脊液鼻漏。

4）为保护上矢状窦，可在窦两侧分别钻孔，钻孔后用剥离子尽可能剥离骨孔周围的硬脑膜，用铣刀铣开骨瓣。骨瓣翻起时仔细剥离骨板下的上矢状窦，将骨瓣游离取下。

5）硬脑膜和上矢状窦上的出血可压以明胶海绵。

6）切开硬脑膜时如遇见桥静脉应尽可能游离保护，必要时可用双极电凝

烧断。

（2）脑脊液漏与颅底重建

1）筛板处不可过分搔刮，以防硬脑膜和筛板被破坏，造成手术后脑脊液鼻漏。但若该处硬脑膜甚至骨质已被肿瘤侵犯，应将之切除后用适当材料修补。

2）颅底骨缺损处用钛板等修补，硬脑膜缺损用自体筋膜或其他材料修复。

3.术后并发症及处理

（1）脑脊液鼻漏和颅内感染

1）严密封闭开放的额窦。

2）筛窦开放后行颅底重建。

3）抗炎治疗。

（2）手术后癫痫抗癫痫治疗，参照相关章节内容。

4.脑动脉损伤

（1）若动脉周围的蛛网膜尚完整可在显微镜下仔细分离。

（2）直视下分离肿瘤周边，尽量避免盲目牵拉肿瘤，以防粘连动脉或其分支被撕断。

（3）如粘连紧密，必要时残留部分肿瘤。

5.视力视野障碍

（1）避免牵拉等操作直接损伤视神经、视交叉。

（2）尽可能保护视交叉和视神经的供血血管，这甚至比保护视路的解剖完整更重要。

七、鞍区脑膜瘤

鞍区脑膜瘤又称鞍上脑膜瘤，包括起源于鞍结节、前床突、鞍隔和蝶骨平台的脑膜瘤。

（一）诊断标准

1.临床表现

（1）头痛：多以额部为主，也可以表现为眼眶、双颞部疼痛。

（2）视力视野障碍：鞍旁脑膜瘤患者几乎都有不同程度的视力视野障碍，其中约80%以上的患者以此为首发症状。视野障碍以双颞侧偏盲或单眼失明伴另

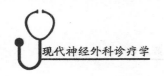

一眼颞侧偏盲多见。眼底检查可见Foster-Kennedy综合征。原发视神经萎缩可高达80%，严重时双侧萎缩。

（3）精神障碍：可表现为嗜睡、记忆力减退、焦虑等，可能与肿瘤压迫额叶底面有关。

（4）内分泌功能障碍：如性欲减退、阳痿和闭经。

（5）其他：个别患者以嗅觉丧失、癫痫、动眼神经麻痹为主诉就诊。

2.辅助检查

（1）头部X线可见鞍结节及其附近的蝶骨平台骨质呈结节样增生，有时还可见鞍背骨质吸收，偶尔可见垂体窝变大，类似垂体腺瘤的表现。

（2）脑CT和MRI

1）鞍旁脑膜瘤在CT片上可见蝶鞍部等密度或高密度区，注射对比剂后肿瘤影像明显增强，骨窗像可见鞍结节骨质密度增高或疏松。

2）对可疑鞍区病变者，多首先采用MRI检查。MRI检查可更清晰地显示肿瘤与视神经、颈内动脉及颅骨之间的关系。矢状、冠状扫描可以判断肿瘤与蝶鞍、视交叉的关系。

3）对鞍上高密度病变，应注意经脑血管造影与动脉瘤相鉴别，以防术中意外。

（3）脑血管造影：典型征象为正位像显示大脑前动脉抬高，双侧前动脉起始段合成半圆形。通常眼动脉可增粗并有分支向肿瘤供血，肿瘤染色明显。

（二）治疗原则

1.手术入路

（1）经额底入路。

（2）翼点入路。

（3）经半球间（前纵裂）入路。

2.肿瘤切除

（1）先处理肿瘤基底，切断肿瘤的供应动脉。

（2）对于较大的肿瘤，不可企图完整切除，应先做瘤内分块切除，以减小肿瘤体积。

（3）边分离便切除肿瘤壁，一般先分离对侧视神经和视交叉，再分离同侧视神经和视交叉，包绕颈内动脉或其分支的脑膜瘤不必勉强切除，以免损伤而造成严重后果。

（4）肿瘤较大时，其后方常与下丘脑和前动脉（包括其分支和前交通动脉）粘连，分离时应注意小心保护。

（5）手术能全切肿瘤是最理想的，但有时因肿瘤大，与视神经和颈内动脉粘连紧密，若存在患者高龄等不利因素，全切鞍旁脑膜瘤常有困难。在这种情况下，不应勉强全切，可尽量被膜内切除肿瘤，达到视神经充分减压的目的。

3.手术后并发症

（1）视神经损伤：手术前视力越差，视神经耐受手术创伤的能力就越弱。手术中不要勉强切除紧贴在视神经上的残存肿瘤。但即使如此，也难免造成原已很差的视力进一步恶化。

（2）嗅神经损伤

（3）血管损伤：肿瘤较大时可压迫甚至包裹颈内动脉、前交通动脉、大脑前和大脑中动脉及其穿支等。手术中分离被肿瘤包裹的血管或大块切除肿瘤时，可能发生血管的损伤。一旦发生重要动脉的损伤，要尽量行显微手术修复。另外，手术中的操作还可能造成脑血管痉挛，同样可以引发手术后脑梗死。

（4）下丘脑和垂体柄损伤：表现为意识障碍、高热和电解质紊乱，后果严重，患者可有生命危险。常因肿瘤较大，侵犯下丘脑和垂体柄或其供血动脉，分离肿瘤时造成直接或间接（血管损伤或痉挛）损伤。每日至少两次电解质检查，调节电解质紊乱；记录24h尿量，若患者每小时尿量超过200mL，持续2～3h，应给予鞣酸加压素注射液或弥凝治疗（应注意从小剂量开始，防止出现尿闭）；高热患者给予冰毯降温、激素替代治疗等。

（5）脑脊液鼻漏：多见于术中额窦或筛窦蝶窦开放，可继发感染（脑膜炎）而造成严重后果。术中需严密封闭额窦，仔细修复颅底硬脑膜和颅骨的缺损。一旦出现可给予预防性抗炎治疗，同时行短期腰椎穿刺脑脊液引流，多数可自愈，不能自愈者应设法修补。

八、蝶骨嵴脑膜瘤

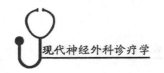

蝶骨嵴脑膜瘤是指起源于蝶骨大、小翼骨缘处的脑膜瘤，占全部颅内脑膜瘤的10.96%。男女患病比例约为1：1.06。蝶骨嵴脑膜瘤分为内、中、外侧3型。蝶骨嵴内1/3脑膜瘤又称作床突脑膜瘤，临床表现与鞍旁脑膜瘤相似。

（一）诊断标准

1.临床表现

（1）颅内压增高：一般不作为首发症状，肿瘤较大时无论哪一型蝶骨嵴脑膜瘤均可出现。

（2）局部症状和体征：取决于肿瘤生长的部位和方向。

1）视力和视野障碍：内侧型多见。肿瘤早期可直接压迫视神经，并造成视神经孔和视神经管的硬脑膜和骨质破坏，进一步导致视神经受累，甚至失明。

2）眼球突出：肿瘤向眼眶内或眶上裂侵犯，眼静脉回流受阻所致。

3）脑神经功能障碍：内侧型脑膜瘤常可累及鞍旁走行的脑神经，包括第Ⅲ、Ⅳ、Ⅵ及Ⅴ第一支的脑神经损害，表现类似海绵窦综合征，如瞳孔散大、光反射消失、角膜反射减退及眼球运动障碍等。

4）精神症状。

5）癫痫发作：主要表现为颞叶癫痫。

6）局部骨质改变：外侧型蝶骨嵴脑膜瘤可侵犯颞骨，出现颧颞部骨质隆起。

7）对侧肢体力弱。

8）其他如嗅觉障碍。

2.辅助检查

（1）头部CT和MRI：以蝶骨嵴为中心的球形生长的肿瘤，边界清晰，经对比加强后肿瘤影明显增强。CT检查还可显示蝶骨骨质破坏或增生和有无钙化等情况。MRI检查可显示肿瘤与周边软组织的关系，包括脑叶、颈内动脉、大脑前、中动脉、视神经等。

（2）脑血管造影：显示肿瘤的供血动脉、肿瘤与主要血管的毗邻关系。

（二）治疗原则

1.手术前评估

（1）需对患者的年龄、一般状况，以及心、肺、肝、肾功能等全身情况进行全麻手术耐受能力的评估。

（2）根据患者的临床症状和体征，结合影像资料评估手术难度和可能的并发症、肿瘤是否可以全切除等。

1）MRI检查可以确定肿瘤与周围组织的关系，脑膜瘤边界清楚、蛛网膜完整者，手术中较易分离。

2）广泛切除受累的颅底骨质及硬脑膜，可以防止手术后肿瘤复发。但需要颅底重建，防止术后脑脊液漏。

3）内侧型肿瘤可包绕视神经和颈内动脉或侵犯眶上裂和海绵窦，常常不能全切除。手术后往往还会残留一些症状，而有些神经功能障碍甚至加重。

4）对于内侧型肿瘤，年轻患者出现较重的临床症状或影像学显示肿瘤处于生长状态应选择手术。老年患者手术后并发症和死亡率都较高，选择手术应慎重。肿瘤若较小可观察，伴有明显症状者可考虑行放射治疗。对外侧型肿瘤，一般均考虑手术。

2.手术入路

无论是内侧型抑或外侧型蝶骨嵴脑膜瘤，目前多采用以翼点为中心的额颞部入路（翼点入路或改良翼点入路）。

3.手术操作

（1）肿瘤暴露分离外侧裂暴露肿瘤，减少对脑组织牵拉。如肿瘤外面覆盖一薄层脑组织，难以完好保留时，可将这层脑组织切除以便于暴露肿瘤。

（2）肿瘤切除

1）对于直径大于2cm的内侧型肿瘤，分块切除，以免损伤重要的血管和神经组织。

2）先处理肿瘤基底。若瘤体阻挡基底的处理，也可先在肿瘤内分块切除，待基底显露后再切断肿瘤供血。

3）沿肿瘤外周分离，注意保护颈内动脉，大脑前、大脑中动脉的主干和分支，视神经，下丘脑和垂体柄等重要结构。如分离困难，可残留与之粘连的部分

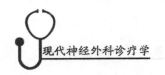

瘤壁，严禁强求分离而给患者造成严重的后果。

4）保护颈内动脉，一旦颈内动脉破裂，可先以海绵、肌肉压迫止血，同时在患者颈部压迫颈动脉，降低颈动脉压，在显微镜下缝合修补；或利用环绕动脉瘤夹修复破裂的颈内动脉。如均不奏效，只得结扎颈内动脉，同时行颞浅动脉与大脑中动脉分支吻合以减轻术后脑缺血损害程度。

5）修补硬脑膜。肿瘤切除后检查硬脑膜的破损程度，可选用自体骨膜、筋膜、阔筋膜或人工硬脑膜等修补，严密缝合，防止手术后脑脊液漏。

6）若术后不需脑脊液引流（为防止脑脊液漏），手术结束时拔除腰椎穿刺引流管。

4.术后并发症及处理

（1）手术后颅内压增高。手术后颅内血肿、脑水肿、脑挫伤和脑梗死等都可能出现颅内压增高，情况严重者若不能及时发现和处理可引起脑疝和生命危险。应密切观察，必要时行CT扫描。加强脱水和激素治疗，保守治疗不能控制病情时应及时手术清除血肿和水肿坏死的脑组织，必要时行去骨瓣减压术。

（2）手术后癫痫。

（3）手术后脑梗死。

（4）深静脉血栓形成和肺栓塞。

（5）对于未能全切的内侧型蝶骨嵴脑膜瘤的患者，手术后可辅以放射治疗，以延长肿瘤复发的时间。如肿瘤复发，可考虑再次手术切除。

九、海绵窦脑膜瘤

海绵窦脑膜瘤是指发生于海绵窦壁或累及海绵窦的脑膜瘤。手术切除困难，难以彻底，术后并发症多。

（一）诊断标准

1.临床表现

（1）头痛。原发海绵窦脑膜瘤症状出现较早，头痛可能是本病的早期症状。

（2）脑神经功能障碍。累及走行于海绵窦的脑神经可出现相应症状和体征，第Ⅲ，Ⅳ、Ⅴ和Ⅵ脑神经麻痹常见，如眼外肌麻痹、三叉神经的第一或第二支分布区疼痛。肿瘤压迫视神经可出现视力视野障碍等。

（3）眼球突出。

（4）来自颅底其他部位的脑膜瘤累及海绵窦者，患者早期先有肿瘤原发部位的症状，而后逐渐出现海绵窦受损害的症状。

2.辅助检查

（1）头部CT和MRI：根据肿瘤的部位和脑膜瘤的典型表现可以早期诊断海绵窦脑膜瘤。注意区分原发与继发海绵窦脑膜瘤，后者肿瘤较大，可能合并骨质破坏、周围脑水肿和脑组织受压等表现。

（2）脑血管造影：可了解颈内动脉与肿瘤的关系，如颈内动脉的移位或被包绕、虹吸弯增大等，同时有助于了解肿瘤的供血情况。此外，脑血管造影还有助于与海绵窦血管瘤相鉴别。

（二）治疗原则

1.治疗方法的选择

一般有以下3种。

（1）临床观察。

（2）放射治疗

（3）手术治疗（或"手术＋放射治疗"的综合治疗）

1）无论患者的年龄大小，只要症状轻微，均可暂时予以观察，定期做临床和影像学CT、MRI检查随访。一旦发现肿瘤有进展变化，再考虑放射治疗或手术治疗。

2）症状明显的老年患者和手术后复发肿瘤建议行放射治疗。

3）若患者一般状况许可且海绵窦症状逐渐加重，在患者对病情、手术治疗目的，以及手术后可能发生并发症表示理解和接受的前提下，可考虑手术治疗。

2.手术治疗

（1）手术入路：常用入路包括以下两种。

1）翼点入路：可通过切断颧弓来减小对脑组织的牵拉。

2）颅眶颧入路。

（2）手术原则

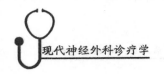
1）不可强求完全切除肿瘤。如果手术中解剖结构不清楚或肿瘤与脑神经和颈内动脉等重要结构粘连紧密，全切肿瘤会不可避免地造成损伤，可行肿瘤次全或大部切除，手术后再辅以放射治疗。

2）切除海绵窦内的肿瘤时如发生出血，应注意判断出血来源。静脉窦的出血使用明胶海绵、止血纱布等止血材料或肌肉填塞，不难控制；若系颈内动脉破裂出血，则需设法修补。

十、桥脑小脑角脑膜瘤

桥脑小脑角脑膜瘤主要是指起源于岩骨后面（内听道后方）的脑膜瘤。在桥脑小脑角肿瘤中，继听神经瘤和胆脂瘤之后，居第三位。

（一）诊断标准

1.临床表现

（1）肿瘤生长缓慢，早期症状不明显。

（2）颅内压增高，多见于后期肿瘤较大时。

（3）局部神经功能障碍

1）听神经损害居首位，表现为耳鸣和听力下降。

2）面肌抽搐或轻、中度面瘫。

3）面部麻木，角膜反射消失，颞肌萎缩，个别患者以三叉神经痛为主诉。

4）小脑症状和体征，包括走路不稳、粗大水平眼震，以及患侧肢体共济失调。

5）后组脑神经功能障碍，包括声音嘶哑、饮水呛咳、吞咽困难等。

2.辅助检查

（1）头部CT和MRI

1）诊断桥脑小脑角脑膜瘤首选MRI检查。

2）桥脑小脑角脑膜瘤在MRI上边界清楚，呈卵圆形，基底附着宽；不增强时多呈等T1和等T2信号，注射对比剂后出现明显均一强化；往往与小脑幕有粘连。MRI可清晰地显示肿瘤与周围结构的关系，特别是对脑干和基底动脉的压迫情况。

3）CT可能显示肿瘤内钙化、岩骨骨质破坏或增生，内听道一般不扩大（可借以与听神经瘤相鉴别），有时可见岩骨尖骨质增生或破坏。

（2）脑血管造影：正位像可以显示大脑后动脉及小脑上动脉向内上移位，肿瘤向斜坡发展时，基底动脉向对侧移位。侧位像可见小脑后下动脉向下移位，同时可见肿瘤染色。目前一般不再采用脑血管造影来诊断桥脑小脑角脑膜瘤。

（二）治疗原则

1.治疗方法的选择

（1）对症状轻微的桥脑小脑角脑膜瘤患者，可以手术，也可随访观察。

（2）肿瘤较小（＜3cm），患者不能耐受全麻手术或拒绝手术时，可考虑立体放射外科治疗。

（3）肿瘤较大（＞3cm），患者症状明显或患者虽尚无症状，但肿瘤增长较快，出现进展性神经功能损失时，建议手术治疗。

2.手术治疗

（1）手术入路

1）枕下乙状窦后入路。

2）颞底经小脑幕入路。

（2）手术操作（以乙状窦后入路为例）

1）自后向前电凝分离肿瘤与小脑幕岩骨后的附着处，阻断肿瘤的供血。

2）当第Ⅸ、Ⅹ对脑神经包绕肿瘤时，应仔细分离避免损伤。如肿瘤较大，与附近的神经或动脉粘连紧密，应先做肿瘤内分块切除（超声吸引器），待肿瘤体积缩小后再继续分离，最后将肿瘤壁取出。

3）切除受累的硬脑膜和小脑幕，切除困难时可用双极电凝或激光处理，防止肿瘤复发。

4）有条件在神经导航下切除桥脑小脑角脑膜瘤，可减少对重要神经血管的损伤，提高手术效果。

5）应尽量靠近肿瘤侧电灼和剪断肿瘤供血动脉。在切除肿瘤时注意岩静脉、小脑上动脉、小脑前下动脉、小脑后下动脉、内听动脉、脑干和周围的脑神经的辨认和保护。如果肿瘤与脑神经和动脉粘连甚紧，不应勉强切除肿瘤，可采用双极电凝或激光烧灼残存的肿瘤组织。

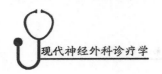

6）术中神经电生理监测有助于面、听神经和三叉神经的辨认和保护。

7）术中对脑干、三叉神经或后组脑神经的刺激可引起明显的心率、血压改变，严重时应暂停手术。

3.术后并发症

（1）脑神经功能障碍：如面神经瘫痪、听力丧失、同侧三叉神经分布区的感觉障碍等，个别患者还可出现面部疼痛。后组脑神经功能障碍时，患者咳嗽反射减弱或消失，可引起误吸，必要时行预防性的气管切开。

（2）脑脊液漏：多由于硬脑膜缝合不严密或乳突气房封闭不严引起。可行腰椎穿刺引流脑脊液缓解，必要时行二次手术修补。

（3）小脑挫伤、水肿，甚至血肿：由于术中对小脑牵拉较重所致。严重时可导致患者呼吸骤停。术中若发现小脑组织异常肿胀，应及时探明原因，必要时切除挫伤水肿的小脑组织，清除血肿。术后严密观察病情变化，必要时复查CT，如证实颅内血肿或严重脑水肿（肿胀），应及时行二次手术处置。

十一、岩骨斜坡区脑膜瘤

岩骨斜坡区（岩斜区）脑膜瘤是指基底位于三叉神经节压迹以下、内耳门以内和颈静脉结节以上区域的脑膜瘤。临床不少见，约占全部颅内脑膜瘤的6.47%。以女性居多，男女比例约为1：4。

（一）诊断标准

1.临床表现

（1）颅内压高症状和体征：头痛是本病的常见症状，就诊时多有视乳头水肿。

（2）多组脑神经功能障碍

1）第Ⅳ脑神经损害常见，患者出现面部麻木、颞肌萎缩和角膜反射消失。

2）眼球运动障碍。

3）听力障碍。

4）周围性面瘫。

5）肿瘤向下发展可侵犯后组脑神经，出现咽反射消失、饮水呛咳和吞咽困难。

（3）共济障碍：肿瘤压迫小脑和桥臂所致，表现步态不稳、肢体共济失调等。

（4）肢体运动障碍和锥体束征：多由脑干受压所致。

2.辅助检查

（1）头部X线：可见岩斜区骨质增生或吸收，偶见瘤内钙化。

（2）头部CT和MRI：能清晰地显示肿瘤并确定诊断。

（3）脑血管造影：可见基底动脉明显向背侧和对侧弧形移位，管径变细。

（二）治疗原则

1.手术前评估

（1）需对患者的年龄、一般状况，以及心、肺、肝、肾功能等全身情况进行全麻手术耐受能力的评估。

（2）根据临床和影像学资料等，选择适当的手术入路，评估肿瘤全切除的可能性，并向家属说明术后可能的并发症。

（3）通过T2相信号高低可初步判断肿瘤的软硬。脑干与肿瘤界面消失伴有脑干T2相信号增高，表示两者粘连较紧，肿瘤已破坏脑干表面的软脑膜，且供应脑干的血管参与肿瘤的供血，术中分离困难，预后不好。

（4）由于术前多数患者症状较轻，但手术切除难度大，术后并发症较多，术前应反复向患者及家属交代以上情况，达成共识。

2.手术入路

（1）颞下经小脑幕入路：传统入路，操作较为简单，可通过磨除岩嵴来增加对岩尖区的显露。但对颞叶牵拉较多，Labbe静脉损伤的可能性大。

（2）枕下乙状窦后入路：传统入路，为神经外科医师所熟悉。缺点是必须通过面、听神经和后组脑神经之间的间隙切除肿瘤，路径较长，且对脑干腹侧显露较差。

（3）乙状窦前入路：是切除岩斜区脑膜瘤可选择的入路之一。通过不同程度的岩骨磨除可分为经乙状窦前迷路后入路、迷路入路和耳蜗入路3种。此入路的优点在于对颞叶的牵拉小，Labbe静脉保护好；到达肿瘤的距离短；对脑干腹侧显露好；可早期处理肿瘤基底，切断肿瘤供血，减少出血等。若患者存在有效

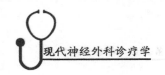

听力，术中应尽量避免损伤半规管和内淋巴囊。骨蜡严密封闭岩骨气房，防止脑脊液漏。

3.分离和切除肿瘤

（1）手术显微镜下先进行瘤内分块切除，得到足够的空间后即开始利用双极电凝处理肿瘤基底。

（2）主要在三叉神经前后间隙，严格沿肿瘤与脑干之间的蛛网膜界面分离。

（3）分块切除肿瘤，严禁因力求完整切除而增加对脑神经和脑干的牵拉。

（4）术中应仔细辨认和保护基底动脉及其供应脑干的分支。

（5）如果肿瘤与脑干粘连紧密，可残存少量肿瘤组织，不要为全切肿瘤而造成术后严重的并发症。

（6）切开麦氏囊可切除侵入海绵窦的部分肿瘤。

4.手术并发症

（1）脑神经功能障碍：滑车神经、外展神经、三叉神经受损的概率较高，其次是面、听神经和后组脑神经功能障碍。

（2）肢体运动障碍

（3）共济障碍

（4）脑脊液漏：原因是手术中磨除岩骨时，骨蜡封闭不严。为了避免脑脊液漏，手术中还需严密缝合硬脑膜，必要时用肌肉或脂肪填塞。手术后一旦发生脑脊液漏，可采用腰椎穿刺脑脊液持续引流。

（5）脑挫伤、脑内血肿、Labbe静脉损伤等：术中应避免颞叶的过度牵拉。

（6）下肢血栓和肺栓塞多因长期卧床引起，肺梗死可造成猝死。术后应鼓励患者尽早下床活动，否则应给予药物（如注射用低分子肝素钙）和弹力袜等预防措施。

十二、枕骨大孔区脑膜瘤

枕骨大孔区脑膜瘤是指发生于枕骨大孔四周的脑膜瘤。此类脑膜瘤较少见，多发生于枕骨大孔前缘，向后可造成对延髓和上颈髓的压迫。女性患病多见。

（一）诊断标准

1.临床表现

（1）病程较长，发展缓慢。

（2）局部症状明显，而颅内压增高症状多不常见（伴有梗阻性脑积水时可出现）。

1）颈部疼痛：最常见的早期临床表现，往往发生于一侧。

2）肢体力弱和麻木，伴锥体束征。单侧或双侧上肢多见，可伴有肌肉萎缩；肢体痛觉或温度觉的减退或丧失等。

3）后组脑神经功能障碍，表现有声音嘶哑、饮水呛咳、吞咽困难、一侧舌肌萎缩、伸舌偏斜。

4）平衡功能障碍，如步态不稳。

2.辅助检查

（1）头部MRI：是诊断枕大孔区脑膜瘤的首选和必要的检查，根据脑膜瘤的典型影像学特点多可明确诊断。

（2）脑血管造影：显示肿瘤与椎动脉及其分支的关系。

3.手术前评估

（1）需对患者的年龄、一般状况，以及心、肺、肝、肾功能等全身情况进行全麻手术耐受能力的评估。

（2）根据临床和影像学资料等，选择适当的手术入路，评估术中难点和术后可能的并发症，并向家属说明。如因肿瘤与脑神经、椎动脉或延髓粘连紧密而无法完全切除；术后因吞咽困难需鼻饲饮食，呼吸功能障碍需气管切开，肢体活动障碍（甚至四肢瘫）而可能长期卧床等。

MRI检查可清晰地显示肿瘤的部位和生长方向、延髓受压程度，以及肿瘤与周边组织的关系。通过T2相信号高低可初步判断肿瘤的软硬。延髓与肿瘤界面消失伴有延髓T2相信号增高，表示肿瘤已破坏延髓表面的软脑膜，两者粘连较紧，分离困难，预后不好。

（二）治疗原则

1.手术入路

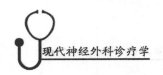

（1）枕下正中入路：适合于肿瘤位于延髓背侧和背外侧者。

（2）远（极）外侧入路：目前处置枕大孔区脑膜瘤最常用的入路。可直视延髓腹侧和枕大孔前缘，适合位于延髓腹侧和腹外侧的脑膜瘤。利用该入路可早期处理肿瘤基底，切断肿瘤血供，同时对延髓牵拉小。可选择性磨除枕髁后1/3（远外侧经髁入路）而进一步增加对延髓腹侧的显露。

（3）经口腔入路：适合延髓腹侧肿瘤。因脑脊液漏发生率高，显露有限，目前已很少使用。

2.分离和切除肿瘤

（1）手术显微镜下先进行瘤内分块切除，得到充分的空间后利用双极电凝处理肿瘤基底。

（2）肿瘤血供切断后会变软，再严格沿肿瘤与延髓之间的蛛网膜界面将肿瘤向外方牵引分离。

（3）遵循"边处理基底，边分离，边切除"的原则分块切除肿瘤，严禁因力求完整切除而增加对延髓的牵拉和压迫。

（4）在显微镜下仔细分离和保护脑神经和重要血管。

（5）如果肿瘤与延髓或椎动脉等重要结构粘连紧密，可残存少量肿瘤组织，不要为全切肿瘤而损伤这些重要结构，造成术后严重的并发症。

3.术后并发症及处理

（1）呼吸障碍：主要是由于延髓直接或间接（血管痉挛）损伤导致呼吸中枢功能障碍或膈肌运动障碍所致。建议早期行气管切开，保持呼吸道通畅，必要时行呼吸机辅助通气。

（2）后组脑神经损伤：表现为饮水呛咳、吞咽困难、咳嗽反射低下（可导致误吸）等，可给予鼻饲饮食，保持呼吸道通畅。

（3）肢体运动和感觉障碍：延髓损伤或椎动脉痉挛等原因所致。按摩和被动锻炼可防止关节和韧带僵硬萎缩。高压氧治疗对于肢体功能的恢复有一定帮助。因长期卧床，应使用药物（如注射用低分子肝素钙）和弹力袜防止下肢血栓形成和肺栓塞。

十三、恶性脑膜瘤

恶性脑膜瘤是指某些脑膜瘤具有恶性肿瘤的特点，表现为肿瘤在原部位反复复发，并可发生颅外转移，占所有脑膜瘤的0.9%～10.6%。发生转移是恶性脑膜瘤的特征之一。

（一）诊断标准

1.临床表现

（1）平均发病年龄明显低于良性脑膜瘤。

（2）病程较短，进展快。

（3）头痛等颅内压增高症状明显。

（4）癫痫。

（5）局部神经功能障碍，如偏瘫等。

（6）好发于大脑凸面和上矢状窦旁。

2.病理学特点

（1）病理评分与分级：WHO根据组织病理学特点，将脑膜瘤分为4级，其中第3级为恶性脑膜瘤，第4级为脑膜肉瘤。

（2）转移：恶性脑膜瘤可发生颅外转移，主要包括肺、骨骼肌肉系统，以及肝和淋巴系统。肿瘤侵犯静脉窦、颅骨、头皮，可能是造成转移的原因。另外，恶性脑膜瘤也可经脑脊液弥散种植。

3.影像学检查

头部CT和MRI检查除脑膜瘤的一般特点外，恶性脑膜瘤多呈分叶状，可伴有明显的瘤周水肿，而无肿瘤钙化。

（二）治疗原则

1.手术切除

（1）目的是延长生存时间。

（2）复发恶性脑膜瘤，根据患者状况可考虑再次手术切除。

（3）广泛切除受累硬脑膜，并对周围的脑组织使用激光照射，可在一定程度上延缓肿瘤复发时间。

2.放射治疗

通常作为手术后的辅助治疗，包括外放射治疗和同位素肿瘤内放射治疗，

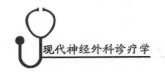

在一定程度上可延缓恶性脑膜瘤的复发。

第三节 垂体腺瘤

垂体腺瘤是属于内分泌系统的一种肿瘤，其发病率仅次于胶质瘤和脑膜瘤，位列颅内肿瘤的第3位。绝大多数的肿瘤发生在腺垂体，呈灰白色，多数肿瘤质地较软，与周围的正常组织分界明显；垂体大腺瘤常将正常垂体组织挤向一旁，使之萎缩。

一、诊断标准

（一）临床表现

1.病史

症状与肿瘤类型及生长方向有关。无分泌功能的腺瘤，多向鞍上及鞍外发展，患者多有神经损伤症状；分泌性腺瘤早期可以出现相关内分泌症状。

2.头痛

多数无分泌功能的腺瘤可有头痛的主诉，早期系肿瘤向上发展牵拉鞍隔所致，当肿瘤穿破鞍隔后症状减轻或消失。而GH型腺瘤则头痛症状明显而持久，部位不固定。

3.视神经受压

肿瘤将鞍隔顶起或穿破鞍隔向鞍上生长可压迫视神交叉，产生视力及视野改变，如视力减退及双颞侧偏盲。

4.内分泌功能紊乱

多数功能性垂体腺瘤分泌下列激素。

（1）泌乳素（PRL）：最常见的内分泌腺瘤，可导致女性患者停经—泌乳综合征（Forbes-Albright综合征），男性患者阳痿及无生育功能，以及骨质疏松。

（2）促肾上腺皮质激素（ACTH）：又称促皮质激素，即Cushing病，ACTH升高可导致如下病症：

内源性高皮质激素血症：由高皮质激素血症引起的一系列改变。为确定Cushing综合征的病因，可行地塞米松抑制试验。

Nelson，s综合征：Cushing病行肾上腺切除的患者中有10%～30%出现色素沉积过多〔通过促黑色素激素（MSH）与ACTH之间交叉反应〕。

（3）生长激素（GH）：分泌异常可导致成人肢端肥大，表现为手足增大、脚后跟增厚、前额隆起、巨舌、高血压、软组织肿胀、周围神经卡压综合征、使人衰弱的头痛、出汗过多（尤其是手掌）及关节痛。25%的肢端肥大患者出现甲状腺肿，但化验检查正常。儿童（在骨骺闭合前）GH水平的升高可导致巨人症。

（4）促甲状腺素（TSH）：极少垂体腺瘤可分泌促甲状腺素，导致甲状腺功能亢进。

（二）实验室检查

1.血生化检查

注意是否伴发糖尿病等内分泌疾病。

2.内分泌学检查

通常采用放射免疫法测定激素水平，包括催乳素（PRL）、生长激素（GH）、促肾上腺皮质激素（ACTH）、促甲状腺激素（TSH）、促卵泡素（FSH）、黄体生成素（LH）、促黑激素（MSH）、三碘甲腺原氨酸（T3）、四碘甲腺原氨酸（T4）、促甲状腺激素（TSH）。垂体激素的分泌呈脉冲性释放，有昼夜节律的改变，因此单项基础值不可靠，应多次、多时间点抽血检查。对疑为ACTH腺瘤患者，常需检测血浆皮质醇、24小时尿游离皮质醇（UFC），以及行地塞米松抑制试验及ACTH刺激试验。

（三）辅助检查

1.视力及视野的检查

2.影像学检查

（1）头部X线片或蝶鞍断层检查：要求有正侧位，了解蝶鞍大小、鞍背、鞍底等骨质破坏的情况。

（2）头部CT：应行轴位及冠状位检查，薄层扫描更有意义，以了解额窦及

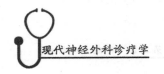

蝶窦发育状态、蝶窦纵隔的位置及蝶鞍区骨质破坏的情况、肿瘤与蝶窦的关系、有无钙化等。

（3）头部MRI：了解肿瘤与脑池、海绵窦、颈内动脉、第三脑室的关系，对微腺瘤的诊断更有意义。动态强化扫描对寻找微腺瘤更有意义。

（4）脑血管造影检查：主要用于除外鞍旁动脉瘤。

（5）视觉诱发电位（VEP）检查：协助判断视路的损害情况。

（四）鉴别诊断

1.颅咽管瘤

小儿多见，首发症状常为发育矮小、多饮多尿等内分泌异常表现，CT扫描肿瘤多呈囊性，伴周边钙化，或较大的钙化斑为其特征。头部MRI检查可见垂体信号，蝶鞍扩大不明显，通常多向鞍上生长。

2.脑膜瘤

成年人多见，内分泌学检查正常，CT及MRI检查为均匀信号强度的病变，明显强化，可见脑膜尾征，囊性变少见，可见垂体信号。

3.床突旁动脉瘤

无明显内分泌障碍。CT及MRI检查可见正常垂体信号，鞍旁可有或无钙化，混杂信号强度。明确诊断需DSA检查。

4.视神经胶质瘤

少儿多见，主要表现为明显视力下降，无内分泌异常表现，可合并神经纤维病变的表现。

5.脊索瘤

好发于颅底中线部位的肿瘤，常有脑神经损害的表现，CT及MRI检查示肿瘤位于斜坡可侵及蝶窦，但较少向鞍上生长，可见骨质破坏及垂体信号。

6.表皮样囊肿

易于鉴别，通常在CT及MRI分别表现为低密度及低信号强度病变，边界锐利，沿脑沟及脑池生长。

7.异位生殖细胞瘤

少儿多见，首发症状为多饮多尿，垂体激素水平正常或低下。

8.空泡蝶鞍综合征

有时在临床表现上与垂体腺瘤无法鉴别。但CT及MRI检查可见同脑脊液样信号强度相同病变限于鞍内，无鞍上发展。

9.拉克囊肿

系颅咽管的残留组织，多表现为囊性病变，内分泌异常表现少见。

10.垂体脓肿

甚为少见，其特征为头部CT或MRI检查可见明显的环状强化影像。可有或无手术史、全身感染史。

（五）临床分类

1.按有无内分泌功能

（1）功能性腺瘤：包括GH型垂体腺瘤、PRL型垂体腺瘤、ACTH型垂体腺瘤、TSH型垂体腺瘤。

（2）非功能性腺瘤

2.按常规组织染色

（1）嗜酸性。

（2）嗜碱性。

（3）嫌色性。

（4）混合性。

3.按照肿瘤大小

（1）垂体微腺瘤：指肿瘤直径<1cm的垂体腺瘤。

（2）垂体大腺瘤：肿瘤直径>1cm的称为大腺瘤。

二、治疗原则

（一）手术治疗

1.开颅手术入路及适应证

（1）经额入路：适于肿瘤大部位于鞍上，未侵及第三脑室前部。

（2）经纵裂入路：适于肿瘤大部位于第三脑室前部，充满鞍上池，未侵入第三脑室。

（3）经胼胝体入路：适于肿瘤侵入入第三脑室及侧脑室，脑积水明显。

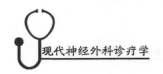

（4）经侧脑室入路：适于肿瘤侵入侧脑室，室间孔明显梗阻。

（5）经翼点入路：适于肿瘤向鞍旁、颅中窝底生长，并向鞍后发展者。

2.经蝶窦入路手术

（1）经口-鼻-蝶入路：适于肿瘤位于鞍内或虽向鞍上生长，但未向蝶鞍两侧发展者。

（2）经鼻-蝶窦入路：适于肿瘤位于鞍内及鞍上生长者。

（3）经筛-蝶窦入路：适于肿瘤位于鞍内，并向筛窦发展者。

3.术后处理常规

经蝶窦入路术后，由于鼻咽部渗血渗液，为防止误吸，仍需保留气管内插管2~3小时，待患者完全清醒后，方可拔除气管内插管。术后当日应严密观察尿量，控制尿量在250mL/h以下。若尿量超过8000~10 000mL/24h，尿比重低于1.005，应肌内注射垂体后叶素，抗利尿作用可达4~6h，也可口服醋酸去氨加压素片治疗。无论经额还是经蝶窦术后均应注意有无脑脊液鼻漏。出院前应复查内分泌激素水平，根据检查结果，继续激素的补充或替代治疗。出院时建议患者3~6个月后，门诊复查MRI和内分泌激素水平，长期随访。

（二）非手术治疗

1.垂体泌乳素腺瘤首选药物治疗，疗效不佳或不能耐受者可以手术治疗。

2.垂体无功能微腺瘤可以门诊随访，如肿瘤增大再行手术治疗。

3.对于未婚未育者，应向家属及本人讲明，垂体腺瘤本身可以影响生育功能。

（三）药物治疗原则

（1）垂体腺瘤术后，垂体功能严重低下者，应口服激素。主要有泼尼松、甲状腺素片等以替代垂体功能的不足。服药时间的长短视垂体功能恢复情况而定。

（2）病史中或手术后有癫痫发作者，应口服抗癫痫药。如苯妥英钠、卡马西平、丙戊酸钠等，至少服药3~6个月以上。如无发作方可考虑药物减量，并于1~2年内完全停药。

（3）血内分泌检查高泌乳素者，可口服甲磺酸溴隐亭片。泌乳素腺瘤：建议采用药物治疗，常用药物为甲磺酸溴隐亭片。关于此药应注意以下几点。

1）它是一种半合成麦角生物碱，与正常或肿瘤催乳激素受体结合，抑制催乳素（PRL）的合成和释放及其他过程，调节细胞生长。不论泌乳素是来源于腺瘤还是正常垂体（如因垂体柄作用），甲磺酸溴隐亭片均能降低其水平。

2）约75%的大型腺瘤患者在服药6～8周内可使肿瘤缩小，但是只有在坚持服药的情况下对分泌泌乳素的肿瘤才起作用。

3）甲磺酸溴隐亭片可使生育能力恢复，怀孕期间坚持服药先天畸形的发生率为3.3%，自然流产率为11%，与正常情况下一致。停药可使催乳素瘤迅速长大，怀孕也可使肿瘤长大。

4）不良反应有恶心、头痛、疲乏、体位性低血压伴头晕、寒冷导致的血管扩张、精神萎靡、梦魇、鼻腔阻塞、肿瘤卒中等。在治疗的最初数周内不良反应最明显。

生长激素水平增高者，可使用生长抑素类药物，如醋酸奥曲肽注射液。

第四节 听神经瘤

听神经瘤起源于听神经的鞘膜，应称听神经鞘瘤，为良性肿瘤，大多发生于一侧。少数为双侧者，多为神经纤维瘤病的一个局部表现。绝大多数听神经鞘瘤发生于听神经的前庭支，起于耳蜗神经支者极少。该肿瘤多先在内听道区发生，然后向小脑脑桥角发展。肿瘤包裹膜完整，表面光滑，也可有结节状。肿瘤主体多在小脑脑桥角内，表面覆盖一层增厚的蛛网膜。显微镜下主要有两种细胞成分——Antoni A和Antoni B型细胞，可以一种细胞类型为主或混合存在，细胞间质主要为纤细的网状纤维组成。随肿瘤向小脑桥脑角方向生长及瘤体增大，与之邻近的脑神经、脑干和小脑等结构可相继受到不同程度的影响。往往向前上方挤压面神经和三叉神经，向下可达颈静脉孔而累及舌咽、迷走和副神经，向内后发展则推挤压迫脑干、桥臂和小脑半球。

一、诊断标准

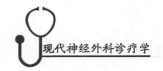

（一）临床表现

1.病史

听神经瘤的病程较长，自发病到住院治疗时间平均期限为数月至10余年不等。

2.症状

首发症状几乎均为听神经本身的症状，包括头昏、眩晕、单侧耳鸣和耳聋。耳鸣为高音调，似蝉鸣样，往往呈持续性，多同时伴发听力减退。

（1）耳蜗及前庭神经症状：头昏、眩晕、耳鸣和耳聋。

（2）头痛：枕和额部疼痛。

（3）小脑性共济运动失调、动作不协调。

（4）邻近脑神经损伤症状：患侧面部疼痛、面肌抽搐、面部感觉减退、周围性面瘫。

（5）颅内压增高：双侧视盘水肿、头痛加剧、呕吐和复视等。

（6）后组脑神经和小脑损伤症状：吞咽困难、进食发呛、眼球震颤、小脑语言、小脑危象和呼吸困难。

（二）辅助检查

1.听力试验

（1）电测听检查：比较准确的听力检查方法。蓝色为气导曲线，红色为骨导曲线。正常值为20dB。听神经鞘瘤为高频听力丧失。

（2）脑干听觉诱发电位（BAEP）：目前最客观的检查方法。听神经鞘瘤通常为Ⅰ～Ⅲ和Ⅰ～Ⅴ波峰潜伏期延长，或除Ⅰ波外余波消失。

2.神经影像学检查

（1）头部X线片：可拍摄侧位片、汤氏位片或司氏位片，以了解内听道口及岩骨破坏情况，特别是对内听道口扩大最具诊断意义。

（2）头部CT：要求有CT增强像，以避免遗漏小的肿瘤，并有岩骨的骨窗像，从中可了解内听道口、岩骨的破坏情况，肿瘤性状。

（3）头部MRI：可以清楚地显示肿瘤的性状（大小、边界、血运、侵及的范围、瘤周水肿）、与周围组织的关系，特别是了解与脑干和血管的关系、有无继发幕上脑积水。

3.鉴别诊断

应与表皮样囊肿、脑膜瘤、三叉神经鞘瘤或其他脑神经鞘瘤、第四脑室肿瘤、小脑或脑干外侧肿瘤、转移瘤或其他恶性肿瘤、蛛网膜囊肿等相鉴别。

二、治疗原则

（一）常用的治疗方法

1.临床观察

密切观察症状、听力（听力测定），定期影像学检查了解肿瘤生长情况（每6个月1次CT或MRI检查，持续2年，如果稳定改为每年1次）。如症状加重或肿瘤生长＞2mm/y，在一般情况良好时建议采取手术治疗，如患者一般情况差可行立体定向放射治疗。

2.放射治疗（单独或作为外科手术的辅助性治疗）

包括外放射治疗和立体定向放射治疗。

3.外科手术治疗

（二）选择治疗方法

1.应考虑以下因素选择不同的治疗方法

（1）患者的一般情况，如年龄、主要器官功能状态，以及是否合并其他系统疾病等。

（2）肿瘤大小和部位。

（3）肿瘤发展速度。

（4）是否存在有用听力，是否能保留有用听力。

（5）第Ⅶ、Ⅴ脑神经功能的保留。

（6）是否为神经纤维瘤病。

（7）各种干预性治疗方法的效果（包括远期不良反应）。

（8）患者的要求和意见。

2.一般选择原则

（1）随访观察仅限于无占位效应症状的老年患者。

（2）小型肿瘤（直径在3cm）建议手术治疗，不能耐受手术者可观察或做

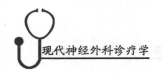

γ刀治疗。

（3）大型肿瘤（直径＞3cm）建议手术治疗，如果患者不能耐受手术或术后复发建议放射治疗。

（4）选择放射治疗方式时，如果肿瘤直径＜3cm，适合立体定向放射治疗。

（三）手术入路及适应证

（1）枕下乙状窦后入路，适于Ⅰ～Ⅳ型肿瘤切除。乳突后直切口适于Ⅱ型及部分Ⅲ型肿瘤的切除。

（2）经岩骨入路是以岩骨为中心，颅中窝、颅后窝的联合入路，适于向斜坡发展的肿瘤切除：

（3）经迷路入路适用于位于内听道的小肿瘤。

听神经鞘瘤显微手术全切的标准应该是肿瘤的全切除＋面听神经的解剖保留，小肿瘤还应争取听神经功能的保留。

（四）术后处理

（1）给予脱水、激素治疗，注意有出现消化道出血的可能。

（2）患者术后神志未清醒，应行头部CT检查。

（3）术后面瘫、眼睑闭合不全者，应用眼罩将眼封闭，每日涂抗生素眼膏。如发现结膜炎，可缝合眼睑。

（4）术后3天内应严格禁食，3天后可试进流食。患者术后的第一次进食，应该由医生实施，从健侧口角试喂水，严密观察有无后组脑神经损伤的表现。因吞咽呛咳不能进食，术后3天起给予鼻饲，加强营养。

（5）随诊与复查听神经鞘瘤术后主要是观察面、听神经的功能，特别是对于术前有残存听力的患者，术后听力情况更为重要，了解有无纯音听力或语言听力。

（6）对未能全切除的肿瘤者，可行γ刀或X刀治疗。

（7）面瘫严重者，可于术后1年内行面神经功能重建手术，如面-舌下神经吻合术。

第五节 星形细胞瘤

星形细胞瘤顾名思义肿瘤形状呈"星状"。根据肿瘤的分化程度和侵袭性分为4个不同的级别，包括分化良好的（良性）星形细胞瘤、弥散性星形细胞瘤、间变性星形细胞瘤和恶性程度最高的胶质母细胞瘤。星形细胞瘤多数位于大脑半球，当然只要有星形细胞成分的部位都可以发生，如脑干、视神经、小脑及脊髓。低度恶性的星形细胞瘤有进行性发展为高度恶性胶质瘤的趋势，如胶质母细胞瘤可来源于低级别胶质瘤，称为继发性胶质母细胞瘤，也可为原发，称为原发胶质母细胞瘤，本章将选择临床常见或具有代表性的胶质瘤类型进行叙述，胶质母细胞瘤将在另章单独叙述。

一、临床特征及诊断

（一）大脑半球星形细胞瘤

1.弥散性星形细胞瘤

弥散性星形细胞瘤具有分化程度较高、生长缓慢、弥散性浸润周围正常脑结构的特点，有恶性进展的倾向，为WHO Ⅱ级肿瘤。弥散性星形细胞瘤约占成人脑胶质瘤的36%，主要见于青壮年，男性略占优势，可发生在中枢神经系统的任何部位，以大脑半球多见，多累及额、颞叶。

大脑半球星形细胞瘤发病缓慢，病程较长，所出现的临床症状体征，是由肿瘤对神经元和神经纤维的直接浸润和破坏、肿瘤压迫邻近结构、瘤周微环境的失衡及颅内高压引起。癫痫为本病常见症状，并常为首发症状，称为肿瘤相关性癫痫，可以是部分性发作，也可以是复杂性发作，有部分患者被误认为原发性癫痫而治疗多年，直到发现颅内压增高症状才发现肿瘤。患者神经缺陷的症状和体征主要取决于肿瘤的部位，根据肿瘤累及的不同部位可以表现出不同的症状和体征。精神症状常见于额叶患者，尤其是广泛浸润、沿胼胝体向对侧额叶扩展者多

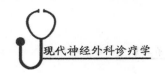

表现为神经精神症状，以情感异常和痴呆为主。颅内压增高的症状主要包括头痛、呕吐、视盘水肿、视力视野改变、复视头颅扩大（儿童患者）和生命体征的改变等，多出现较晚。

CT扫描的典型表现为均一的等或低密度病灶，边界不清；15%～20%的病例中出现钙化，个别肿瘤中有囊变，偶有瘤内出血；瘤周水肿无或轻微；肿瘤没有或仅轻度对比增强。MRI成像表现为T_1WI为等或低信号；T_2WI及FLAIR成像为均匀高信号，范围超过T1WI上的低信号区；病变集中在白质区，受累半球可表现为轻度肿胀；出血和对比增强较少见。

组织病理上表现为瘤组织内有大量增生的胶质纤维，罕见有丝分裂，轻度核异形。此类肿瘤需要与胶质增生进行鉴别。星形细胞瘤呈弥散性生长，瘤组织内微小囊性变，有核偏移。

2.间变性星形细胞瘤

间变性星形细胞瘤为WHO Ⅲ级，是一种过渡型肿瘤，有发展为多形性胶质母细胞瘤的可能。一般源自低级别的星形细胞瘤，但是也有在初次活检时即为此诊断。间变性星形细胞瘤好发于60岁以前，男性发病率高于女性。好发部位与弥散性星形细胞瘤相同，好发于大脑半球，易累及额、颞叶。

CT扫描表现为边界不清的混杂密度病灶伴瘤周水肿及占位效应，钙化少见，可有瘤内出血，约20%的病例会出现囊变，多数病例可有不均匀对比增强，有时表现为不规则强化环。MRI成像在T1WI为等至低的混杂信号，可见出血灶；T2WI为中心高信号，周围等信号，并伴有指状高信号的水肿带；肿瘤有中度占位效应。对比增强后可出现部分或环状不规则强化。

组织病理上表现为星形细胞密集、分化不一、明显核异形、多见核形状不规则、核分裂象较为多见。瘤组织内血管增多，血管内皮细胞增生。

由低级别星形细胞瘤进展而来的间变性星形细胞瘤，典型的症状为肿瘤切除后再度出现神经功能缺陷、癫痫和颅内压增高。但有时可以没有先前弥散性星形细胞瘤的阶段，而是在病史存在6～24个月或以后，直接诊断为间变性星形细胞瘤。这样的患者头痛、精神症状、局灶性神经功能障碍更常见，而癫痫在快速生长的病变比前者发生率要低。

（二）小脑星形细胞瘤

70%～80%的小脑星形细胞瘤发生于儿童，多为WHO Ⅰ～Ⅱ级，生长缓慢，病程相对较长，高度恶性者少见。肿瘤常为囊性，囊液含有较多的蛋白成分，50%以上囊壁上有1个或多个典型结节。

起源于小脑半球者，早期表现为一侧的小脑受累症状，随着肿瘤增大，可累及中线、四脑室，阻塞脑脊液通路，引起脑积水，表现为颅高压征。起源于小脑蚓部者，直接侵犯四脑室甚至脑干，临床上早期出现共济失调和脑神经麻痹等。由于儿童查体困难和表述能力有限，早期临床表现易被忽略，就诊时伴有梗阻性脑积水和明显的颅高压多见。

临床上可将小脑星形细胞瘤分为实性瘤体型、瘤在囊内型及囊在瘤体内型。在CT或MRI上，实性瘤体型主要表现肿瘤无明确的边界，无或有小的囊变，瘤体不均匀增强，瘤体周围可有轻度水肿；瘤体囊内型表现在一个巨大的囊腔边缘有较大的实体肿瘤结节，囊壁光滑，一般不增强，瘤体周围无水肿，实性结节强化较明显；囊在瘤体内型表现肿瘤有一个巨大囊变，囊壁较厚，有明确的增强，瘤体周围无明确水肿。在MRI上囊腔的信号依囊液蛋白含量而定。出血及钙化不多见，钙化的发生率<20%。

（三）脑干星形细胞瘤

脑干胶质瘤95%以上是星形细胞来源。脑干胶质瘤是发生在脑桥、中脑和延髓的胶质瘤的统称。发病年龄有两个高峰，第一个高峰在5～10岁，第二个高峰在40～50岁，因此可分为儿童型和成人型。儿童相对较多见，占儿童所有中枢神经系统肿瘤的10%～20%，占儿童颅后窝肿瘤的30%。

根据影像学表现，脑干胶质瘤大致分为4型：

（1）弥散内生型：大多位于脑桥，是最典型的脑干胶质瘤，约占80%，也是预后最差的类型。

（2）局灶型：占脑干肿瘤的5%～10%，肿瘤局限境界清，无浸润及水肿。

（3）背侧外生型：占脑干胶质瘤的10%～20%，肿瘤起源于四脑室底的室管膜下胶质组织，主体位于四脑室内，很少侵犯脑干，症状发生晚。

（4）颈延髓交界型：占脑干肿瘤的5%～10%，类似延髓内或脊髓内起源的

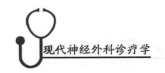

胶质瘤，肿瘤中心可位于延髓或颈髓内。

弥散型大多是高级别星形细胞瘤，进展迅速，可有囊变、出血或坏死。局灶型和腹侧外生型组织学级别较低，多为纤维型或毛细胞型星形细胞瘤，进展相对缓慢。颈延髓型多为低级别星形细胞瘤，生长缓慢，高增生及浸润性行为少见。

弥散型MRI影像上，表现为以脑桥为中心弥散浸润和膨胀，多数呈等、长T_1长T_2信号，增强情形不一致，可有较明显的瘤周水肿，MRI影像能精确地描述肿瘤的位置和浸润、扩展的程度，是否伴有梗阻性脑积水等。局灶型和背侧外生型MRI呈长T_1、长T_2异常信号，可有均匀一致强化，边界相对清楚，区分于正常组织。

肿瘤的位置和生长方式决定了不同的临床表现，局灶型和背侧外生型相对进展缓慢，起病隐匿。脑干占位病变除中枢神经系统疾病常见症状，如高颅压症状、认知及行为改变外，还有其他三类表现：神经核团及脑神经体征，如吞咽障碍、面瘫及眼睑下垂等；长束征，如偏瘫、偏生感觉障碍等；共济失调体征。多数患者有颅内压力增高及枕颈部不适表现。

二、治疗和预后

（一）基本治疗原则与预后

目前全球不同国家和地区已制定并实施了多种版本的中枢神经系统肿瘤的治疗指南，美国国立综合癌症网络集合多家世界顶级癌症研究中心制定了《NCCN肿瘤学临床实践指南》，成为全球肿瘤临床实践中应用最为广泛的临床指南。2012年，中国脑胶质瘤协作组成立，制定了《中国中枢神经系统恶性胶质瘤诊断和治疗共识》。

手术切除联合放射治疗、化学治疗及分子靶向治疗是目前公认的基本治疗原则，其中最大范围的安全切除是决定患者预后的主要因素之一。对于低级别星形细胞瘤手术后可辅以放射治疗，而对于高级别胶质瘤，特别是胶质母细胞瘤强调手术后替莫唑胺同步放化疗及辅助化疗的标准治疗方案。

对于大脑半球弥散性星形细胞瘤，肿瘤全切者5年生存率可达80%，而肿瘤部分切除或行肿瘤活检者5年生存率仅为45%~50%，对40岁以上肿瘤次全切除的患者，放射治疗可获得较满意的效果。肿瘤一旦复发一般预后不佳，约50%肿瘤复发后恶性进展，近1/3肿瘤复发后演变为胶质母细胞瘤，复发后肿瘤的快速生长是常见的死亡原因。

小脑星形细胞瘤瘤结节在囊内者，切除瘤结节即可，囊壁是非肿瘤性的，可以不切除。但须注意有些肿瘤具有所谓的假囊囊壁厚且强化，应归为囊在瘤内型，这种囊壁含瘤细胞，也须进行切除。小脑星形细胞瘤总体性质偏良，5年中位生存期可达50%~88%，尤其是WHO Ⅰ级毛细胞型星形细胞瘤10年生存率达到了94%，甚至部分患者能够治愈。考虑到长期生存期内放射治疗并发症出现的比例很高，尤其是还可能影响儿童的生长发育，另外，许多未完全切除的肿瘤即使经过5年、10年也只是轻度增大或无变化，因此主张术后不进行放疗，术后定期访（每隔6~12个月），如果肿瘤复发，应再次手术。只有当复发肿瘤无法切除时，或组织学提示肿瘤恶性变时才考虑进行放疗。小脑星形细胞瘤呈实性且侵入脑干者生存期明显缩短。

对于弥散性浸润脑干胶质瘤患者，由于手术无法改变治疗及预后，不宜选择切除手术（包括活检），若合并有脑积水，可行分流术或三脑室底造口术缓解症状。因肿瘤多表现为放射治疗抵抗，放疗是否有助于延长生存期尚不肯定。目前尚无有效的化疗方案，儿童患者对替莫唑胺化疗有一定反应。大部分患儿在确诊后18个月之内死亡，只有少部分背侧外生型和脑桥局灶型肿瘤因为边界较清、通常呈良性和可以切除而预后相对较好。

（二）预后相关分子标志物

一般认为，星形细胞瘤的恶性度级别、手术切除程度、发病年龄、病程、临床表现等均为预后相关因素。近年来，随着分子生物学技术的发展，不断发现一系列与胶质瘤预后相关的分子标记物，如G-CIMP亚型、IDH1/2基因突变、MGMT启动子甲基化、microRNA-181d等。

从肿瘤DNA甲基化谱来分析，属于OCIMP特殊亚型的胶质瘤患者预后较好。IDH1/2基因突变由于位点非常集中，在各个级别的脑胶质瘤中均有诊断及预后价值，故易于临床应用，存在该基因突变的患者预后要明显优于该基因野生型的患者。O6-甲基鸟嘌呤-DNA-甲基转移酶启动子甲基化，MGMT低活性或低表达，

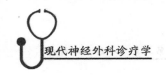

预示肿瘤对烷化剂如替莫唑胺较为敏感，预后也较好。miRNA-181d是一种微小RNA，由于MG-MT是miRNA-181d的直接靶点之一，其与启动子甲基化共同影响MGMT的表达，miRNA-181d高表达的GBM患者，相应MGMT的活性表达较低，因此，miRNA-181d既是一种预后性指标也是一种与治疗反应相关的预测性指标。

第六节 髓母细胞瘤

髓母细胞瘤这一名词由Bailey和Cushing于1925年首先提出，指的是一种位于小脑中线部位明显高度恶性的小细胞肿瘤。直到1983年，Rorke、Becker和Hinton提出所有恶性小细胞肿瘤，包括髓母细胞瘤应统一命名为原始神经外胚层肿瘤（PNETs），并应根据肿瘤所在部位进一步区分。之前，Hart和Eade曾使用PNET这个词来指起源于幕上的恶性小细胞肿瘤，并认为这些肿瘤来源于原始胚胎细胞。髓母细胞瘤是否应归于PNET还是应单列出来目前仍有争议。最新的WHO分型将髓母细胞瘤列为一种胚胎细胞性的肿瘤。一般来说，颅后窝PNET与髓母细胞瘤是同一个概念。2007年WHO中枢神经系统肿瘤分类将髓母细胞瘤分为如下四个亚型：促纤维增生型/结节型髓母细胞瘤、伴广泛结节的髓母细胞瘤、间变型髓母细胞瘤、大细胞髓母细胞瘤。

一、流行病学

髓母细胞瘤在全部小儿中枢神经系统原发肿瘤中约占20%。此病常见于儿童，极少见于成人，在成人中枢神经系统肿瘤中不到1%。髓母细胞瘤在3~4岁及8~9岁的儿童中呈现两个发病高峰，超过这一年龄段发病率则明显下降。另一发病高峰在20~25岁。男性更多见，据报道，男女之比为（1.5~2）:1，髓母细胞瘤国内报道占颅内肿瘤的4.0%、神经上皮肿瘤的9.4%。

二、分子生物学

髓母细胞瘤可以是散发的，也可能是遗传性神经肿瘤综合征的一部分。与髓母细胞瘤相关的遗传性神经肿瘤综合征包括Gorlin综合征、Turcot综合征、Li-Fraumeni综合征及非常少见的Rubin-stein-Taybi综合征和Coffin-Siris综合征。有关髓母细胞瘤的细胞遗传学和分子生物学研究发现：

（一）细胞遗传学

研究发现，髓母细胞瘤涉及多条染色体的异常，如染色体8、9、10、11和16的非随机丢失及染色体1、7和9的获得，以及17号染色体的异常。其中17号染色体异常是髓母细胞瘤细胞遗传学研究的主要结果。17q等臂染色体出现在约1/3的髓母细胞瘤病例中。30%~50%的髓母细胞瘤出现17p的丢失，其中位于17p的TP53基因最受关注，但TP53的突变只在不足10%的散发性髓母细胞瘤中出现。

（二）细胞信号通路的失调

髓母细胞瘤突变的基因涉及几个细胞信号通路，如SonicHedgehog、Wnt、NotchandMyc。

（1）Gorlin综合征是一常染色体显性遗传病，以发育缺陷、易患基底细胞癌、横纹肌肉瘤和髓母细胞瘤为特征。在Gorlin综合征中，有PTCH1基因突变。PTCH1基因编码SonicHedgehog通路的细胞表面受体。Hedgehog/PTCH通路控制小脑外颗粒层的正常发育。此通路的突变见于30%的散发髓母细胞瘤，主要为促纤维增生型/结节型髓母细胞瘤。

（2）Wnt通路通过腺瘤性结肠息肉病（APC）基因参与胚胎脑发育。APC基因突变见于Turcot综合征，其与结肠癌相关。然而，此综合征患者也易患胶质母细胞瘤和髓母细胞瘤，APC与β-catenin形成复合物，激活Wnt通路导致β-catenin降解减少。活性Wm突变也见于大量的髓母细胞瘤，并且大多数涉及β-catenin。它们与survivin水平的增高相关，survivin可导致不依赖于肿瘤分期或组织学因子的差的临床预后。

（3）第三个细胞信号通路是Notch，在小脑中主要是Notch2。Notch通路的激活导致螺旋基元转录因子HESl和HES5的增加，HESl表达与髓母细胞瘤的生存期缩短相关，在异种移植模型中，Notch抑制剂可诱导凋亡和抑制细胞增生。

（4）Myc家族属于原癌基因，在细胞周期调控、细胞增生和分化中起主要作用。c-MyC在许多癌症中表达异常，包括髓母细胞瘤，达40%的c-MyC过表达率。在髓母细胞瘤中c-MyC过表达与大细胞亚型和间变亚型相关，并使生存期缩短。n-MyC表达异常较少见，也与差的生存期相关，但其相关性不如与c-MyC的

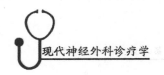
相关性强。不同髓母细胞瘤亚型与不同细胞信号通路异常相关的事实提示它们起源于不同的细胞。髓母细胞瘤的两个可能的细胞起源是小脑外颗粒层的干细胞（促纤维增生型/结节型）和脑室室管膜下基质的干细胞（典型）。

（5）最近几年，随着高通量方法应用于转录组学，关于MB生物学的知识进展更快。基于肿瘤标本的基因表达型，MB被分为不同的亚组。目前一致的意见，MB被分为四组：WNT、SHH、组3和组4。

1）WNT组MB：在这组包括约10%的MB，编码β-catenin的CTNN1基因的体细胞突变导致WNT通路的超激活，使β-catenin抗降解，导致其在核内积聚，其下游增生相关基因持续转录。少数患者有APC肿瘤抑制基因的种系突变，其导致Turcot综合征患者失去对WNT通路的抑制。WNT组MB患者常为年龄较大的儿童，组织学上一般为典型MB，大多数肿瘤无转移。这组的预后好，生存率达90%，适合于降阶梯治疗。

2）SHH组MB：大多数有PTCH抑癌基因种系突变的Gorlin综合征的患者属于SHH组MB，大部分SHH组患者有SHH通路中几个基因之一的体细胞突变，如PTCH1、SUFU、SMO。SHH组MB大多数是促纤维增生亚型和广泛结节型肿瘤，典型MB、大细胞和间变型也可见到。许多SHH组MB无转移，年龄分布呈两个不同的阶段，主要是婴幼儿，其次是成人。促纤维增生型/结节型和广泛结节型的婴儿和幼儿的预后好，这些患者适宜降阶梯治疗。

3）组3MB：主要见于婴儿和儿童，罕有青少年，无成人。男性多于女性，确诊时转移高发。这组患者预后最差。多数大细胞型或间变型MB属于这组，这组中最常见的组织学亚型是典型MB。大多数有Myc扩增的病例归于此组。靶向Myc通路和TGF-β通路的药物可用于此组患者。

4）组4MB：这组是最常见的MB，发生于所有年龄，部分有转移，预后中等。无遗传倾向。大多数病例发现17q等臂染色体。是分子生物学知识最缺乏的一组。

三、病因病理

（一）肿瘤部位

髓母细胞瘤是一种极度恶性的神经上皮性肿瘤。在儿童髓母细胞瘤主要发生于小脑中线部位，起源于小脑下蚓部绒球小结叶或下髓帆，约占2/3。尤以婴幼儿位于中线者居多。其余1/3髓母细胞瘤发生于小脑半球和Ⅳ脑室。在青少年和成人，有50%～60%的髓母细胞瘤位于小脑半球外侧，充满小脑延髓池并经枕骨大孔突入椎管，或向脑桥小脑三角发展。有15%～36%的髓母细胞瘤可侵犯脑干。髓母细胞瘤细胞可随脑脊液在蛛网膜下隙弥散种植。种植转移最常见的部位为脊髓马尾部，推管其他部位及小脑半球、大脑半球亦可发生种植。另外，文献中有报道，髓母细胞瘤还可发生颅外转移，转移部位包括骨骼系统、腹腔、淋巴结和肺，但此类情况临床罕见。

（二）肿瘤起源

目前认为，肿瘤细胞起源分为两种情况。

（1）起源于小脑胚胎的外颗粒层细胞。正常情况下，此层细胞约在出生后1年半内逐渐消失。

（2）起源于下髓帆室管膜下的原始细胞，这些细胞可能在出生几年后仍然存在。成人及大龄儿童的肿瘤主要来源于前者，小龄儿童的肿瘤主要来源于后者。

（三）肿瘤的形态

髓母细胞瘤位于小脑蚓部，通常起自下髓帆。肿瘤呈粉紫色，质软松脆，边界不清。可有出血坏死灶，但囊性变少见。促纤维增生型因有大量结缔组织成分而使肿瘤质地变得较坚硬。

（四）光镜下特点

显微镜下病理典型的髓母细胞瘤细胞丰富，由核深染、核仁明显、胞质稀少的小圆形嗜碱性细胞构成。核分裂象多见，且可为异型分裂。可见到出血灶，坏死灶范围一般不大，内皮增生不明显，通常可见结节纤维背景。最常见的景象是层叠的细胞。可见Homer-Wright假玫瑰花结节（为成神经细胞分化的标志）。肿瘤似乎有假包膜，但显微镜下可见肿瘤细胞侵犯周围脑组织，常累及软脑膜和蛛网膜下隙。最常见的亚型为促纤维增生型/结节型髓母细胞瘤，特别多见于大龄儿童及成人。它与经典髓母细胞瘤的区别在于前者肿瘤组织内存在网硬蛋白和胶原构成的细胞间基质网络，该结构将成簇的典型髓母细胞瘤细胞分隔成小岛

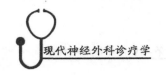
状。这种亚型在儿童髓母细胞瘤中占10%，在成人髓母细胞瘤中占20%。

四、临床分期

1969年，Chang等首次提出了基于最初的影像学和手术中评估的髓母细胞瘤的分期体系（表2-2）。最近10年中，此分期系统中T因素已被证实与预后无相关性，这样就被舍弃。然而M因素仍很重要，因为有助于治疗策略的选择。

现行的分期方案将髓母细胞瘤患者分为标准危险及高度危险两类（表2-3）：年龄<3岁、术后肿瘤残余灶>$1.5cm^2$或有任何肿瘤弥散证据（$M_{1~4}$）者被归为高度危险组，年龄>3岁、术后肿瘤残余灶<$1.5cm^2$、经颅脊髓MRI和CSF病理证实为M0者被归为标准风险组。

表2-2 髓母细胞瘤Chang分期法

	髓母细胞瘤Chang分期法
T1	肿瘤直径<3cm，局限于小脑蚓部中线位置，第四脑室顶部或小脑半球
T2	肿瘤直径>3cm，累及1个邻近的结构或部分充填于第四脑室
T3A	肿瘤直径>3cm，肿瘤进入导水管、枕骨大孔或侧孔，并因此引起脑积水
T3B	肿瘤直径>3cm，侵犯脑干
T4	肿瘤直径>3cm，穿过导水管，侵犯中脑以及第三脑室，或向下突破正中孔
M0	无转移灶
M1	脑脊液的肿瘤细胞学检查为阳性
M2	肉眼可见的小结节弥散于小脑、大脑的蛛网膜下隙或第三脑室及侧脑室
M3	肉眼可见小结节弥散至脊髓的蛛网膜下隙
M4	出现中枢神经系统以外的转移

表2-3 髓母细胞瘤的现代分期

影响因素	标准危险组	高度危险组
年龄	>3岁	<3岁
手术切除程度	几乎全切；残余灶<$1.5cm^2$	次全切；残余灶>$1.5cm^2$
转移	M0	$M_1 \sim M_4$

五、临床表现

髓母细胞瘤恶性程度高，生长快，病程短，平均病程在4个月左右，年龄越小病程越短。主要表现颅内压增高症状和小脑损害症状。

（一）颅内压增高症状

髓母细胞瘤生长迅速，可充满第四脑室，5%～10%的髓母细胞瘤因肿瘤自发出血造成急性脑脊液循环梗阻，引起梗阻性脑积水，不具有特异性的颅压高症状；不同年龄的患者症状有所不同，婴幼儿由于不能进行语言表达，可表现呕吐、精神淡漠或易激惹，精神运动发育受限甚至倒退。年龄大的儿童或成人可主诉头痛，晨起明显或睡眠中痛醒。早期的头痛常位于额部，渐转为枕部，或伴有颈强直和头部歪斜，可能与小脑扁桃体下疝有关。颅内压增高和肿瘤压迫延髓呕吐中枢均可导致呕吐，呈喷射性，与进食无关。头痛、呕吐是髓母细胞瘤最常见的早期临床表现。颅内压增高还可引起患者眼底视盘水肿，而出现视物模糊；展神经麻痹患者可出现复视。尚可因颅内压增高而出现发作性强直性痉挛及枕骨大孔疝，压迫和刺激上颈段神经根或出现保护性反射，而发生颈强直及强迫头位。

（二）小脑损害症状

肿瘤主要破坏小脑蚓部，表现为身体平衡障碍，走路及站立不稳。因肿瘤侵犯下蚓部者更常见，所以多数患儿表现向后倾倒。肿瘤发生在小脑蚓部者或偏向一侧发展者，表现为有肢体共济运动障碍。肿瘤原发于小脑半球者可出现持物不稳，指鼻试验和跟膝胫试验阳性。有些患者尚有构音不良（小脑性语言）。肌张力和腱反射多数低下。眼球震颤。当肿瘤侵犯到脑干，患者可出现脑神经功能异常，如面瘫、吞咽和语言功能障碍。肿瘤自第四脑室侧孔向小脑脑桥三角发展时，第四对脑神经麻痹则是疾病的早期表现。

（三）其他症状

慢性进行性颅内压增高可导致双侧展神经不全麻痹而出现复视，表现为双眼向内斜视，眼球向外侧注视时运动不到位。部分患儿可出现双侧锥体束征，这是肿瘤体积增大向前压迫脑桥所致。晚期患儿出现小脑危象，表现为意识突然丧失、呼吸缓慢、伴双侧病理征阳性或去大脑强直等，其原因为颅内压急剧升高，发生小脑扁桃体下疝或肿瘤对脑干的直接压迫加重等。髓母细胞瘤的转移症状为本病的一个重要特点。常见的部位是脊髓，尤其是马尾部。髓母细胞瘤就诊前约1/3患者已有软脑膜转移，年龄越小发生率越高，如出现背痛或局部放射性疼痛则高度支持脊髓转移。确诊时，伴随中枢神经系统以外的转移少见。本病常见的

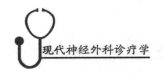

神经系统以外的转移，骨骼转移占80%，亦可转移至骨髓、淋巴结、肝和肺。

六、辅助检查

（一）头颅X线

幼儿颅内压增高常出现头颅增大、颅骨变薄和颅缝分离，年龄较大者亦可有脑回压迹增加，蝶鞍后床突和鞍背骨质吸收，肿瘤发生钙化者罕见。

（二）头颅CT

位于中线的髓母细胞瘤的CT表现较典型，肿瘤一般边界清楚类圆形，呈略高密度影，部分病例可出现囊变、钙化、出血。瘤周有低密度水肿带。第四脑室受压变形，向前移位或闭塞、消失，幕上脑室不同程度扩大。如肿瘤发生脑室室管膜转移，脑室周边则出现完全或不全稍高密度病变影，注射造影剂后，肿瘤呈均匀强化，与瘤周组织界线更清楚。位于小脑半球的髓母细胞瘤CT表现很不典型，平扫可见病变呈稍高密度影，注射对比剂后病灶稍有增强，因很少发生梗阻性脑积水，故此部位的肿瘤易与幕下脑膜瘤及小脑半球星形细胞瘤混淆。

（三）头颅MRI

MRI无特异表现，一般是长T1、长T2信号，T1加权像肿瘤呈低密度信号，第四脑室受压前移；T2加权像呈类圆形高信号，肿瘤强化明显。由于肿瘤中心多位于小脑偏心侧的下蚓部，此特点有助于临床诊断。另外，矢状位像肿瘤一般位于第四脑室头端，这一点有别于自第四脑室尾端生长的室管膜瘤。

（四）脑脊液检查

因多数髓母细胞瘤患者有明显颅内压增高，腰椎穿刺有相当的危险性，但对眼底检查无双侧视盘水肿者可谨慎施行，放出1~2mL脑脊液，常规化验检查及寻找瘤细胞。通常腰椎穿刺可证实颅内压增高，蛋白含量及白细胞数可增多，由于髓母细胞瘤的瘤细胞可经蛛网膜下隙随脑脊液弥散转移，故可在脑脊液中检出瘤细胞。

七、诊断及鉴别诊断

儿童出现无明显诱因的持续性头痛，反复发作的呕吐或伴有走路不稳等症状，都应进一步检查。如发现眼球震颤、平衡障碍、走路不稳、强迫头位及X线有颅内压增高征象时，即应高度怀疑髓母细胞瘤的存在，可进一步采用头部CT

或MRI检查，如表现为颅后窝中线部病变更有助于诊断。

髓母细胞瘤主要与以下疾病鉴别。

（一）第四脑室室管膜瘤

发病年龄一般较髓母细胞瘤为晚，主要发生在儿童及青年。室管膜瘤病程较髓母细胞瘤长，起源于第四脑室的室管膜瘤，早期因刺激第四脑室底诸神经核而引起呕吐。小脑的实质性损害症状不如髓母细胞瘤严重。

（二）小脑星形细胞瘤

多发生于儿童的小脑半球，病程较长，主要表现为小脑运动性共济失调，而髓母细胞瘤则以平衡障碍为主。颅骨X线钙化率较髓母细胞瘤高，常可见肿瘤侧枕骨鳞部骨质吸收变薄等。

（三）脉络丛乳头状瘤

此肿瘤多发于第四脑室及侧脑室。发病年龄较髓母细胞瘤大，病程一般较髓母细胞瘤长。患者常以高颅压为主要表现，头颅CT可见肿瘤呈高密度影，边缘不规则，钙化较髓母细胞多。注射造影剂后，肿瘤增强明显。

八、治疗

在过去几十年中，髓母细胞瘤患者的生存期不断提高。目前主要的治疗办法包括尽可能地全切肿瘤、脑脊髓放射治疗及化疗。

（一）手术

是髓母细胞瘤的主要治疗手段，手术的目的在于：

（1）明确病理诊断。

（2）最大限度切除肿瘤。

（3）恢复脑脊液循环通路。对于继发于髓母细胞瘤所致的脑积水，目前绝大多数作者认为，以大剂量皮质激素治疗，尽早手术切除肿瘤及术后脑室外引流为主，而不主张切除肿瘤之前行脑室分流术。真正需术后行分流术的占10%～30%。应注意，分流术后肿瘤有沿分流管弥散的可能。

1.手术体位

可采取坐位、俯卧位及侧卧位。坐位在儿童手术中的应用已经减少，因为坐位更易出现空气栓塞、幕上硬膜下出血及术后出现血肿。此外，儿童取坐位较

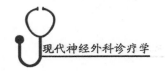

为困难，还易出现低血压的情况。侧卧位在某些方面比俯卧位更有优势，术者操作更舒适，对手术野的出血和脑脊液更容易清理，气管内插管的通路更方便，减少胸部所受压力从而缓解颅内静脉的充血。由于侧卧位需要用头架固定，因此并不适合于婴幼儿。4岁以上的儿童则完全可以使用侧卧位。2～3岁儿童使用侧卧位需要比较小心，2岁以下的儿童可用马蹄形头托，俯卧位是这一年龄段患儿手术的最好选择。

2.手术切口

自枕骨粗隆上方到颈2水平的垂直中线切口。沿着枕骨对枕部肌肉进行分离，但一般应避免分离肌肉与颈2的附着，我们应做开颅术而不是颅骨切除术，因为这样关颅后可避免肌肉与脑膜的粘连，更符合解剖学要求。颅骨的切开应到达枕骨大孔水平，极少情况下需要切除颈1后弓，硬脑膜采用标准的Y形切开。

术中见肿瘤位于中线，可突出于正中孔，小脑扁桃体常被挤向外侧，可辨别出上段颈髓、第四脑室闩及第四脑室底的尾端。在切除肿瘤之前的关键一步就是要首先探明肿瘤与脑干的关系。如果肿瘤尚未侵犯脑干的话，这时可轻抬肿瘤，在肿瘤下方垫入脑棉以保护第四脑室底部。即使肿瘤已侵犯脑干，这一步骤也有助于探明肿瘤与脑干的相对位置，然后确定肿瘤向侧方侵犯的情况及与小脑脚的关系。一般需要由下向上切开小脑蚓部，以探明肿瘤的上界。充分打开小脑延髓裂有时可减少小脑蚓部的切开。肿瘤与小脑的界面一般清晰可见，在肿瘤内减压前最好先沿肿瘤边界做最大限度的游离。肿瘤上极切除后，即可进入第四脑室上端。在分离肿瘤下极时应严格保护双侧小脑后下动脉及小脑上动脉进入脑干的返动脉，以免误伤后引起脑干缺血和功能衰竭。在处理肿瘤上极时，关键要打通中脑导水管出口。

（二）放疗

髓母细胞瘤对放射线高度敏感，因此无论肿瘤是否完全切除或有残留，都应在术后尽早进行全头颅及椎管的放射治疗。一般主张在术后的4～6周开始放疗，最迟不要超过50d，因放疗开始时间的延长会使预后变差。放疗部位应包括全脑、颅后窝和脊髓。放疗剂量根据患者年龄而定，剂量要足。对于标准危险组有两种放疗方案可供选择：标准方案为全脑脊髓剂量为30～60Gy，颅后窝剂量为

54~55.8Gy，放疗期间不进行同步化疗；减量方案为全脑脊髓剂量为23.4Gy，颅后窝剂量为54~55.8Gy，放疗期间辅以同步化疗。对于高危险组只采用上述标准方案。3岁以内暂不放疗，可行化疗，待4岁后再行全脑脊髓放疗。

（三）化疗

目前化疗已作为大多数患者的辅助治疗策略，而过去化疗只针对婴儿（<3岁）患者延迟或不进行放疗的选择和高危险组患者的辅助治疗。对于标准危险组患者，在行放疗+同步化疗（长春新碱）后，行8个周期的辅助化疗（洛莫司汀+长春新碱+顺铂）。对高危险组患者，推荐的辅助化疗方案为顺铂+卡铂+环磷酰胺+长春新碱。为了进一步改善患者的生存率，目前正探索大剂量化疗+自体干细胞移植的化疗策略，应用于传统脑脊髓放疗和化疗后或术后为了延迟放疗的婴儿。

九、并发症

（一）手术并发症

1.小脑缄默症

文献报道，小脑缄默症发生率约为12%，特征性表现是在术后24~48h患者突然停止说话，伴有明显的情绪不稳和小脑共济失调，伴有或不伴有偏瘫。患者情绪不稳和偏瘫可持续数周，小脑共济失调可持续数月。语言恢复之初可表现为语言节律不稳定，完全恢复语言功能需2~6个月。引起小脑缄默症的解剖部位尚有争议，可能位于齿状核、小脑脚和脑干。

2.无菌性脑膜炎

主要表现为手术后头痛、畏光、发热、颈强直等。可能与切除肿瘤过程中血性脑脊液进入蛛网膜下隙有关。故术中应严格止血，注意蛛网膜下隙和脑室系统的保护，严密缝合硬脑膜。

3.其他

随着显微神经外科技术的发展和麻醉技术的提高，髓母细胞瘤的手术死亡几乎为零。但手术后颅内血肿、小脑肿胀和脑神经损伤的发生率仍然很高，约为26%；术后最常见的并发症仍是小脑共济失调，多为暂时性，术后数周后可以恢复。手术后一过性同侧肢体辨距不良和脑神经功能异常，如展神经麻痹、面瘫和

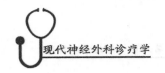
声带麻痹与损伤第四脑室底有关。

（二）放射治疗后并发症

由于髓母细胞瘤放射野较广，放射量大，放射损伤可累及多器官。血液系统的变化常是急性或亚急性损伤后的表现，而精神运动发育迟缓，内分泌异常等常是放射治疗后迟发的并发症。3岁以下的儿童应避免放射治疗。

1.血液系统

放射治疗后的贫血常是暂时的，外周血中的淋巴细胞对放射治疗最为敏感，放射治疗后淋巴细胞可减少至放射治疗前的17%～35%，且恢复较慢，达正常水平计数需6年。在放射治疗中期血小板继中性粒细胞下降而迅速减少，血红蛋白亦逐渐下降。

2.精神运动发育迟缓

精神运动发育迟缓是儿童髓母细胞瘤放射治疗后最为引人关注的严重的后遗症，主要表现为智力退化，发现放射治疗后儿童的智商进行性下降。

3.内分泌异常

放射治疗后内分泌异常主要表现为下丘脑-垂体轴、甲状腺、生殖腺等功能的异常。当全脑照射量超过24Gy，50%的患者可出现生长激素分泌异常，有70%～80%患儿放射治疗后出现对生长激素的刺激反应不足。放射治疗后患儿可出现身材矮小，放射治疗对生长激素作用的影响可以是潜在性的，甚至在放射治疗后数年才表现出来。甲状腺功能异常多为亚临床型，发生率为43%～68%。早期测定甲状腺激素水平有助于发现这种异常。甲状腺激素水平异常使儿童放射治疗后甲状腺肿瘤的发生率增加。性腺功能异常是因放射对卵巢或睾丸的损伤所致，女孩比男孩多见，占青春期髓母细胞瘤患者的20%。

十、预后

髓母细胞瘤预后欠佳。但近年来随着手术技巧的提高，肿瘤全切或次全切除的比例增高，由于术后常规脑脊髓放疗的实施，患者的生存率有明显提高。目前，髓母细胞瘤的5年生存率为50%～60%，10年生存率为28%～33%。在某些报道中，5年生存率甚至达到80%～100%。患者的发病年龄、肿瘤的临床分期与治疗措施与患者的预后有关。年龄愈小，预后愈差，儿童患者的5年生存率明显低于成人患者，分别为34%与79%，而10年生存率则较为接近，为25%～28%，无显著差别。

髓母细胞瘤的复发多见于术后第2～4年。对于复发髓母细胞瘤手术及放疗效果均不如初发肿瘤。复发后除个别患者可生存5年以上外，一般不超过2年。

第七节 颅咽管瘤

一、流行病学

颅咽管瘤是沿胚胎颅咽管的发生路径生长的颅内先天性上皮性肿瘤。Zenker在1857年即描述了在腺垂体远侧部及结节部的鳞状上皮细胞巢。Saxer在1902年描述了一例由这些细胞成分组成的肿瘤。1903年，奥地利病理学家Erdheim确认了肿瘤的基本病理学特点，而"颅咽管瘤"这一名称由Gushing在1932年最终确定并沿用至今。从发现至今的一百多年来，其先后被称为拉克囊肿瘤、垂体管肿瘤、颅咽管囊肿瘤、Erdheim肿瘤、釉质瘤、表皮瘤、垂体柄肿瘤、髓样癌等。从名称的演变反映了人们对该肿瘤的认识过程，其确切细胞起源至今仍存在争论（见肿瘤的细胞起源学说章节）。

现有的资料表明颅咽管瘤占原发性颅内肿瘤的2%～5%、儿童颅内肿瘤的5.6%～15%，是儿童最常见的鞍区肿瘤，也是儿童中非胶质细胞来源肿瘤中发病率最高的颅内肿瘤。其发病有两个显著的年龄高峰：5～14岁和50～74岁。国内2587例颅咽管瘤的年龄分布中，0~10岁586例，占22.7%；11～20岁778例，占30.1%。胎儿及新生儿期诊断颅咽管瘤的报道也屡见不鲜。

对颅咽管瘤的人群发病率目前了解不多。Bunin GR统计全美1990～1993年135例患者青年人群的年发病率为0.13/10万，而儿童人群发病率略高于全年龄组，在5～9岁以及10～14岁儿童中的年发病率为（0.18～0.20）/10万。美国每年新发病例300余例，无种族差异。个别西方国家脑肿瘤注册机构资料显示该患者群的年发病率约0.14/10万，而亚洲与非洲发病率略高于西方国家。国内尚缺乏基于人口学的颅咽管瘤流行病学资料。

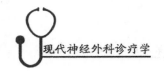

二、颅咽管瘤的病理

颅咽管瘤病理学上表现为WHOI级的良性肿瘤。颅咽管瘤病理学上主要被分为两类：成釉细胞型颅咽管瘤和鳞状乳头型颅咽管瘤，但介于两者之间的混合型颅咽管瘤也屡有报道。成釉细胞型肿瘤多见于20岁以内儿童或青少年，但可见于各个年龄组，肿瘤囊性变多见，同时钙化是其特征性表现，见于超过90%的病例。纤维结缔组织增生、坏死碎屑及钙化是镜下特征性表现。而鳞状乳头型颅咽管瘤几乎均见于成年人，囊性变少见，罕见钙化。颅咽管瘤恶性变十分罕见，多存在于经过放疗等多次治疗的患者。

三、颅咽管瘤的起源学说

目前，就颅咽管瘤的细胞学发生机制主要有以下三种学说较为可取。

（一）起源于颅咽管残留细胞

在胚胎早期外胚层牙板附近处口凹向内凹陷形成颅颊囊，它将形成以后的腺垂体。之后颅颊囊形成一囊泡，其于口凹之间由闭塞的颅咽管相连。颅颊囊细胞生长速度不同，前壁细胞生长迅速，压向颅底（以后的蝶鞍）后，即向前上旋转，并将已闭塞的颅咽管残余细胞带至新的部位，即垂体上方，甚至第三脑室前部。该学说认为颅咽管瘤即起源于残余的颅咽管细胞。

据前面垂体发生过程的描述，我们可以发现，颅咽管瘤残余细胞存在于从口咽部到第三脑室之间的任何位置，该学说也解释了鼻咽部颅咽管瘤、源于蝶骨的颅咽管瘤和第三脑室内颅咽管瘤的发生；同时该学说认为肿瘤和胚胎时期口凹与牙板所在部位关系十分密切，而牙板将形成牙齿的釉质器，这样也就解释了颌部牙釉质细胞癌、角质化以及钙化性齿源囊肿和牙釉质型颅咽管瘤在组织学上甚为相似的原因；另外，有文献报道颅咽管瘤内曾发现有牙齿的存在。

（二）起源于颅颊囊的残余细胞

有学者在对新生儿垂体进行研究时，发现在4例新生儿的腺垂体结节部有鳞状上皮细胞巢，他们认为这些鳞状上皮细胞是颅颊囊的残迹，并认为大多数新生儿垂体内由于颅颊囊细胞分化完全，这些残迹将消失。有很多研究支持颅咽管瘤即来源于颅颊囊残余的鳞状上皮的学说，这些残余细胞以结节部为最多，因此这些研究认为来源于中胚层的软脑膜（结缔组织）正常情况下在妊娠第5周，在垂体结节部旋转之前插入到颅颊囊和脑泡之间，这样残余的Rathke囊细胞就不可能位于软膜下。而腺垂体和神经垂体之间的软膜，也就最终演变成为两者之间的薄层结缔组织分隔。但是如果该结缔组织延迟生长，这些Rathke囊残留细胞就会直接和脑泡相接触，这些细胞可能是软膜下第三脑室内肿瘤的发生来源。

（三）细胞化生学说

正如前面所说，颅颊囊发育成腺垂体的各个部分，在对垂体的组织细胞学研究中，很多学者发现结节部中存在有鳞状上皮细胞，这种鳞状上皮巢在成人更常见。1955年，Hunter从组织学上证明这种鳞状上皮肿瘤是由垂体腺细胞鳞状化生而成，并且认为这就是鳞状上皮小岛更常见于成年人的原因所在。部分学者观察到鳞状上皮细胞小巢常常与垂体腺细胞混合并存，因此他们指出鳞状上皮细胞小巢与其说是胚胎组织残留，倒不如说是垂体腺细胞的鳞状上皮化生。还有人不仅见到垂体腺细胞和鳞状上皮细胞的混合，并直接见到两者间有过渡，所以提出了肯定的化生学说。另有学者发现腺垂体结节部的鳞状上皮细胞巢内和其周围含有促性腺激素和促皮质激素颗粒，从而推测这些鳞状上皮细胞是由腺垂体中正常的具有分泌功能的细胞分化而来。进而有学者就推测鳞状乳头型颅咽管瘤可能就来源于这种化生的鳞状上皮。鳞状上皮细胞小巢在成年人更为常见，儿童基本未见明显的鳞状化生，认为这也是成釉细胞型颅咽管瘤多见于儿童，而鳞状乳头型颅咽管瘤多见于成人的原因。

近年来有学者认为两种病理类型（成釉细胞型与鳞状乳头型），应作为鞍区两种不同类型的肿瘤来看待，甚至有学者认为鳞状乳头型颅咽管瘤是否可以看作垂体腺瘤的一种特殊类型。

随着对颅咽管瘤认识的深入，人们发现临床上颅咽管瘤的生物学特性差异较大，儿童和成人肿瘤特点也有很大的不同。故也有不少学者提出了"多元论"的学说。在临床上，颅咽管瘤发病率有两个高峰：第一个高峰是5～14岁的儿童，另外一个是50～74岁。也就是说，在儿童和成年人都会出现发病高峰，而儿童颅咽管瘤多以釉质细胞型为主，钙化多见，且囊变部分常较大；成人肿瘤多以鳞状乳头型为主，钙化少见，囊变区较小。故有学者认为儿童颅咽管瘤多来源于颅咽管残留细胞，而成人肿瘤多来源于细胞化生的鳞状上皮细胞岛。

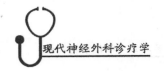

四、颅咽管瘤的临床表现

由于影响患者的下丘脑-垂体柄-垂体轴，因此，咽管瘤的临床表现十分复杂，总体上可以归结为两大类：

（1）肿瘤导致的内分泌改变。

（2）肿瘤导致的鞍区占位表现。

（一）颅咽管瘤导致的内分泌改变

最常见的内分泌改变为腺垂体功能障碍，在儿童主要表现为生长发育迟缓，青春期患儿第二性征发育迟钝；而在成年人主要表现为男性性功能障碍或缺失，女性月经紊乱、闭经或不孕，少数女性患者可表现高泌乳素血症临床改变。虽然颅咽管瘤是一种沿垂体柄长轴生长的肿瘤，但术前尿崩的发生率却不高，文献报道术前尿崩发生率在15%左右。少数患者由于肿瘤累及第三脑室壁下丘脑结构，可以出现认知功能障碍、昏睡、精神障碍等，多见于成人。也有少数患者可以出现肥胖、摄食过度或消瘦、恶病质等表现，可能为垂体功能障碍与下丘脑结构受损综合表现。

（二）肿瘤导致的鞍区占位表现

肿瘤占位可导致头痛、呕吐等高颅压表现，颅咽管瘤导致的高颅压表现在儿童更为常见。当肿瘤阻塞脑脊液循环通路导致梗阻性脑积水时，可表现剧烈头痛、喷射性呕吐，甚至昏迷，需要急诊手术处理。肿瘤占位导致的另一类临床表现为视力、视野障碍，约见于半数颅咽管瘤患者。值得注意的是，儿童患者特别是幼儿期患者常无法早期发现视野缺损，因此病史可能较长，就诊时视力已严重损害。

五、颅咽管瘤的影像表现

影像学检查手段包括颅骨X线、头颅CT扫描及MRI扫描。尽管颅骨X线已很少使用，但对于钙化及蝶鞍骨性结构改变仍有一定价值。

CT扫描对于骨质改变及钙化有很好的使用价值，同时对肿瘤囊变及实质部分、脑积水的判断也有意义。肿瘤钙化可以是碎屑样，也可见大块钙化，一般位于鞍上池内（图2-1A）。钙化碎屑沿肿瘤囊壁被覆则更为常见。鞍膈下肿瘤常常形成沿肿瘤囊壁被覆的蛋壳样钙化（图2-1B）。鳞状乳头型颅咽管瘤通常无钙化，以实质为主（图2-1C和D）。

MR扫描可更清晰地显示肿瘤解剖部位及与周边结构间的关系，是目前最重要的影像检查手段。

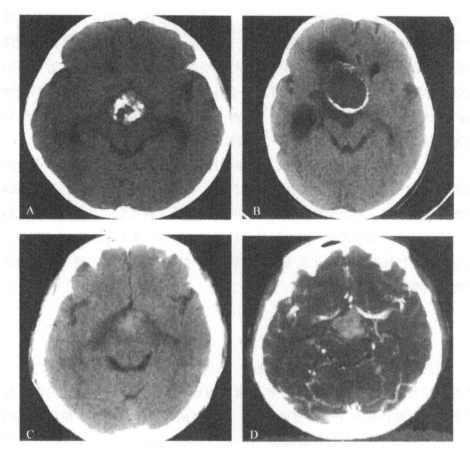

图2-1颅咽管瘤钙化

A.典型鞍上池内"爆米花"样钙化；B.鞍膈下起源颅咽管瘤"蛋壳样"钙化和鳞状乳头型颅咽管瘤头颅CT扫描平扫（C）和增强扫描（D）表现，可见肿瘤呈实质性，无钙化表现。

成釉细胞型颅咽管瘤：MR扫描肿瘤质地常常表现为囊实混合性，完全实性及完全囊性者少见。肿瘤实质和钙化通常位于肿瘤前下部（第三脑室前部结节漏斗部），而囊腔向后上方扩展（而事实上是沿第三脑室壁的神经组织层内扩展）

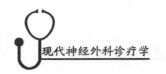

并占据第三脑室空间，因此典型肿瘤呈倒置的"梨形"，由于占据第三脑室空间，因此肿瘤较大时，常导致梗阻性脑积水。

由于肿瘤在第三脑室底神经组织层内扩展生长，目前大多数的MR扫描无法分辨肿瘤囊壁与第三脑室底的神经组织。尽管有学者认为MRI重T2成像及三维真稳态快速成像序列有助于区分肿瘤及第三脑室底的神经组织，但这样的肿瘤仅占少数，多数肿瘤特别是肿瘤向第三脑室外扩展的或沿漏斗柄扩展时，肿瘤与第三脑室底神经组织的区分仍存在困难。一个有益的认识是颅咽管瘤在第三脑室壁内的扩展有时是有优势侧的，即肿瘤可能对一侧脑室壁侵袭严重而对侧第三脑室壁侵袭较轻，对于术中处理肿瘤有一定帮助。

鳞状乳头型颅咽管瘤：相较于成釉细胞型颅咽管瘤，鳞皮型颅咽管瘤生长方式较为单一，肿瘤通常呈实质性或实性为主的混杂性质地，主要位于第三脑室前部漏斗结节部，钙化罕见，肿瘤增大时可充满第三脑室空间并导致梗阻性脑积水。鳞状乳头型颅咽管瘤一般肿瘤外形较规律，多数呈类圆形，肿瘤受到第三脑室空间塑性特征明显。鳞状乳头型颅咽管瘤有时也发生囊性变，囊变方式与成釉细胞型颅咽管瘤显著不同。

六、诊断与鉴别诊断

（一）诊断

当患者备鞍区肿瘤的临床表现时，颅咽管瘤是重点考虑的疾病之一。颅咽管瘤导致的临床表现的特点（例如视力障碍的特点、内分泌改变的特点等）对于正确诊断该病有十分重要的意义，但相关的研究十分少见，值得提出的是Defoort-Dhel-lemmes等及Hopper等的研究，Defoort-Dhel-lemmes等分析了颅咽管瘤导致的视力障碍的特点，提出中央型视野障碍是其特征性改变，而这种视力障碍表现在儿童患者容易被忽视，因此对于眼科学检查中央型视野缺损的患者特别是儿童患者行MR扫描是十分必要的。Hopper等强调了对于颅咽管瘤术前术后内分泌功能评价的必要性，并认为这对于减少术后严重的并发症及降低病死率有重要的意义。

根据典型的临床及影像学表现，颅咽管瘤的诊断一般不难，主要的诊断要点包括：

（1）好发年龄。

（2）典型的鞍区肿瘤临床表现，如视力视野损害，颅高压表现，复杂的内分泌功能障碍（儿童生长发育异常、病态肥胖；成人性功能障碍及月经紊乱、闭经、不孕，乏力、力弱、肤色苍白、细腻等皮质功能低下表现，其他少见的表现，如癫痫、脑神经麻痹、复视、步态不稳、平衡功能障碍等）。

（3）特征性的影像学表现，如CT扫描鞍区病变合并钙化、囊变，MRI扫描鞍内和鞍上第三脑室区域囊性和实性占位，基本沿垂体柄长轴生长。

（二）鉴别诊断

尽管绝大多数颅咽管瘤均可在术前得到明确诊断，但仍有少数特殊的鞍区病变需要与颅咽管瘤鉴别，主要包括以下几种。

1.垂体腺瘤

垂体腺瘤好发于成年人，而且女性多见，儿童及青少年垂体腺瘤的发病率很低。临床表现方面，不同类型垂体腺瘤表现复杂，无功能腺瘤年龄偏大，多以视力障碍及视野改变及高颅压为主要表现，功能垂体腺瘤有特征性的内分泌表现，如PRL腺瘤所致的月经紊乱、闭经、不孕及性功能障碍，GH腺瘤导致的体端肥大症或巨人症，ACTH腺瘤所致的Cushing综合征，TSH腺瘤所致的甲状腺功能亢进等；混合型腺瘤多数表现为PRL腺瘤及GH腺瘤的混合表现。影像学诊断常成为两者鉴别的最终手段，总体上讲，垂体腺瘤影像学上总是表现为鞍内鞍上病变，肿瘤囊性变较少见，而多数颅咽管瘤位于鞍上，不累及或者仅轻度累及鞍内，肿瘤常常合并囊性变，鞍内正常垂体影像是否可见是区别两者的重要依据。少数鞍内鞍上生长的颅咽管瘤（正常垂体受压不能明确辨认）与囊性变的垂体腺瘤鉴别存在困难，此时需要根据肿瘤钙化、发病年龄、形态、肿瘤的增强方式等综合考虑。有文献报道MRI扫描时垂体腺瘤"雪人症"、实性、增强扫描更为均匀一致的强化是有统计学意义的差异。

2.拉克囊肿

拉克囊肿是由于拉克裂隙未闭导致的上皮细胞来源的鞍区囊肿性变，预后良好。尸检结果表明该类解剖变异在正常人群中的发生率高达30%，由于来源方面的特点，小的囊肿位于垂体窝内腺垂体、神经垂体之间的原始拉克裂隙部位，

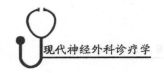

但当囊肿增大时可能形成鞍内鞍上囊性占位，并出现相应的症状（如视路受损表现甚至垂体功能受限等），与部分囊性颅咽管瘤可能需要鉴别。拉克囊肿囊腔内容物在MRI扫描时可能是高或低信号，与颅咽管瘤不易鉴别；拉克囊肿形态以椭圆形多见，囊肿壁较薄而且常常十分锐利，无增强或仅轻度增强，以上影像学特点有助于与颅咽管瘤的鉴别。文献报道肿瘤体积小、椭圆形较规则的外形、不易被增强的菲薄的囊壁等特点更多见于拉克囊肿。两者在病理学方面有着典型的区别，拉克囊肿囊壁为单层立方或纤毛柱状上皮。也有学者认为两者不论病理学表现还是临床特点方面都存在很多过渡，有时绝对的区分存在困难，也有颅咽管瘤与拉克囊肿合并存在的文献报道，对其处理目前仍存在争议。

3.鞍区蛛网膜囊肿及空蝶鞍综合征

鞍区蛛网膜囊肿沿扩大的鞍膈孔进入鞍内将出现所谓的空蝶鞍综合征，该病可以导致高颅压、垂体功能损害、视力障碍的表现，与囊性颅咽管瘤及拉克囊肿需要鉴别。病变在影像学上完全为脑脊液特征，与拉克囊肿的鉴别点除可能的囊液性质不同外，空蝶鞍导致的正常垂体受压扁平，移位方向总是向垂体窝后下方，垂体柄一般多清晰可辨且形态正常。该病增强扫描不强化。

4.炎症性疾病

主要包括：

（1）淋巴细胞性下垂体炎是以淋巴细胞浸润为主要表现的慢性炎性改变，好发于女性，男女发病比率1：8.5，尤其多发于妊娠后期或生产后早期的年轻女性（70%）。该病目前认为是自身免疫性疾病，有超过25%病例合并有其他自身免疫性疾病。在少部分该疾病中可以检测到抗垂体抗体可以帮助诊断。虽然发病率较低，该病可导致尿崩、垂体功能障碍，甚至下丘脑功能障碍、肥胖、视力损害及头痛的一系列鞍区病症。其自然病史不详，目前对该病的病理学表现有明确认识，治疗主要依靠皮质激素治疗，手术效果不佳，该病有时与实性颅咽管瘤需要鉴别，MRI扫描该病常常有腺垂体明显增大及向鞍上沿垂体柄的扩展，典型患者肿瘤形态呈从鞍内垂体到垂体柄的舌形或分叶状肿大，不伴有囊性变及钙化等，增强扫描后可见明显增强效应。

（2）肉芽肿性垂体炎的发生与系统性肉芽肿疾病和感染有关，如结核病、梅毒、类肉瘤病、组织细胞病X、Wegener肉芽肿、克罗恩病。对腺瘤、Rathke囊肿破裂、囊肿甚至是以前的手术的异物反应，也可导致肉芽肿性垂体炎。在排除所有的系统性疾病后，仍有少部分没有明确的病因，通常称为巨细胞性肉芽肿性垂体炎。一些学者认为在抗生素时代，继发于系统性肉芽肿疾病的垂体肉芽肿已变得非常罕见。目前除了克罗恩病外，尚没有其他已知自身免疫疾病能导致肉芽肿性垂体炎的报道。

（3）黄瘤样垂体炎：鞍区黄色瘤在病理学上以胆固醇结晶、异物巨细胞反应、淋巴细胞浸润、含铁血黄素沉积等为特征，缺乏上皮细胞，在部分颅咽管瘤标本中可发现局限性黄色瘤样变，因此在以往的文献中与颅咽管瘤常常一并描述，在2006年版的WHO神经系统肿瘤分类中将其单独列出，该病可认为是慢性炎症反应性改变，在许多单位该类的病理学改变仍然给出颅咽管瘤的病理学诊断，因此在国内文献中对该病罕有报道。事实上该病与颅咽管瘤在临床特点及影像学表现方面有显著区别：鞍区黄色瘤几乎均见于成年人，多以垂体功能障碍（如月经紊乱、性功能障碍等）为主诉就医，影像学表现方面，该病一般病变体积较小，多数局限于垂体窝内，手术治疗后罕见复发，该病预后良好。

5.表皮样囊肿与皮样囊肿

皮样囊肿与表皮样囊肿是多见于儿童的颅内上皮细胞来源的囊性肿瘤。表皮样囊肿病理学特点主要为角化上皮及鳞状上皮细胞，在颅内有两个好发部位：小脑脑桥三角区及鞍区。由于有特征性的影像学表现（如沿蛛网膜下隙扩展、CT扫描特征性的低信号等），一般不难与颅咽管瘤鉴别。而发生于鞍区的皮样囊肿一般严格按中线生长，病理学上同时有毛发、汗腺等皮肤附属结构，临床上可以有不同程度腺垂体功能障碍、神经垂体及垂体柄受压表现、视力障碍及其他非特异性的神经功能障碍，有时与颅咽管瘤的鉴别存在困难。

6.视路—下丘脑胶质瘤

下丘脑胶质瘤一般呈恶性病程，其临床表现与视交叉后颅咽管瘤特别是实性为主的颅咽管瘤常常难以鉴别，下丘脑胶质瘤钙化罕见，但其囊性变屡见不鲜，因此囊性变不能成为两者的鉴别依据。视路胶质瘤多见于儿童及青少年，常与神经纤维瘤病或Beckwith-Wiede-mann综合征等并发，该病视力障碍表现常显

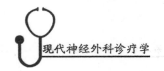

突出，可作为与颅咽管瘤鉴别点之一。但该病进展时仍然会出现垂体功能障碍、尿崩症、性早熟等内分泌方面症状，与颅咽管瘤鉴别可能存在困难。发生于儿童或青少年的视路胶质瘤常常级别较低（WHO I ~ II级），预后较好，而发生于成年人的视交叉胶质瘤常常呈恶性进展。发生在鞍区的胶质瘤由于没有特征性的影像学表现，在临床上与颅咽管瘤甚至垂体瘤术前鉴别常常存在困难，最终的诊断在部分患者来源于病理诊断。

7.生殖细胞来源肿瘤

颅内生殖细胞来源肿瘤占颅内肿瘤不到1%，但在儿童其发病率占到儿童颅内肿瘤的6.5%，除了松果体区，鞍区也是生殖细胞肿瘤的好发区域之一，生殖细胞瘤病理类型十分复杂，但有一些共同的特点可供与颅咽管瘤鉴别。该病好发于20岁以下的人群，男性略多于女性；临床表现方面，80%患儿合并有术前中枢性尿崩症，有部分患者即以尿崩症起病，明显高于颅咽管瘤的术前尿崩发生率，可作为两者鉴别的主要点之一。肿瘤可导致垂体功能低下、视力障碍等一般表现，当肿瘤增大时可出现高颅压的系列表现。部分患儿表现为性早熟，其产生原因可能为下丘脑损害后的性征抑制丧失，也可能为肿瘤细胞分泌过量（β –hCG）所致。部分患儿伴有AFP的升高，因此怀疑该病患者应常规行β –hCG及AFP的监测，同时也是术后监测复发的一项指标。影像学表现方面，生殖细胞瘤一般表现为界线清晰的实质性占位病变，增强均匀而明显，钙化及囊性变少见，可作为与颅咽管瘤鉴别的要点；而畸胎瘤可伴有钙化，同时表现出脂肪等多种成分的混杂信号，与颅咽管瘤鉴别十分困难，部分患者其鉴别需要依据术后病理检查。对于生殖细胞瘤而言，术前明确诊断有着十分重要的意义，因为生殖细胞瘤对放射治疗十分敏感，文献报道规范的放射治疗后影像学治愈率达到10%。但由于肿瘤病理成分复杂，混合性的肿瘤常常导致放射治疗失败。因此，手术治疗仍然占有十分重要的地位。

8.脊索瘤

脊索瘤是来源于脊索残余物的中线部位肿瘤，最常见的发生部位在骶区，也可发生于斜坡、蝶骨、垂体窝等，肿瘤通常生长缓慢，多见于小儿或青年人。在大于30岁的成人常常更倾向于侵袭性生长。典型的斜坡、蝶鞍区脊索瘤通常表现为头痛、动眼神经麻痹、小脑脑桥三角区症状及高颅压表现，当病变巨大并向垂体窝鞍上扩展时可出现垂体功能低下改变。影像学上肿瘤通常特征性的位于骨膜下顶起骨膜生长，是区别于颅咽管瘤的主要特征，同时囊变少见，局部骨质破坏明显也是其特点。脊索瘤通常形状不规则，分叶状肿瘤多见，时有钙化表现，手术治疗是首选治疗手段，由于常常不能全切除，因此术后辅助性放疗也是主要的治疗手段。脊索瘤平均生存期4~5年，肿瘤向肺、肝、骨骼及淋巴结转移也有零星报道。

9.下丘脑错构瘤

错构瘤是指先天性残余组织或正常组织生长在异常部位，表现为局部组织细胞的异常聚集。下丘脑错构瘤目前认为是附着于下丘脑灰结节、第三脑室底部的先天性异位的中枢性脑组织，常包含有促性腺激素释放激素神经内分泌细胞，好发于儿童，临床上较为罕见，其有两个特征性的临床表现，即痴笑样癫痫和性早熟，因此有着典型临床表现的下丘脑错构瘤较易确诊。影像学上下丘脑错构瘤表现为灰结节部为第三脑室底的实质性占位，Valdueza根据MRI扫描特点将其分为四型。Ⅰa和Ⅰb型为有蒂附着在灰结节或乳头体，向下突入桥前池内，一般体积较小，多数表现为单纯性早熟，手术效果良好；Ⅱa和Ⅱb型则是无蒂的错构瘤，前者下丘脑底部无变形而后者下丘脑底部明显变形，临床上常表现为痴笑样癫痫或混合性癫痫，治疗效果不佳。由于是正常神经组织的聚集，增强扫描时下丘脑错构瘤一般不会被增强。极少数的下丘脑错构瘤可能存在囊性变，此时影像学表现上需要与颅咽管瘤进行鉴别，临床表现以及MRI增强扫描以及钙化等特点有助于两者的鉴别。

10.神经垂体细胞来源的肿瘤

如垂体细胞瘤，典型的垂体区颗粒细胞瘤通常很小，生长于神经垂体或垂体柄下部，这种质地较硬、圆形的肿瘤与周围结构边界清楚。其组织学来源仍有争论，但神经垂体内主要的构成细胞——垂体细胞（一种特化的星形细胞）最有可能是鞍区颗粒细胞瘤的来源。颗粒细胞瘤的影像学没有特异性，此类肿瘤边界清楚，位于轴外，以鞍上池为中心生长，常恰在鞍背上，可以发现鞍背顶部的侵蚀，并且周围脑组织没有水肿。CT上病变呈等或稍高密度（与脑灰质相比），

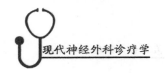
典型者呈中等程度强化，强化较为均匀，极少数可有钙化。MRI上常为T1等信号、T_2等信号病变，中等程度强化，强化均匀或不均匀，没有脑组织侵犯或血管包裹的表现。

七、颅咽管瘤的分型

虽然肿瘤的确切细胞学起源仍未有定论，但上述广泛接受的发生学说为肿瘤的生长方式提供了形态学依据，也即从鼻咽部—蝶鞍—鞍上垂体柄漏斗—第三脑室底（沿着胚胎拉克囊的发生路径）的任何部位，均可发生颅咽管瘤，除了最多见的鞍上第三脑室前部的颅咽管瘤外，鞍膈下颅咽管瘤、累及蝶窦、筛窦、上颌窦、鼻咽部、眶内等部位的颅咽管瘤均屡见报道，这些肿瘤可以累及上述单个部位，也可随着肿瘤或其囊腔的增大而累及多个部位，但无论如何，颅咽管瘤起源部位都是沿着从蝶鞍到垂体柄漏斗部这样一个路径分布。

目前对颅咽管瘤的分型主要依据两点。

（1）肿瘤累及的解剖部位：可将其分为鞍内、鞍内鞍上及完全鞍上。Sammi等根据肿瘤累及鞍上结构的严重程度对颅咽管瘤进行了分类。

（2）根据肿瘤与鞍区重要结构间的形态学关系进行分类：根据肿瘤与视交叉的关系将其分为视交叉前型、视交叉后型及广泛累及型，根据肿瘤与鞍膈、第三脑室底的关系将其分为鞍膈下、鞍上脑室外、脑室内外型及脑室内型，最近有学者针对经蝶窦行颅咽管瘤切除术将肿瘤分为垂体柄前、穿垂体柄及垂体柄后型。以上各种分类各有其优缺点，其中Hoffman等根据肿瘤与视交叉的相对位置关系进行的分型得到较为广泛的接受，但总体来讲目前尚缺乏一种合理的、能够涵盖全部颅咽管瘤复杂多变的生长方式的分类方法。

漆松涛等通过成人及胎儿标本的解剖学研究，根据围绕垂体柄的蛛网膜袖套将垂体柄分为四段：鞍膈下段、鞍上蛛网膜袖套内段及蛛网膜下漏斗结节段。不同节段起源的肿瘤与鞍上膜性结构形成不同的形态关系，根据这种关系将颅咽管瘤分为：

（1）鞍膈下起源颅咽管瘤。

（2）鞍上脑室外蛛网膜下隙型肿瘤。

（3）鞍上漏斗结节型颅咽管瘤。对于神经外科医生而言，这种由肿瘤的起源部位决定的肿瘤的生长方式，对于手术方法的选择及预后判断可能更为重要。

与成釉细胞型颅咽管瘤不同，成人鳞状乳头型颅咽管瘤生长方式相对单一，多发生于第三脑室前端靠近腺垂体结节部的部位。下面对不同起源部位颅咽管瘤的形态学特点进行简要描述。

（一）鞍膈下起源颅咽管瘤

鞍膈下起源颅咽管瘤主要见于儿童患者，为一种幼稚性肿瘤。该类型肿瘤文献少有报道，主要是因为对该类型颅咽管瘤目前定义仍然不甚明确。文献中对于鞍膈下颅咽管瘤的描述主要来源于少部分适合经蝶窦手术的病例，本章节中将所有起源于鞍膈下的颅咽管瘤包括在内，因此包括了累及鼻咽部、鼻旁窦区及蝶鞍部位的所有颅咽管瘤，其中大部分病例向鞍上累及。当鞍膈孔完整时，累及鞍上区域的颅咽管瘤由于有鞍膈的覆盖，与周边结构（包括Willis环血管、第三脑室底、视交叉等）无明显粘连或仅轻度粘连，术中肿瘤与鞍上结构连接最密切的部位在垂体柄进入鞍膈孔的位置，由于鞍膈明显上抬，部分病例垂体柄仅剩少量残迹与顶起的肿瘤上方连接。当鞍膈孔发育存在缺陷而明显增大时，鞍膈下的肿瘤可经扩大的（或发育缺陷的）鞍膈孔累及鞍上结构（如第三脑室底、视交叉腹侧等），一般情况下该类型颅咽管瘤与鞍上第三脑室底、视交叉等结构间仍然有蛛网膜结构的隔离，成为手术全切除肿瘤并保护重要结构的解剖基础。少数情况下肿瘤沿垂体柄长轴扩张，导致垂体柄近端扩张，术中保留垂体柄将更为困难。

（二）鞍上脑室外蛛网膜下隙型肿瘤

从垂体柄漏斗起源部位主要向围绕垂体柄的蛛网膜下隙（主要为视交叉池）扩展的肿瘤，该类型肿瘤大部分瘤体与周边结构（如视交叉、Willis环血管及其分支、第三脑室底等）存在蛛网膜界面，只有在漏斗柄周围肿瘤与神经组织存在不同程度粘连及软膜下联系，这些部位也被认为是肿瘤的起源部位，术中需要锐性分离。根据肿瘤在蛛网膜下隙池内的扩展方向，该型肿瘤可以大致分为两类。

（1）柄前型：主要向视交叉前池扩展的肿瘤。

（2）颅后窝型：主要向垂体柄后脚间窝、颅后窝扩展的肿瘤。

由于肿瘤轴外特性，该型肿瘤全切除后，下丘脑-漏斗-垂体轴结构可能得

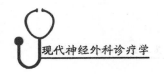

到最大限度的保留，因此该型肿瘤总体预后良好。

（三）漏斗结节部起源的颅咽管瘤

该类型颅咽管瘤占全部颅咽管瘤的50%左右，Pascual等回顾性分析了已发表的颅咽管瘤的文献资料，挑选了资料较为完备的67个病例组，共3571例颅咽管瘤，其中认为属于结节漏斗型者1494例占42%；其中122例为既往未手术死亡患者的尸检结果，这些结果雄辩地证实了结节漏斗型肿瘤是颅咽管瘤中的主要类型。其主要特征是肿瘤主体占据第三脑室空间，实际上肿瘤包埋于第三脑室壁的神经组织层内，因此，该型肿瘤总体与第三脑室底下丘脑神经组织间无膜性结构分界，手术切除需要特别留意。围绕垂体柄漏斗部，该类肿瘤主要有3种生长模式：A型，主体主要在第三脑室壁（主要是第三脑室底内）扩展、占据第三脑室空间的肿瘤（软膜内CP）；A＋B型，除了第三脑室壁内的肿瘤主体，部分肿瘤下极向蛛网膜下隙扩展并最终穿透第三脑室底的神经组织层，形成脑室内外型肿瘤（蛛网膜下软膜内、外CP）；A＋C型，肿瘤下极穿漏斗垂体柄生长的肿瘤（穿垂体柄漏斗CP）。单纯A型肿瘤部分可在影像学上表现为完全第三脑室内肿瘤，事实上从术中观察表明该型肿瘤上极均存在不同厚度的第三脑室壁神经组织层及完整的室管膜层，因此该型肿瘤称为第三脑室底内型颅咽管瘤可能更为恰当；而A＋C型肿瘤可认为是A型肿瘤的一种特殊生长模式，其产生可能与围绕垂体柄的蛛网膜袖套结构个体差异有关。

八、颅咽管瘤治疗中存在的困难和争论

尽管经过了近一个世纪的探索，对于颅咽管瘤最佳处理方案仍存在争论，特别是对于儿童颅咽管瘤最佳治疗方案的争论仍在继续。早期颅咽管瘤的治疗效果主要集中在如何提高患者的长期生存率，随着显微外科技术、激素代替治疗等技术的进步，目前大宗病例报道的5年、10年总体生存率已经分别达到90%、80%以上，因此目前对于颅咽管瘤患者预后的关注点已经从提高生存率转为如何提高患者的远期生活质量。争论的焦点在于到底是积极的手术全切除，还是保留下丘脑结构的有限切除＋术后辅助性放疗使患者更为获益。

颅咽管瘤患者主要的临床表现包括：

（1）肿瘤占位及脑积水等导致的高颅压。

（2）视路结构的损害。

（3）内分泌功能障碍，垂体功能低下、尿崩及水电解质紊乱等。

（4）下丘脑功能障碍：主要包括肥胖、记忆力、认知功能损害及睡眠障碍、性格改变等。

积极的手术切除可以迅速缓解高颅压、视力障碍等症状，是公认的首选治疗方式。但手术治疗对于缓解患者的内分泌病作用有限。从大宗病例临床研究结果看，激进的手术全切除后大部分患者内分泌病并未得到好转，大部分患者远期随访中，垂体功能低下有加重的趋势，而严重肥胖、激惹、情绪不稳定、认知功能下降、记忆力障碍等下丘脑功能障碍将显著影响患者的远期生活质量。目前比较公认的看法是手术全切除带来的垂体功能低下、尿崩等相较于肿瘤复发导致的内分泌功能进一步损害而言是可以接受的，但手术激进切除可能导致严重的下丘脑反应，应尽量避免。

目前主流的观点认为，对于颅咽管瘤这样一个多点起源、生长方式复杂多变的肿瘤，应该根据肿瘤生长方式给予个体化分层治疗，最近已有学者提出根据术前肿瘤累及下丘脑程度分级给予个体化治疗可减少术后严重下丘脑反应的发生。

九、颅咽管瘤的手术治疗

颅咽管瘤虽然组织学上良性，但术后复发率高，文献中未能手术全切除的病例复发率高达70%～100%，而在得到影像学全切除的病例远期复发率将明显降低（10%～20%）。因此颅咽管瘤手术原则是在尽量减少重要结构损害的前提下追求肿瘤的全切除。

（一）手术入路选择

总体来讲，可以将手术入路根据术中分离肿瘤时采用的手术间隙分为轴外路径以及轴内路径两大类。而轴内路径主要包括经终板第三脑室路径及经胼胝体前部—侧脑室—室间孔或透明隔—穹窿间第三脑室入路。手术治疗时应考虑肿瘤大小、质地、累及部位及肿瘤与鞍上膜性结构的形态学关系等因素来选择手术入路。

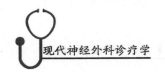

对于鞍膈下及鞍上脑室外肿瘤手术入路选择以轴外路径为主，包括经蝶窦路径、额颞部路径（包括翼点、额下、颞下等及各种联合入路）等；而结节漏斗型肿瘤几乎无一例外需要使用轴内第三脑室入路，根据肿瘤扩展范围可能单纯或联合轴内、轴外路径进行切除。肿瘤切除过程中肿瘤与鞍上蛛网膜的关系是决定手术操作间隙最重要的因素。

（二）不同分型肿瘤的手术原则

1.鞍膈下起源颅咽管瘤

根据肿瘤大小、累及的部位及肿瘤质地等可选择经面、经口、经鼻蝶窦等入路；累及颅内部分较h可经蝶窦手术，当颅内部分较大、位置较高时目前仍多选择经颅切除，巨大肿瘤常常需要联合入路。鞍膈下起源颅咽管瘤与鞍上结构，特别是第三脑室底下丘脑结构常常为推挤毗邻关系，手术切除对下丘脑功能的损害较小，因此应该追求激进的手术全切除。从我们的经验看，该类型肿瘤的复发部位总是位于鞍内特别是胚胎颅咽管在鞍底的遗迹，因此鞍内肿瘤的全切除是减少复发、追求远期疗效的关键。

2.鞍上蛛网膜下隙颅咽管瘤

由于上述起源部位及生长方式的特点，一般与第三脑室底下丘脑结构粘连不十分紧密，肿瘤起源于鞍膈上垂体柄的蛛网膜下隙段，该类型肿瘤多数为Hoffman分型视交叉前型，视交叉及前交通动脉常常推挤抬高，多数肿瘤有向视交叉前间隙突出的部分，该类型颅咽管瘤成人多见，手米全切除率高，治愈率高，随访结果表明该类型颅咽管瘤得到全切除者术后很少复发。手术入路一般选择轴外蛛网膜下隙入路即可满足肿瘤暴露及切除的要求，可选用额颞部入路，骨瓣的开放根据肿瘤大小、质地及累及方向给予改良，术中操作空间均在蛛网膜下隙，部分病例处理肿瘤在垂体柄的生长根基时可能对垂体柄产生部分损害，但只要垂体柄的形态、连续性存在，术后反应常常轻微，尿崩也多为一过性容易恢复。

3.鞍上向第三脑室腔或第三脑室旁脑实质内生长的颅咽管瘤

主要向第三脑室内或第三脑室旁脑实质内累及的颅咽管瘤其起源部位在垂体柄正中隆起、灰结节，肿瘤实质常常位于第三脑室底内，其顶端被覆第三脑室室管膜层及神经组织层，而底端是漏斗柄与第三脑室底神经组织层的延续部，其蛛网膜下隙面被覆软脑膜层，位于第三脑室底、侧壁神经组织层的下丘脑核团在术中无明确的解剖定位，为该型肿瘤切除时下丘脑结构损伤的主要原因。尽管有学者认为，随着肿瘤的生长，颅咽管瘤可以向上突破室管膜层及神经层突入第三脑室腔内而形成假性第三脑室内肿瘤（A型），向下可以突破软脑膜层进入脚间池、斜坡等蛛网膜下隙（A＋B型），但从数百例手术中发现垂体柄延续至第三脑室底的后壁在所有该型颅咽管瘤中均保持完整，这可能也是所有颅咽管瘤均未真正突破Lil-idqus膜的原因。而肿瘤顶端覆盖的第三脑室室管膜层及神经组织层尽管在大型肿瘤呈菲薄、萎缩形态，但其解剖结构仍然存在，因此并没有发现真正意义上的真性第三脑室内颅咽管瘤，对该解剖概念的认识是术中处理肿瘤时保护第三脑室底神经组织层的关键。该类型肿瘤是颅咽管瘤中最常见的类型，经轴外入路颈内动脉内外侧及视交叉前间隙探查时常见第三脑室漏斗部位蛙腹样扩张，少数情况肿瘤穿垂体柄漏斗生长导致垂体柄全长膨胀，甚至穿鞍膈孔累及鞍内（A＋C型），由于肿瘤主体突向第三脑室方向，因此常需要经终板第三脑室入路手术，蛛网膜下隙的操作主要起到辅助作用。术中操作对于第三脑室前部下丘脑结构及其血供不可避免地会产生损伤，充分认识该型肿瘤的生长方式，术中采取正确的操作技巧是减少术后下丘脑反应、提高远期生活质量的关键。文献中对于颅咽管瘤是否应该追求全切除的争论主要集中在该类型的肿瘤。

总之，颅咽管瘤是一种组织学表现良性的肿瘤，只有真正意义上的全切除才有可能使患者获得治愈的机会，今后研究的重点应着重于降低手术难度和手术风险、改善术后患者生活质量（如内分泌功能方面）。

十、颅咽管瘤的其他治疗方式

由于颅咽管瘤常常累及第三脑室前部、周边下丘脑等结构功能重要，手术全切除困难，而次全切除、大部切除及部分切除后绝大多数患者肿瘤将复发，可选择其他治疗手段，包括放射治疗（普通放疗、适形调强放疗、立体定向放疗等）、囊内近距离放、化疗（P32、I131及博来霉素等）、干扰素治疗等，这些姑息性治疗方法其长期疗效仍待进一步研究与评价。

十二、颅咽管瘤的基础研究进展

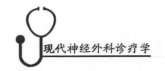

颅咽管瘤为鞍区最常见的肿瘤之一，其基础研究进展缓慢，究其原因，与它本身为良性肿瘤及发病率低，对其认识不足有关；其次，与没有稳定传代的细胞系作为基础研究的对象有较大关系。

目前，颅咽管瘤分为成釉细胞型和鳞状乳头型两大类，前者占所有颅咽管瘤的90%以上。因此，相比鳞皮型颅咽管瘤，临床医师和病理学家对成釉细胞型颅咽管瘤的发病机制及基础研究有着更为透彻的理解。21世纪初开始，已有临床病理学家通过免疫组织化学的方法观察到在WNT通路的关键蛋白β-catenin核转移在成釉细胞型颅咽管瘤中出现，且这种现象并不在鳞状乳头型颅咽管瘤及其他鞍区囊性病变，如Rathkes囊肿中出现。之后的分子遗传学的研究也证实了编码β-catenin蛋白的CTNNB1基因exon3突变，是成釉细胞型颅咽管瘤常见的基因改变。Gaston-Massuet等通过敲除exon3构建的小鼠，最终在鞍区长出类似釉质型颅咽管瘤的肿物，进一步验证了WNT通路在成釉细胞型颅咽管瘤发生中的作用，被认为是颅咽管瘤近年来最有意义的发现之一。然而，β-catenin蛋白核转移主要发生在成釉细胞型颅咽管瘤组织中的前沿细胞和指纹状细胞中，其他类型的细胞没有看到这种现象。Annett Holsken比较了成釉细胞型颅咽管瘤中β-catenin蛋白核转移的细胞和无核转移的细胞，发现两类细胞均出现exon3突变。因此，他认为成釉细胞型颅咽管瘤中伊catenin蛋白核转移并非仅仅由exon3突变引起，可能还存在其他机制。目前认为，存在β-catenin蛋白核转移的细胞有着更大的组织侵袭性和增生活性，甚至出现EMT改变。

2013年，Priscilla K.Brastianos等通过全基因组测序，进一步证实了釉质型颅咽管瘤上述改变，同时发现鳞皮型颅咽管瘤存在BRAF基因（V600E）突变，其后他们根据测序结果，检测了39例鳞皮型颅咽管瘤该位点的突变，结果发现36例存在这种突变，且这种突变仅仅见于鳞状乳头型颅咽管瘤，不出现在成釉细胞型颅咽管瘤中。目前，BRAF突变在鳞状乳头型颅咽管瘤中的意义尚不明确，它到底参与了肿瘤的起源，还是参与了进展，或两者兼有，需要进一步研究。值得提出的是，在乳头状甲状腺癌及食管上皮鳞皮化生中，均出现了该基因的突变，因此，该基因可能和鳞皮型肿瘤的进展，即鳞状上皮化生，有较大的联系。BRAF突变在黑色素瘤中，也常出现，目前已经有针对V600E的靶向药物治疗黑色素瘤，取得了一定的效果。该药物是否能应用在鳞状乳头型颅咽管瘤，需要进一步研究。

第八节 颅内多发性动脉瘤

颅内多发性动脉瘤指颅内同时存在两个或两个以上动脉瘤。尸检统计多发性动脉瘤占全部脑动脉瘤的20%～31.4%，其中两个动脉瘤者占14%～17%，3个占3.4%～3.9%，4个和4个以上者1.1%～1.2%。而血管造影的统计数字则较低，多发性动脉瘤仅为6%～18.5%。多发性动脉瘤倾向于发生在两侧及对称的部位上，特别是颈内动脉及大脑中动脉上同一条动脉的多发动脉瘤仅占全部动脉瘤的2.8%，占多发性动脉瘤的16.9%，以颈内动脉最多，其次为大脑中动脉一个动脉瘤位于颈内动脉系统，另一个位于椎基底动脉系统者占全部多发性动脉瘤的3%～8%，而两个动脉瘤均位于椎基底动脉系统者只占0.45%～1.2%。

一、临床特点

（1）女性多见，男女之比为1:5，3个以上动脉瘤的男女之比为1:11。

（2）患者好发年龄在43～70岁。

（3）74%病例动脉瘤为两个，3个占18.6%，4个者占7.5%，少数在5个或5个以上。

（4）均位于幕上者占80%，均位于幕下者占9%，幕上、下者占11%；47%患者其两个动脉瘤位于对侧对称部位，21%患者的两个动脉瘤位于同侧，29%的患者一个动脉瘤发生在中线部位，另一个在一侧。

（5）多发性动脉瘤常见的部位依次为颈内动脉、大脑中动脉、前交通动脉、椎-基底动脉，但易破裂的动脉瘤部位却是前交通动脉（62%）、大脑中动脉（27%），其他动脉瘤破裂率发生较高的有基底动脉、小脑后下动脉和后交通动脉等。

（6）动脉瘤多数在5mm或更小，而破裂动脉瘤多在6mm或更大。

（7）根据临床体征难以定出破裂动脉瘤的部位。

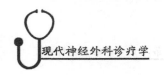

（8）发生在同一条动脉上的多个动脉瘤，以颈内动脉最多，占70%；大脑中动脉次之，占20%；再次为前交通动脉，占10%。同一动脉上多发动脉瘤数目多为两个，可同时伴有其他动脉上的动脉瘤。

二、破裂动脉瘤的判断

手术前判断破裂动脉瘤的部位是至关重要的。位于前交通动脉者破裂的危险性最大，而位于大脑中动脉者破裂的最少。动脉瘤形状不规则者出血的可能性最大。在影像学证实的动脉瘤附近，如CT有出血表现是确定破裂动脉瘤的最可靠的证据。动脉瘤的大小对诊断有较大的帮助。在大脑中动脉、颈内动脉和前交通动脉处，直径小于1cm的动脉瘤与1～2cm的动脉瘤相比，破裂的可能性要小得多。临床上常根据以下CT、脑血管造影和临床资料来确定破裂动脉瘤的部位：

（1）排除硬膜外动脉瘤。

（2）根据CT显示的出血部位来确定。纵裂出血提示大脑前一前交通动脉瘤，颅后窝出血一般为椎基底动脉瘤造成。

（3）血管造影显示的局部占位或血管痉挛的征象。

（4）观察动脉瘤的大小和形状，如大小相似则考虑较大的动脉瘤。

（5）参考临床体征进行定侧和定位。

（6）EEG的局部异常。

（7）重复脑血管造影，寻找动脉瘤新出现的征象或大小形态的改变。

（8）如果上述标准仍未确定出血部位，则选择最易出血部位的动脉瘤。

通过综合分析，绝大多数破裂动脉瘤的部位在术前都可以得到确定。

三、手术治疗

对多发颅内动脉瘤中已经破裂的动脉瘤应尽早手术治疗，但对未破裂动脉瘤的处理目前尚有争议，主要原因是未破裂动脉瘤的自然过程（尤其是病死率）尚未完全明了。但由于介入栓塞材料，手术设备、显微神经外科和麻醉技术的快速发展，动脉瘤患者治疗的病死率和致残率明显下降。动脉瘤的出血每年为1-2%因此，尽量栓塞或夹闭所有动脉瘤（包括破裂和未破裂的动脉瘤）的观点正逐渐被人们所接受。

颅内多发动脉瘤可一期手术或分期手术。多数学者认为，如情况允许，对出血动脉瘤和所有未出血动脉瘤的处理应尽量一次手术完成；在多发动脉瘤比较分散，一次手术处理困难的情况下，先处理破裂动脉瘤和力所能及的未破裂动脉瘤，二期手术再治疗其他未破裂动脉瘤。至于首次手术的时间，类似单个动脉瘤破裂的处理，即争取在早期（发病后1d内）完成手术；二期手术原则上也要尽快进行。

大多数手术治疗的结果显示，颅内多发动脉瘤患者的预后基本与单发动脉瘤相同。除手术夹闭外，一次性栓塞多个动脉瘤更容易实现，并能取得较好的效果。

第九节 巨大颅内动脉瘤

颅内巨大动脉瘤是指最大外径大于25mm的动脉瘤，占颅内动脉瘤的3%～13%，平均5%左右；发病年龄与普通动脉瘤无明显差别，多见于40～60岁患者。好发部位为眼动脉、颈动脉分叉部、椎–基底动脉和大脑中动脉。

巨大颅内动脉瘤的发生机制至今尚不清楚。在病理形态上，巨大动脉瘤往往为宽颈，甚至所受累的载瘤动脉也增粗，由于瘤体巨大而使正常的血管分支发生移位。动脉瘤内发生粥样硬化斑块、硬血栓以及部分钙化也相当常见。动脉瘤形态不规则，呈半梭状、梭状或蛇形改变的发生率也相当高。这也是造成手术困难的主要原因。由于巨大动脉瘤多数瘤体内有硬化斑块和硬血栓而被认为发生破裂出血的概率小于普通性动脉瘤，事实并非如此。手术中注意到这种增厚的动脉瘤壁并非均匀一致，总有部分瘤壁薄如纸样，这正是巨大动脉瘤破裂出血的病理基础，也进一步证实大小动脉瘤发生破裂出血的概率相同，在临床中也观察到部分巨大动脉瘤会突然恶化，上述病理改变也可以解释这种现象。其原因既可以是破裂出血，也可以是瘤体急剧增大，还可以是载瘤动脉的闭塞或者动脉瘤内血栓脱落阻塞了远端分支。此外，不断增大的动脉瘤还可以压迫周围的结构如脑干和脑神经等而造成相应的临床症状，还能引起颅内压增高或诱发癫痫。如果动脉血在瘤体内形成涡流还能引起远端供血不足而导致脑缺血，动脉瘤内血栓脱落会造成脑梗死。

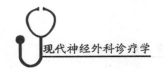

一、临床特点

头痛、蛛网膜下隙出血及局部压迫引起的局灶性神经系统症状与体征是颅内巨大动脉瘤最为常见的临床表现。位于颈内动脉—眼动脉段的巨大动脉瘤50%伴有慢性头痛及进行性视力障碍，床突上颈内动脉巨大动脉瘤常有头痛、进行性单侧视力下降、视野缺损。鞍区及鞍内巨大动脉瘤可引起类肿瘤样垂体功能低下之表现。大脑中动脉巨大动脉瘤常伴有颅内压增高或癫痫发作，椎基底动脉之巨大动脉瘤常引起后组脑神经麻痹、共济失调、长束征或出现桥小脑角综合征。巨大动脉瘤以蛛网膜下隙出血为首发症状的占30%～70%，动脉瘤越大，破裂出血的概率越高，病死率也越高。第一次蛛网膜下隙出血的病死率约为25%～58%。80%以上的患者在数年内死亡。死亡原因多为蛛网膜下隙出血和脑梗死。脑动脉瘤内血栓脱落，常栓塞载瘤动脉的远端分支，引起脑栓塞的临床表现。颅内巨大动脉瘤在临床表现上既有出血和缺血表现，同时又有占位效应，容易误诊，特别是颈内动脉眼动脉段动脉瘤易误诊为鞍区肿瘤。鞍区病变有如下表现时应考虑为动脉瘤：钙化、蝶骨体外侧破坏、蝶鞍一侧扩大、前床突破坏以及海绵窦内充盈缺损，CT上位于垂体窝一侧的环状高密度影。MRI上无血栓的动脉瘤，由于血流速度快，出现流空现象，在T_1WI和T_2WI图像上表现为低信号或无信号，当血栓形成后，血栓为高信号区，围绕在无信号区的周围。

二、手术治疗

巨大动脉瘤往往为宽颈，甚至所受累的载瘤动脉也增粗，由于瘤体巨大而使正常的血管分支发生移位。动脉瘤内发生粥样硬化斑块、硬血栓以及部分钙化也相当常见。动脉瘤形态亦不规则，呈半梭状、梭状或蛇形改变的发生率也相当高。巨大动脉瘤的这些特点也正是造成手术困难的主要原因。对于有症状型巨大动脉瘤应采取积极的手术治疗态度。资料显示，不采取治疗的有症状型患者，约80%在5年内死亡或完全丧失生活自理能力。巨大动脉瘤往往以颅内占位效应、脑出血或脑缺血为临床特点，因此手术目的在于解除动脉瘤对周围重要结构的压迫、防止再出血并保持足够的脑供血。对于无症状型巨大动脉瘤，其自然史及预后情况尚缺乏足够的了解。一方面，巨大动脉瘤的手术难度较普通动脉瘤明显增加，手术效果亦不及普通动脉瘤；另一方面，巨大动脉瘤如不手术，一旦出现症状，危害要远大于普通动脉瘤。因此，对于这类患者是否采取手术治疗应基于患者身体状况、手术条件及术者的经验等综合考虑。巨大动脉瘤的手术难度高、风险大，术前应做好充分的准备，了解动脉瘤的体积、形状、有无粥样硬化斑块和血栓、与载瘤动脉以及周围结构的关系，还要了解全脑血管的侧支循环及代偿情况等。术前详细的检查、周密的计划对于手术的成功是十分重要的。术前行全脑血管造影，以显示动脉瘤瘤腔，初步判断动脉瘤的大小、指向、位置、瘤颈宽窄及与周围血管的关系；MRI可以确定动脉瘤的真实大小、瘤内血栓、周围脑组织水肿及动脉瘤在颅内的确切部位；CT检查在显示动脉瘤出血、瘤颈和瘤壁钙化以及颅底骨质破坏等方面有优势；CT或MRA血管造影能提供三维成像，但分辨率较低。

在巨大动脉瘤的手术中，根据情况可能要实施载瘤动脉临时阻断、动脉瘤减压、组合夹闭、载瘤动脉塑形、血管重建等综合措施，因此脑动脉侧支循环的情况一定要了解，如颈内动脉交叉压迫、Ailcock实验。球囊闭塞实验结合脑血流测定可定量评估脑缺血风险。巨大动脉瘤的手术入路应根据动脉瘤的所在部位进行选择。巨大动脉瘤的手术与普通动脉瘤不同，需要更充分地显露和更大的手术空间。可以借鉴颅底外科的经验，尽可能去除颅骨，增加显露，改善视角，减少脑牵拉。如常用的眶、颧、颞、翼点入路，乙状窦前经岩骨幕上下联合入路，枕下极外侧入路等。显露过程以广泛分离脑底池和尽早显露载瘤动脉和瘤颈为原则，不必勉强分离动脉瘤体和瘤顶，尤其是曾经破裂出血的部位。

（一）载瘤动脉临时阻断

载瘤动脉临时阻断技术对于处理大或巨大型动脉瘤以及其他复杂动脉瘤必不可少，它越来越多地被神经血管外科医生所采用。其主要用于：动脉瘤切开或穿刺前；在动脉瘤周围进行解剖时，为防止不可控制的破裂出血；有些动脉瘤无法夹闭，需行血管架桥或直接吻合者。载瘤动脉临时阻断虽然对处理动脉瘤有很大帮助，但它可能会造成供血区的功能损害。Samson通过100例动脉瘤临时阻断时间的观察得出以下结论：阻断时间超过31min均产生缺血性改变，阻断时间小于14min无一例产生脑缺血改变。

（二）深低温停循环

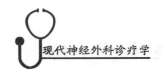

深低温停循环技术在巨大动脉瘤的外科治疗中也占有重要位置。主要适用于显露和操作空间有限、临时阻断技术运用困难的后循环巨大动脉瘤，尤其是基底动脉顶端和基底动脉干的动脉瘤。深低温停循环条件下处理巨大动脉瘤，尤其是后循环动脉瘤，由于停循环动脉瘤缩小，动脉瘤结构的解剖关系易于分辨，术者可在无动脉瘤破裂出血的情况下进行动脉瘤分离，夹闭和调整动脉瘤夹的位置，不易出现载瘤动脉的闭塞。如果瘤内有血栓还可以在不采用临时阻断技术的情况下切开瘤体摘除血栓后再行夹闭。

（三）动脉瘤减压

为了显露瘤颈，了解动脉瘤与载瘤动脉、分支血管及周围重要结构的关系，必须缩小动脉瘤的体积。对于薄壁无血栓的动脉瘤，载瘤动脉阻断后可直接穿刺瘤体抽吸，或穿刺载瘤动脉逆行抽吸，均可使动脉瘤塌陷。然后分离瘤颈周围的正常血管，特别是细小的穿通支，暴露充分后实施夹闭。然而，多数巨大动脉瘤含有硬血栓或硬化斑块，仅靠抽吸无法使其塌陷，必须切开去除内容物。操作时应注意：切开部位应尽量远离瘤颈，为进一步夹闭或缝合留有足够的空间。应特别注意去除瘤颈处的血栓和硬化斑块，否则仍无法实行夹闭。去除内容物时可采用超声吸引或分块剥除。必须注意在去除斑块时勿撕破瘤颈、载瘤动脉及邻近分支血管。

（四）组合夹闭或特殊夹闭

有些宽颈、形状不规则或分叶型巨大动脉瘤，运用组合夹闭法可达到消除动脉瘤的目的，同时保持载瘤动脉及分支的通畅。

方法有：

1.前后排列夹闭法

即平行于载瘤动脉运用两个以上动脉瘤夹夹闭动脉瘤，对于瘤颈很宽的动脉瘤，一个动脉瘤夹难以完全夹闭瘤颈，则可采用此方法，相邻动脉瘤夹叶片之间需有部分重叠以防止夹闭不全。

2.平行排列夹闭法

在与载瘤动脉垂直的方向，多个动脉瘤夹平行排列夹闭瘤囊，此方法运用较少。

3.混合排列夹闭法

有些巨大动脉瘤，尤其有穿支动脉自瘤壁发出者，此时应根据具体情况灵活处理。动脉瘤夹可平行和垂直载瘤动脉混合使用，避开穿支动脉。

（五）载瘤动脉塑形

有些梭形动脉瘤的载瘤动脉已成为动脉瘤的一部分，此时可运用开窗夹重新塑造载瘤动脉，重塑血管应与动脉主干方向相一致，以保证血流通畅。也可运用缝合法塑造载瘤动脉，具体方法是：载瘤动脉近远端阻断后，切开动脉瘤，清除内容物，切除多余的瘤壁，然后进行缝合。如果动脉瘤壁上有重要分支，必须予以保留，如不得不切断重要分支，可在缝合动脉壁后将其吻合在载瘤瘤上。

（六）血管重建

有些梭形动脉瘤或蛇形动脉瘤，或因技术及解剖的原因，无法对载瘤动脉重新塑形者，属不可夹闭型动脉瘤。以往多采用闭塞载瘤动脉或包裹术，近年来则很少单独使用。切除或孤立动脉瘤并行载瘤动脉重建是目前所提倡的处理方法，包括动脉瘤切除、载瘤动脉端端吻合。

总之，有症状的巨大动脉瘤预后较差，应积极治疗。一般认为，除海绵窦内巨大动脉瘤以外，手术治愈的机会较大。但随着血管内技术的日益提高，对于一般状况差、手术困难的患者可采用血管内治疗或手术和血管内联合治疗的办法。

第十节　复杂颅内动脉瘤

20世纪60年代中期，以Yasargil为首的几位医生开创了颅内外血管搭桥治疗缺血性脑血管病的先河。但是，1985年《新英格兰》和Stroke杂志发表多中心合作研究报告，认为脑血管搭桥治疗缺血性中风与内科治疗结果无明显区别，患者在脑血管搭桥后并未受益，这一失望的结果，使脑血管搭桥技术陷入低谷。一些巨大动脉瘤形态多呈梭形或巨肠形，没有动脉瘤颈，瘤腔变成供血血管的一部分，有些发出穿通动脉，供给脑深部重要结构，或位于颅底有复杂骨性结构和脑

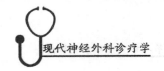
神经阻碍。这些动脉瘤如单纯夹闭和血管内栓塞均无法完成，且术后急性或慢性脑缺血的并发症较高，引起严重的致残或死亡。资料表明，这些复杂和巨大动脉两年内病死率为65%，5年内为85%，生存下来的患者100%存在神经功能缺失或致残。Sekhar和Spetzler等分析了以往利用颞浅动脉脑血管搭桥，考虑供血动脉血流量不足，改用颈外动脉、大隐静脉或桡动脉搭桥治疗复杂性动脉瘤、包绕颈内动脉和椎动脉的颅底肿瘤，术后绝大多数患者取得较好效果，该术式疗效现已得到公认。

血管搭桥治疗动脉瘤可直接重建血流。方法有：

（1）直接搭桥，常用颞浅动脉或枕动脉与大脑中动脉分支或小脑后下动脉直接吻合。

（2）移植搭桥，主要有桡动脉或大隐静脉移植，用颈外动脉作为供血动脉与颅内主干血管搭桥。

（3）原位搭桥，即将颅内不能夹闭的梭形或宽颈动脉瘤切除，把远、近端动脉吻合或远端动脉吻合到相邻的动脉上，防止动脉瘤远端动脉缺血。

（4）插入移植，即当动脉瘤切除后，不能原位搭桥时，取颅外相匹配的血管移植到去除病变血管的远近端之间，恢复血流。

对于颅内复杂动脉瘤治疗常用的方法是将颅外段或动脉瘤近心段的血流，通过移植血管跨越动脉瘤达到动脉瘤远端的供血动脉，然后，孤立、旷置动脉瘤。对于椎动脉巨肠形动脉瘤，由于动脉夹层的延伸，可受累基底动脉，常表现渐进压迫损害，引起基底动脉主干穿支动脉的缺血。因无法动脉重建，可将巨肠形动脉瘤有明显囊性突出的部分临时孤立，切开瘤体重建受累动脉干，该方法可解除动脉瘤的压迫，但会有明显病变的血管壁残留。后交通动脉充分吻合代偿，对基底动脉巨肠形动脉瘤的治疗是个重要因素，也限制了手术方法的选择，在保证基底动脉主干有充分的侧支循环的条件下，选择椎动脉近端结扎能明显缓解基底动脉巨肠动脉瘤病情发展。对于有穿通动脉发出不能夹闭的巨肠形动脉瘤，有采取颈外动脉与动脉瘤远端的大脑后动脉行高流量搭桥。在小脑后下动脉的近端夹闭动脉瘤侧椎动脉，在小脑后下动脉的远端夹闭健侧椎动脉，使搭桥血流逆转流大脑后动脉—基底动脉分叉，避免动脉瘤内血栓而出现的脑缺血，减少动脉瘤夹层壁承受的强血流冲击，达到动脉瘤体回缩，压迫症状改善的目的。无疑，当需要阻断颅内—支供血动脉或主要分支血管时，应考虑行颅内外血管搭桥术；在夹闭动脉瘤过程中，需要较长时间临时阻断动脉瘤供血动脉，也需行血管搭桥术，保证有充分的侧支循环。现简述如下：

选择移植血管的依据：

1）接受血管的管径。

2）可利用的供给血管。

3）可利用的移植材料。

4）需要提供的血流量。

低血流量为小于50mL/min，如颞浅动脉或枕动脉。在没有侧支循环时，一般不能满足较大的脑血供，如果颞浅动脉管径较大，在脑血流量需要不大时，可与大脑中动脉M3段吻合。颞浅动脉可用于小脑上动脉或大脑后动脉的搭桥，治疗基底动脉上段动脉瘤，当椎动脉狭窄或闭塞和椎动脉瘤夹闭影响小脑后下动脉供血时，枕动脉多用于小脑后下动脉搭桥。高血流量为大于50mLAnin，主要有大隐静脉和桡动脉，用于颈内动脉、椎动脉和基底动脉阻塞后的血管搭桥。桡动脉取材容易，血流量为50～150mL/min，多普勒超声观测吻合后能随着脑流量的需要有明显增加。采用桡动脉主要的问题为取材后发生血管痉挛，目前常用球囊膨胀扩张痉挛血管，但该方法有引起内皮损伤的危险。由于小腿上部到大腿下部静脉管径比较一致，该段静脉是首选取材血管，其血流量为100～200mL/min。大隐静脉管壁比脑血管厚，又因高流量的动脉血流时，远端吻合口处易发生屈曲，12岁以下儿童，桡动脉管径较细，只能用大隐静脉代替。

依据颅内动脉瘤的部位选择适当的体位，如术中需要血管造影，在摆放体位前，应在股动脉放置导管鞘。对于复杂动脉瘤，多采用颅底的联合入路，目的是减少术中对脑组织的牵拉，增大手术视野。前循环动脉瘤，多采用翼点与眶颧联合入路，后循环动脉瘤多采用额眶颧、颞下岩骨和远外侧等的联合入路。确定搭桥的接受动脉，应选择直径为2mm的血管，最好选择血管分叉点处。对于前循环动脉瘤，我们多选用大脑中动脉M2段，M1段多有豆纹动脉穿支发出，对搭桥临时阻断缺血的耐受性较差。用大隐静脉搭桥时，应选择2.5mm以上的接受动

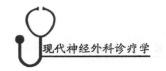
脉，大脑中动脉分叉部最佳。对于后循环动脉瘤，一般选用大脑后动脉P2段作为搭桥的接受动脉，该段多无穿通动脉，即使有穿通动脉，P2段的穿通动脉也不如P1段的重要，临时阻断也有良好的耐受性。对于椎动脉瘤和小脑后下动脉瘤，可选枕动脉作为供血动脉，当枕动脉不能利用时，可选桡动脉。当基底动脉末端管径细小或大脑后动脉发育不良时，可选择小脑上动脉作为接受血管。

需吻合动脉临时阻断后，可提高基础血压25%左右。颅内段的端-侧吻合，在脑接受动脉上做卵圆形开口，与桡动脉的端-侧吻合，开口应3~4mm长，与大隐静脉做端-侧吻合，开口应4~5mm长，先将供给血管与接受动脉开口的长径两端缝合，然后再做间断或连续缝合，如采取连续缝合，开始两针的缝线可紧些，以后两针不要拉紧，以利识别管壁的内膜，避免将对侧管壁缝上，缝合最后一针后，将全部缝针拉紧打结，血管一侧缝完后，翻开供给血管，再缝合对侧壁，缝合最后一针前，要用肝素生理盐水，完成最后的缝合。用皮下通条做头颈部皮下通道，把移植血管经皮下与颈部动脉吻合。搭桥血管的近端吻合有端—端吻合或端—侧吻合。动脉的近端用临时动脉瘤夹阻断，其远端用7号丝线双结扎，也可缝扎以免术后远期脱落出血。后者当对侧颈内动脉颅内侧支循环有代偿时，可用颈内动脉与移植血管的端—侧吻合。移植血管与椎动脉做端—侧吻合，保护好动脉瘤近端的穿支血管的情况下，在动脉瘤的近端永久性阻断。做端—侧吻合时，近端颈动脉切开直径7mm的卵圆形口，用肝素生理盐水冲洗。用桡动脉移植时，近心端斜行修剪呈鱼嘴样，与颈动脉卵圆形口相匹配，用8-0线间断或连续缝合。用大隐静脉移植，在吻合前修剪静脉应略有张力，以免吻合恢复血流后，静脉扩展和伸长发生扭曲。血管搭桥术后，因移植血管的开通和进入动脉瘤内的血流量增加，应立即处理动脉瘤。对于前循环床突下动脉瘤，阻断颈部颈内动脉即可。对于床突上颅内动脉瘤，要在眼动脉段远端阻断颈内动脉。对于椎动脉瘤，当另一侧椎动脉正常，应行动脉瘤孤立术。对于受累基底动脉中段动脉瘤，可把近心端的基底动脉夹闭，动脉瘤内血流停止后，动脉瘤内会逐渐形成血栓。对于未破裂的动脉瘤，当动脉瘤颈有穿通动脉时，应在动脉瘤颈的远端夹闭，保持穿通动脉的供血。

从文献报告来看，利用颅内动脉行颅内外血管搭桥，可作为较充足血流量的供血动脉、较短的搭桥路径，节省移植血管，被认为是获得血管搭桥长期通畅率和减少手术并发症的有效方法。在脑内血管之间进行原位搭桥或插入性移植，虽然血管搭桥路径短，可节省移植血管，但选择供应的动脉受限，增加脑内血管过多损伤的危险，多不被选择。

第十一节 颅内动脉瘤的血管内治疗

一、简介

颅内动脉瘤是危害人类健康的主要疾病之一。文献报告成人动脉瘤的尸检阳性率达2%～7.6%。普通人群每年因动脉瘤破裂而致的蛛网膜下隙出血（SAH）的发生率约为10/10万，随着年龄的增加这个比例还会增高。动脉瘤破裂后患者的预后往往不佳，据统计SAH后3个月病死率达36%，严重致残达18%。有些动脉瘤即使没有破裂出血，其占位效应也可能引起严重的后果。

外科手术夹闭动脉瘤颈无疑是有效的治疗方法，但对于有些特殊部位及复杂形态的动脉瘤，手术夹闭往往比较困难；特别是对于SAH后急性期一般状况较差的动脉瘤患者，手术夹闭给患者所带来的治疗效果往往不及手术的风险，而SAH后的早期治疗是提高此类患者预后的关键。血管内治疗则以其创伤小，不存在入路问题及栓塞材料多样化而逐渐被医生和患者接受。在欧洲有些医院甚至已经把血管内栓塞列为动脉瘤的首选治疗方法。

70年代初，苏联神经外科医师Fjordor A. Serbinenko开创了用可脱球囊技术栓塞治疗颅内动脉瘤，随即，该技术便在世界范围内兴起。由于球囊对动脉瘤不规则的内腔缺乏顺应性，充盈后的球囊不一定能完全填塞动脉瘤颈；同时其充盈后的侧压力会导致动脉瘤破裂；加上"水锤效应"及球囊相对难以操作到位，使可脱球囊动脉瘤囊内栓塞技术受到一定的限制。目前在动脉瘤的血管内治疗上，可脱性球囊技术仅用于载瘤动脉闭塞。80年代末到90年代初，各种微弹簧圈及微导管相继出现，使动脉瘤的血管内治疗变得越来越安全且有效；特别是对于SAH后早期的患者进行血管内栓塞治疗，能很好地防止早期再出血的发生，明显提高患

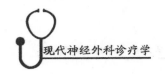

者的预后。

目前动脉瘤的血管内栓塞治疗主要包括两大部分：动脉瘤载瘤动脉闭塞和动脉瘤囊内栓塞。治疗的选择主要决定于动脉瘤的大小、形态及周边组织和血管解剖关系。

二、可脱球囊闭塞载瘤动脉

毋庸置疑，用外科手术或血管内栓塞治疗使动脉瘤腔闭塞而保留载瘤动脉通畅是最为理想的方法，但是仍有一部分动脉瘤不管是外科手术还是血管内栓塞均无法将动脉瘤腔消除而保留载瘤动脉通畅：

（1）巨大囊状动脉瘤，这种动脉瘤本身的占位效应已很明显，动脉瘤囊内栓塞会使患者症状明显加重；而外科手术往往又无法完成。

（2）梭形动脉瘤和瘤颈宽大的动脉瘤。

（3）外伤性假性动脉瘤，这类动脉瘤极易破裂出血，闭塞载瘤动脉可能更为安全有效。

由于载瘤动脉闭塞的全过程需要观察患者的状态，故血管内操作均在局麻镇痛下进行。插管前取血化验患者的基础凝血酶原活动度（ACT），操作前静脉给予肝素4000~5000国际单位，此后根据患者的ACT情况追加肝素量，一般每h2500国际单位左右即可使凝血酶原时间维持在基础量的两倍。双侧股动脉穿刺插管。全脑血管造影必要时用斜位或旋转造影成像技术获得完整的动脉瘤影像，以了解动脉瘤的解剖及毗邻结构。

外科将Matas试验作为是否夹闭颈动脉的重要标准，但其可信度远不如用球囊行载瘤动脉暂时闭塞。不过，术前的压颈试验可在一定程度上促进侧支循环的建立。一般须压颈两周以上，每天3~5次，每次持续30min。

无论是颈内动脉还是椎动脉，在永久性闭塞前用双腔不可脱球囊暂时闭塞载瘤动脉并用各种方法检查脑的供血状态是必不可少的。将双腔球囊置于动脉瘤的近心段，缓慢充盈使颈动脉（或椎动脉）完全闭塞。从另一腔缓慢注入肝素盐水以防球囊远端形成凝血块，注意肝素盐水注入必须缓慢，不然大量肝素盐水进入同侧眼动脉使眼球缺血而引起眼球疼痛及视力下降，给患者带来不必要的痛苦同时也易混淆对脑是否缺血的判断。暂时闭塞载瘤动脉后严密观察患者神经功能状态，同时行对侧颈动脉（或椎动脉）、同侧颈外动脉（载瘤动脉为颈动脉时）造影以评估永久闭塞后的代偿供血情况。

不论是暂时闭塞载瘤动脉后的神经功能的观察还是周边血管造影对循环代偿的评估均不能准确地反映闭塞区的供血状态。因此，一些对脑血流及功能的检测常被用作载瘤动脉闭塞后患者是否能耐受的重要指标。

氙脑血流分析及锝99m标记的HMPAO（99mTc-HMPAO）静脉注射后的SPECT为常见的检查手段。在颈动脉闭塞前后分别由微导管向颈内动脉注入氙，通过位于同侧额顶部的探头测量并计算出脑血流量。一般颈内动脉暂时闭塞后每分钟100mg脑组织血流量应不低于闭塞前的2/3或不低于25mL/100g·min。氙脑血流分析只是对颈动脉闭塞后的脑血流代偿情况进行粗略的评估，SPECT则能更准确地反映颈动脉闭塞后的脑功能状态。除此之外，还有在暂时闭塞颈内动脉后进行控制性低血压及经颅超声监护等，但不常用。

如果患者无法耐受Mata试验或球囊闭塞试验或脑血流分析异常，则不能进行载瘤动脉闭塞或在做颈内动脉—颈外动脉搭桥后再行载瘤动脉闭塞。

对于各项检查及实验表明侧支循环良好的患者，也并不能保证闭塞载瘤动脉后患者100%地不出现缺血症状。Higashida68例患者经载瘤动脉闭塞治疗后3例出现缺血性损害。引起这种迟发性脑梗死主要有两个原因：一过性的低血压或侧支循环的不充分可引起病侧的低灌注而导致血流动力性卒中，另外载瘤动脉闭塞后残端血栓的过度生长也会导致脑梗死。因此，在载瘤动脉闭塞后需常规抗凝1~2天，以防血栓形成过快而波及动脉瘤的远端；对于梭形动脉瘤特别是椎基动脉的巨大或梭形动脉瘤，在闭塞载瘤动脉后需抗凝两周或更长的时间，过快的血栓形成很易波及其他正常血管或脑干的穿支动脉，造成严重后果。

一般需用两枚球囊闭塞载瘤动脉，第一枚球囊送到尽量靠近动脉瘤颈，用造影剂充盈后将其解脱。为了防止第一枚球囊过早泄漏而造成意外，在第一枚球囊后1~2cm处放置第二枚球囊。未充以永久性固化剂的球囊一般在数周到半年左右泄漏，这时载瘤动脉已被机化的血栓闭塞。

与外科夹闭颈内动脉或颈总动脉相比，用可脱性球囊闭塞载瘤动脉有其独到的优点。血管内治疗是在局麻下进行，患者始终保持清醒状态，很容易观察患

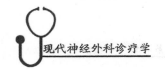

者的神经功能变化。由于可脱性球囊能尽可能地在靠近动脉瘤颈处解脱，这使颈外动脉交通支对其再充盈而引起动脉瘤复发的可能性明显减少；载瘤动脉闭塞后其远端残腔（从球囊到动脉瘤颈）的大小与残端血栓脱落形成脑梗死的可能性呈正比关系，残腔的缩小会减少脑梗死的发生。另外，血管内栓塞治疗一般是经股动脉进行，允许在术中及术后进行系统抗凝，这也减小了血栓栓塞的可能性。

由于解剖及生理特点，用可脱性球囊闭塞一侧或双侧椎动脉治疗椎基动脉瘤的危险性要比颈内动脉闭塞的危险性高得多，栓塞治疗的困难及危险性主要取决于动脉瘤的形态及位置。如果动脉瘤位于小脑后下动脉起始部水平时，只要周围动脉代偿较好，行一侧椎动脉闭塞治疗效果较好且危险性较小。对于基底动脉段的梭形动脉瘤，需要闭塞一侧或双侧椎动脉，有时患者能耐受椎动脉的闭塞，而梭形动脉内的血栓形成却有可能波及脑干的穿支动脉引起严重的后果。由于椎动脉闭塞的病例远不如颈动脉闭塞的病例多，与手术夹闭相比其效果尚有待进一步观察研究。

三、囊内栓塞治疗颅内动脉瘤

（一）微弹簧圈栓塞颅内动脉瘤

1.微弹簧圈　电解可脱式弹簧圈（GDC）是最早应用于动脉瘤的可控性弹簧圈，由Gugli-emi及其同事与1991年研制并使用。它是将一铂金弹簧圈焊接在一根不锈钢的微导丝上，铂金弹簧圈可有不同的长度和直径。微导管放入动脉瘤腔后将GDC送入，如果位置不理想或弹簧圈不在动脉瘤腔内停留可随时撤出。GDC的作用过程包括电解和电凝。当确认GDC进入动脉瘤腔后，将2.5V、1.0mA电源的正极与微导丝的尾端相接，负极埋于皮下。微导丝除焊接部外均涂有绝缘的Teflon。通电5～10min后弹簧圈与微导丝之间的焊接便电解分离。在电解的过程中带正电荷微弹簧圈吸引带负电的细胞及蛋白，使动脉瘤腔内形成一个血栓弹簧圈凝块而达到闭塞动脉瘤的目的。

微弹簧圈更新换代很快。目前常用的弹簧圈有：

（1）机械可脱类，EV3的Axium弹簧圈。

（2）电解可脱类，如Microv-enlion弹簧圈、Matrix、Microcrus等。

2.微导管　目前常用微导管有：Echaelon微导管、headway微导管、

Prowler等。

3.栓塞颅内动脉瘤常用技术

（1）单纯技术：微导管超选入动脉瘤后，不用任何辅助手段，直接填塞弹簧圈，用于窄颈动脉瘤。该技术的应用要注意：所选弹簧圈的直径要与动脉瘤的直径相当，并且不能小于瘤颈。

（2）双微导管技术：最初设计双微导管的目的是治疗宽颈动脉瘤，将两条微导管超选入动脉瘤内，通过二微导管交替推送弹簧圈，使弹簧圈在瘤内相互缠绕，从而达到稳固填塞的目的。目前该技术的应用比较广泛，除用于宽颈动脉瘤外，还用于分叶状动脉瘤，相邻或对吻多发动脉瘤、巨大动脉瘤等。甚至某些窄颈动脉瘤为达到致密栓塞，也可应用双微导管技术。

（3）球囊辅助技术：用于宽颈动脉瘤。将微导管超选入动脉瘤，将不可脱球囊导管跨瘤颈放置。充盈球囊封住瘤颈，再填塞弹簧圈，栓塞满意后撤除球囊。该技术操作相对复杂，应用较以前明显减少，有被双微导管和支架辅助技术取代的趋势。目前常用的不可脱球囊主要有EV3的Hy-perglide和Hyperform球囊、Microvention的ScepterC和Scep-terXC球囊，各有不同型号可供选择。

（4）支架辅助技术：用于宽颈动脉瘤和夹层动脉瘤微导管超选入动脉瘤，跨瘤颈放置支架，再填塞弹簧圈。该技术应用有平行式和顺行式两种。前者是同时放置微导管和支架，微导管被压在支架和载瘤动脉壁之间。后者是先跨瘤颈放置支架，通过支架网眼将微导管超选入动脉瘤，再行填塞。目前常用支架有EV3的Solitare、强生公司的Enterprise支架、Microvention的Lvis和Lvisjunior支架等。支架辅助技术要注意术前术后的抗血小板治疗，关于抗血小板，目前还没有统一的标准。以下方法可供参考：

1）急性期动脉瘤：阿司匹林300mg、波立维300mg，术前2~4h口服。术后阿司匹林100mg、波立维75mg，每日口服，6~8周，后继续阿司匹林至半年。

2）非急性期或未破裂动脉瘤：术前阿司匹林100mg、波立维75mg，口服3~5d。术后同急性期。

3）静脉应用抗血小板药物：适用于急性期和未破裂动脉瘤。在放置支架时，临时应用。用量根据公斤体重，参考说明书应用。术后口服阿司匹林和波立

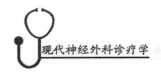

维，同急性期。

（二）ONYX栓塞颅内动脉瘤

ONYX是由次乙烯醇异分子聚合物（EVOH）、二甲基亚砜（DMSO）和钽粉组成。EVOH是乙烯和乙烯醇混合后形成的次级聚合物，DMSO为一种有机溶剂，可安全应用并与许多液体栓塞剂相配伍使用，钽粉作为透视下显影剂。ONYX具有非黏附性，它这种非黏附特性可避免微导管与血管的粘连，使病灶栓塞结束后撤出微导管更容易且安全。不像NBCA等黏附性栓塞剂在操作中非常担心导管与血管的粘连，术者必须有丰富的临床阅片、诊断及实践操作经验。另外ONYX对病灶渗透力强，组织病理评估显示可永久栓塞80μm的微血管，注入病灶后变成海绵状膨胀并闭塞病灶。二甲基亚砜DMSO是ONYX的有机溶剂成分，早期作为一种有机溶剂溶解多种栓塞剂用以治疗颅内血管性疾病。Chalmipka等以猪做实验动物建立血管内疾病栓塞模型，把DMSO作为次乙烯醇异分子聚合物（EVAL）的溶剂，在病灶内注入这种配制的混合液体栓塞剂时血管图像及组织病理有异常发现，即注入0.8mL或更多量的DMSO后导致严重的血管痉挛，而且这些实验猪均未生存下来，尸检发现大脑半球及同侧脑干上部发生严重梗死，均由于严重血管痉挛所致，有4只注射0.5mLDMSO后7～14d发展为蛛网膜下隙出血，后尸检发现脑动脉血管壁坏死导致微小动脉瘤形成。Sampei等在行鼠实验研究DMSO血管毒性时，颈动脉注射DMSO5秒即可引起严重的血管痉挛，脑梗死更常见。DMSO的潜在血管毒性限制其更进一步发展和广泛应用，后Murayarra等用猪做实验动物建立脑AVMS血管模型，重新研究并评估DMSO的血管毒性，他们首先报道DMSO的注射剂量和与血管壁接触的时间是栓塞剂中DMSO引起血管毒性的重要因素，并肯定在40S缓慢注射DMSO 0.3mL不会导致明显的血管痉挛或血管壁坏死。Chaloupka等后来用猪重新实验评估DMSO的血管毒性，发现缓慢注射30s、60s、90s DMSO 0.5或0.8mL小剂量并没有导致明显的血管痉挛和血管壁坏死。DMSO作为其他液体栓塞剂的有机溶剂，如醋酸丙酸纤维素聚合物，也没有报道这种溶剂导致的不良反应。有人用兔做实验评估ONYX的血管毒性，实验中用25%、6%ONYX分别注入兔脑蛛网膜下隙，以评估当动脉瘤或脑动静脉畸形术中破裂致ONYX溢入蛛网膜下隙能否引起脑组织及血管毒性反应，实验组织病检结果未发现脑血管的不良反应。Sugiu等长期随访DMS0慢性血管毒性反应，选择29例以DMS0为溶剂的液体栓塞剂治疗的患者、24例脑动静脉畸形、5例动脉瘤，平均随访59个月，未发现异常血管毒性反应。从以上的实验研究证实DMSO虽有潜在血管毒性，在实际应用中严格掌握注射剂量及时间，可避免其血管毒性的发生，说明ONYX可安全应用于临床血管病的治疗。Murayama等率先用ONYX与多种栓塞材料相结合进行血管内治疗各种类型动脉瘤，用20只实验猪经显微外科成功建立40例侧方颈动脉瘤，分成5组并分别用ONYX或ONYX与其他栓塞材料相结合进行栓塞治疗，实验结果令人鼓舞。即在ONYX与电解可脱性微弹簧圈（GDCs）及ONYX与球旗结合组中，治疗复杂宽颈动脉瘤共24例，动脉瘤均完全闭塞或近全闭塞，术中ONYX很少有反流现象，随访14d无再通或破裂；ONYX与血管内金属支架结合及ONYX单独使用组中，治疗动脉瘤完全闭塞或近全闭塞率相对较低（50%~75%），在治疗中有ONYX反流现象，随访14d有再通或破裂发生。从实验结果看，ONYX与GDCs相结合或与球囊相结合治疗宽颈动脉瘤效果较理想。Moret等用16%~20%ONYX与血管内金属支架或球囊相结合治疗21例动脉瘤，其中包括9例巨大型（直径≥2.0cm）、12例浆果型（直径≤1.5cm）。9例巨大型宽颈动脉瘤中4例完全被栓塞，5例栓塞＞95%，长期随访有1例轻微再通，1例出现短暂脑缺血症状；12例浆果型中9例完全栓塞，3例栓塞＞95%，长期随访只有1例再通，后经二次完全栓塞。Mawad等用ONYX与球囊结合治疗30例脑动脉瘤，完全栓塞的动脉瘤随访3个月未发现再通，而部分栓塞的动脉瘤有再通，认为这种技术治疗动脉瘤明显优于钽圈治疗。Ciceri等用血管内金属支架与ONYX联合应用临床治疗15例复杂脑动脉瘤，绝大多数治疗后完全闭塞而载瘤动脉保持畅通，随访3个月，8例永久闭塞，1例有微小再通，1例死亡，1例出现载瘤动脉远端脑缺血症状，2例出现载瘤动脉微小狭窄，但没有临床症状。ONYX也可单独使用治疗脑动脉瘤，有人治疗33例效果满意，治疗中有1例ONYX逆流致眼动脉闭塞引起视力障碍，3例出现原病情加重，治疗后部分或完全恢复。ONYX还可以治疗腹主动脉瘤经血管内留置支架治疗后形成的内漏，其效果也非常满意。ONYX为液体栓塞材料，与动脉瘤腔的匹配性较GDC等固体栓塞材料好。ONYX潜在的不利因素主要是有机溶剂UMSO的潜在血管毒性。在血管内栓塞治疗动静

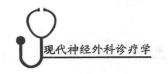

脉畸形、动脉瘤等疾病时要严格掌握DMSO的量及注射时间，操作中要缓慢注射达到有效闭塞病灶。另外，在选择导管时必须用与DMSO相匹配的导管系统，因为DMSO有溶解聚合物的作用，可使普通导管变形或损坏。

四、动脉瘤破裂血管内栓塞治疗后蛛网膜下隙积血的清除

除再次动脉瘤破裂出血外，脑血管痉挛是影响破裂后动脉瘤患者预后另一重要因素。蛛网膜下隙出血后脑血管痉挛可分为两期：急性痉挛一般发生在出血后30min到1h；迟发性脑血管痉挛（DVS）开始于SAH后48h，7d时最重，可持续数周。一般认为急性痉挛与血液中的一些成分的直接作用及血管的神经反射、血液的机械压力等因素有关。UVS是影响动脉瘤破裂SAH手术后患者预后的主要原因之一。DVS的详细机制尚不明了，普遍认为蛛网膜下隙出血后凝血块的一些成分及血块崩解时的代谢产物对DVS起着重要作用。Zabramski等人通过实验证实DVS的严重程度与SAH后蛛网膜下隙积血量的大小呈正相关。Fisher等人通过临床研究，用CT扫描将SAH后蛛网膜下隙积血量的大小分为三级。当SAH存在而CT未发现积血时为1级，CT发现少量积血或薄层血液弥散分布在蛛网膜下隙时为2级。1级或2级较少出现DVS，即使出现也较轻（Fisher报告18例中1例出现DVS）。当CT发现较大血块（$\geqslant 5 \times 3mm$）或脑池、裂中积血较厚时（$\geqslant 1mm$），则被视为3级（CTgroup3），这时DVS几乎不可避免（Fisher报告24例3级SAH中23例出现严重的DVS）。

1977年，Osaka即提出用机械方法清除蛛网膜下隙积血可阻止SAH后的脑血管痉挛。Saito报告动脉瘤破裂SAH后4～8天施行手术的患者有42%出现症状性脑血管痉挛，而动脉瘤破裂SAH后3天内施行开颅手术夹闭动脉瘤并用机械方法清除蛛网膜下隙积血的患者只有32%出现症状性脑血管痉挛。Taneda报告动脉瘤破裂SAH后10d以上施行手术的患者有25%出现症状性脑血管痉挛，而SAH后48h内施行开颅手术夹闭动脉瘤并用机械方法清除蛛网膜下隙积血的患者症状性脑血管痉挛发生率仅为11%。SAH动物模型实验研究同样表明早期机械清除蛛网膜下隙积血同样能防止迟发性脑血管痉挛。在临床上，由于手术暴露的局限及血块和颅底血管的紧密附着，使机械清除蛛网膜下隙积血变得十分困难和危险。持续脑池内置管引流能清除一些血块代谢产物，但效果仍不理想。术后用尿激酶（UK）

冲洗蛛网膜下隙也能很好地清除蛛网膜下隙积血，但UK的作用无选择性，可能引起系统溶血，且实验报告鞘内应用UK可能引起严重的脑脊膜炎性反应。Usui等通过UK和组织型纤溶酶原激活剂（TPA）的临床对比应用也发现UK会引起脑膜无菌炎性反应，而TPA不但能很好地溶解蛛网膜下隙积血，且不易引起系统反应，Kaufman将TPA直接注入鼠和兔的脑实质和蛛网膜下隙，未发现出血和炎性反应。TPA被认为是较理想的血栓溶解剂。

随着血管内治疗技术的发展，对于许多急性破裂出血的动脉瘤血管内栓塞治疗便能治愈动脉瘤而无须开颅手术，这样脑室引流清除蛛网膜下隙积血便不现实，而腰椎穿刺给药则同样可以将蛛网膜下隙的积血溶解并清除。Kinugasa等报告了12例破裂的动脉瘤伴严重蛛网膜下隙积血的患者在血管内栓塞治疗后通过腰椎穿刺送入引流管，分次注入TPA，10例在栓塞后72hCT证实蛛网膜下隙积血完全消失。

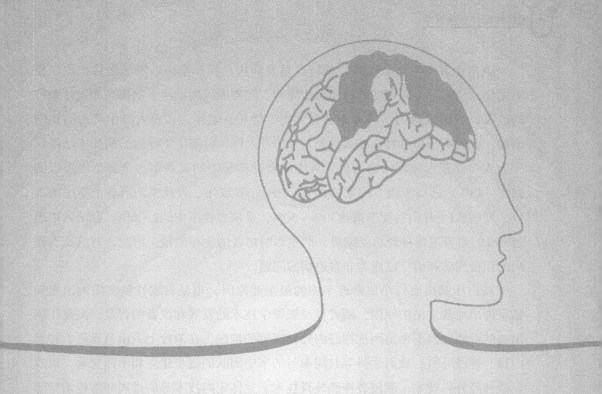

第三章　高血压脑出血

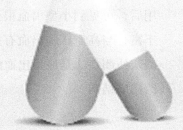

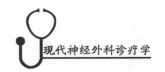
脑卒中多发生于老年人，其特点是发病快、病死率高、恢复慢且往往恢复不完全，遗留下不同程度的神经功能障碍。随着人民生活水平的提高和医疗条件的改善，我国人口的平均寿命已有大幅度增长，老年人在总人口中所占的比例增加。我国脑卒中的发病率大约是219/10万人口，因脑卒中导致的病死率已经跃升为人口总死亡原因的第一位。其中出血性脑卒中的发病率占全部卒中患者的21%～48%，远高于西方国家的10%～20%，其致死、致残率均居各类卒中的首位，发病后I个月内病死率高达30%～50%，是缺血性卒中的2～6倍，存活者中超过30%的患者遗留神经功能障碍，严重影响患者的生存质量。因此，对脑血管疾病的积极预防和治疗已成为非常迫切的问题。

高血压脑出血，是出血性卒中的最主要原因，也是自发性脑实质内出血和脑室内出血最常见的原因。随着神经影像学技术的发展和设备的普及，高血压脑出血的诊断已经不再是困扰神经内外科医师的难题。在治疗上，由急诊科、神经内科、神经外科、放射学科等共同参与的卒中团队的逐步建立和不断完善，以及显微神经外科技术、微侵袭神经外科技术、立体定向技术等的进展和溶栓治疗等措施的广泛使用，使人们对高血压脑出血的治疗理念和手术治疗适应证等均有了进一步的深化，手术成功率也得到逐步改善。

第一节 出血部位与分型

一、出血部位与分类

高血压脑出血80%在幕上，20%在幕下。过去将幕上出血分成内囊出血和外囊出血，但实际上内囊和外囊由白质纤维构成，病理研究发现，白质结构内血管分布较灰质稀少，也很少看到存在引起出血的微动脉瘤等异常。头颅CT广泛应用后，可见到小型出血很少受累这些白质结构，而大脑半球深部的灰质团块血管丰富，与高血压脑出血有关的微动脉瘤等病理改变最为常见。因此大脑半球深部的灰质团块才是原发出血的部位，但当血肿量增大后，无疑也会影响到血肿附近的白质结构。

高血压脑出血的分类方法有一定差异，日本学者工藤达之将幕上脑出血分为以下几类。

（一）壳核外囊出血（82%）

（1）壳核外囊局限型　局限于壳核和外囊（13%）。

（2）壳核外囊进展型　扩展到内囊后肢或脑室（69%）。

（二）丘脑出血（15%）

（1）丘脑局限型（6%）。

（2）丘脑扩展型　扩展到内囊后肢或脑室（9%）。

二、脑卒中的分型分期治疗

2000年在广州召开的全国脑血管病专题研讨会上，对脑出血的分型建议采用的分类方法，主要考虑到CT检查已比较普遍应用，根据CT表现的出血部位、血肿大小、是否破入脑室、受累中线结构的程度等进行分型。这种分类方法中有关幕上出血的分类实际上与金谷春之的分类方法大致相同。

（一）壳核出血

根据CT显示的血肿范围及破入脑室与否分为5型。

Ⅰ型：血肿扩展至外囊。

Ⅱ型：血肿扩展至内囊前肢。

Ⅲa型：血肿扩展至内囊后肢。

Ⅲb型：血肿扩展至内囊后肢，破入脑室。

Ⅳa型：血肿扩展至内囊前后肢。

Ⅳb型：血肿扩展至内囊前后肢，破入脑室。

Ⅴ型：血肿扩展至内囊、丘脑。

（二）丘脑出血

分为3型，每型再根据是否破入脑室分为两个亚型。

Ⅰ型：血肿局限于丘脑。

Ⅱ型：血肿扩展至内囊。

Ⅲ型：血肿扩展至下丘脑或中脑。

以上3型，血肿未破入脑室为a亚型，血肿破入脑室为b亚型。

除以上分类外，临床上还经常遇到脑室出血。

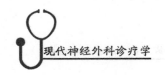

第二节 临床表现

　　高血压脑出血的发病年龄多在50岁以上，60岁以上更为多见。但近年来50岁以下患者有增加的趋势。虽然一年四季皆可发病，但寒冷季节发病率更高，与寒冷气候条件下血管收缩、血压易于升高及波动有关。多数发病前可能有一定诱因，如情绪激动、精神紧张、剧烈运动、咳嗽、排便等，但也可在安静的情况下如休息、睡眠时发病。文献统计的男性患者多于女性。发病前的数h或数天内部分患者可有前驱症状，表现为头痛、头晕、呕吐、疲劳、视力模糊、精神障碍、性格改变、嗜睡、一过性的运动或感觉症状等，也可无任何先兆。

　　发病多急骤，表现突然发生的剧烈头痛、呕吐、偏瘫、失语、意识障碍，大小便失禁，少数患者出现抽搐。脑干和小脑出血者，可伴有严重的眩晕。相当一部分患者因出血后突然发生的意识障碍而跌倒，有可能被误认为跌倒后致头部外伤引起的出血。临床表现主要取决于出血部位、出血量和出血速度。出血程度较轻者患者意识可保持清醒，严重者可能很快出现意识障碍，甚至很快致死。

　　出现意识障碍的患者呼吸多深且有鼾声，脉搏慢而有力，血压升高。血肿破入脑室则伴有体温升高。有的患者在出血稳定后，可有数h到1~2天的缓解，以后因出血引起的继发性脑损害又致症状恶化。出血量小者，在急性期过后可逐渐恢复。

　　各部位出血的临床表现分述如下。

一、壳核（基底核）出血

　　从脑血管的解剖来看，基底核区正处脑底动脉环两个循环系统的交汇处，一个是外周系统（软脑膜动脉），一个是中央系统（豆纹动脉），这两个系统之间没有充分的吻合。外周系统与相邻的脑动脉之间有丰富的侧支吻合，因而可以缓解增高的灌注压。中央系统都是终动脉，从大脑中动脉干直接发出，与颈内动脉很接近，动脉的压力传导到这些动脉中无明显消退，故所承受的压力较高。为了维持两个系统的压力相等，中央系统血管床的血管张力常大于外周系统。Anderson（1958）指出，豆纹动脉从大脑中动脉的第一段发出，可分为内侧组和外侧组。内侧组向上经前穿质供应苍白球、内囊和尾状核体部，外侧组向上经前穿质供应壳核和外囊。在豆纹动脉外侧组中有1～2支稍微粗大些，在高血压动脉硬化的基础上极易出血，故称为大脑出血动脉或称Duret豆纹动脉。但据近年来解剖学的研究，很难从豆纹动脉中分辨出所谓的"大脑出血动脉"。基底核区灰质核团内的血管是高血压血管病变的好发部位，因而也是高血压脑出血最常见的好发部位，主要在壳核，占到高血压脑出血的半数以上。由于壳核的血供来源于豆纹动脉的外侧支，这些血管分支多，管径细小，又是终末动脉，一旦出血，出血量相对较少，而且血肿容易被外囊、屏状核和内囊包围和分割，扩散受到限制，常局限在局部区域内，很少形成很大的血肿或扩散到基底核区，临床症状一般较轻。

壳核出血后，血肿的部位位于内囊外侧，相对于位于内囊内侧的丘脑出血而言，临床上将壳核出血称为外侧型出血。当出血量较小，仅局限在壳核时，临床症状常较轻，可无明显偏瘫，或仅有病变对侧肢体的轻偏瘫。出血较多时，血肿可向外侧及内侧发展，向内侧发展压迫或破坏内囊结构时，患者可出现完全性"三偏"症状，即偏瘫、偏盲和偏身感觉障碍。血肿继续增大破入脑室者，患者常有不同程度的意识障碍、脑膜刺激症状和急性脑积水的症状。

二、丘脑出血

丘脑的供血动脉主要是丘脑穿动脉。前丘脑穿动脉从后交通动脉发出，供应丘脑的前部；后丘脑穿动脉是大脑后动脉近侧段发出的内侧中央支，通过后穿质供应丘脑的后内侧。大脑后动脉的外侧中央支称为丘脑膝状体动脉，供应丘脑的后外侧部分。丘脑出血主要是大脑后动脉的穿动脉破裂所致，丘脑膝状体动脉破裂引起丘脑外侧核出血，后丘脑穿动脉破裂引起丘脑内侧核出血，但更多见的是全丘脑出血。丘脑出血可局限于丘脑本身，也可扩展到丘脑下部、内囊或破入侧脑室和第三脑室。丘脑出血形成的血肿部位很深，位于基底核和内囊的内侧，故又称内侧型出血。

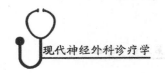

丘脑出血的发生率占所有高血压脑出血的15%左右。小量而局限的丘脑出血，意识障碍较轻，临床上可出现丘脑损害的定位症状。内侧丘脑局限性出血可影响到中脑网状结构内的一些核团和内侧纵束头端的间质核而产生典型的眼部症状，表现为垂直性眼球运动障碍，眼球垂直注视麻痹，其中向上注视麻痹最为常见，也可为上下注视联合麻痹。在休息状态下双眼向下看，似乎凝视鼻尖；眼球反向偏斜，出血对侧的眼球向下、内侧偏斜；瞳孔缩小，常常不相等，对光反应迟钝或完全消失；眼球聚合不能以及向外侧凝视异常等。出血波及间脑的第一级交感神经细胞时可出现Horner征。外侧丘脑出血可有明显的感觉障碍，其程度比运动障碍相对更为严重。丘脑出血直接或间接受累内囊，因此丘脑出血的患者一般都存在不同程度的感觉障碍、运动障碍和同向性偏盲。出血后很快出现昏迷者提示出血严重，常导致死亡的结局。出血破入脑室者使病情加重，但有时血肿破入脑室后，可使血肿内的压力减小，实际上起到了血肿引流的作用，对周围脑组织的压迫减轻，反而临床症状出现缓解。出血侵犯丘脑下部时，可引起高热、昏迷、消化道出血、高氮质血症和高血糖等症状。

三、小脑出血

小脑出血约占高血压脑出血的10%，好发部位是小脑的齿状核，齿状核的主要供血来源是小脑上动脉，小脑下动脉也参与该区供血。也有研究发现，小脑上动脉、小脑前下动脉和小脑后下动脉的分支在齿状核区互相吻合，形成血管网。小脑齿状核也是微动脉瘤的好发部位。

典型的小脑出血表现为突然发作的枕部头痛、眩晕、呕吐、头痛、肢体或躯干共济失调，以及眼球震颤等。出血量少未影响到锥体束时，可无肢体瘫痪症状。当出血量较大使锥体束受到压迫时，可出现肢体瘫痪。由于后颅窝容积较小，小脑出血很容易影响到脑干和CSF循环通路，出现脑干受压和急性梗阻性脑积水，也常因小脑扁桃体下疝导致突然死亡。典型的小脑功能障碍只见于部分患者，对发病突然，迅速出现意识障碍和急性脑干受压者，小脑体征常被掩盖。

在CT问世之前，小脑出血一般是作为非常危急的疾病对待，多数人主张一旦确诊为小脑出血，应考虑立即手术清除血肿。但事实上，也有一部分小脑出血患者临床上表现症状较轻，只有轻微的头晕、眩晕和呕吐等症状，而缺乏典型的小脑出血后的脑干和小脑症状，这部分患者常被误诊为椎-基底动脉供血不足。在CT问世之后，检出了许多出血量很少的小脑出血患者，经保守治疗也取得了满意的治疗效果。

小脑出血有三种临床过程：

（一）暴发型

发病后突然昏迷，迅速死亡，小脑体征来不及表现出来，往往得不到及时的诊断和治疗。

（二）进展型

突然起病，有头痛、眩晕、恶心、呕吐等症状，有共济失调表现。症状呈进行性加重，逐渐出现昏迷和脑干受压的体征，如不能得到及时正确的治疗，多在48h内死亡。

（三）良性型

症状突然开始或逐渐起病，发病缓慢，小脑体征多较明显。自头颅CT问世后，此型小脑出血的误诊和漏诊率减少，因而发生率有增高趋势。

日本学者松本圭藏从治疗的角度考虑，将小脑出血分为四种类型：

1.轻型

患者意识清楚，或嗜睡但有好转倾向，无脑干受压症状，CT上血肿最大径在3cm以下，无脑室扩大。此型结果良好，可试行非手术治疗。

2.中型

患者意识清楚或嗜睡，有脑干受压症状，脑室有扩大倾向，血肿最大径超过3cm。此型可在密切观察下进行非手术治疗，或择期手术治疗。

3.重型

意识呈昏迷、浅昏迷或虽然意识障碍较轻，但有进行性加重的趋势，血肿直径多超过3cm。有颅内压增高和脑干受压症状，是立即手术的适应证。

4.极重型

发病急性期即呈昏迷状态。病情十分危急，保守治疗及手术治疗均难以奏效，因此不适宜手术。

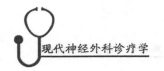

四、原发性脑干出血

90%以上高血压所致的原发性脑干出血发生在脑桥，少数发生在中脑，延髓出血罕见。脑干出血一直被认为是发病急骤、病死率很高、预后很差的疾病。因为绝大多数脑干出血发生在脑桥，故此处只叙述脑桥出血（图3-1）。

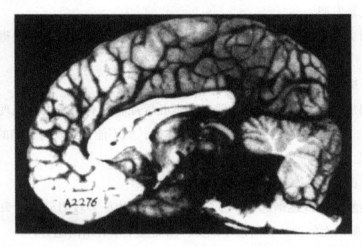

图3-1　尸检标本，矢状切面显示脑桥出血，出血破入第四脑室和蛛网膜下隙

脑桥出血主要来自基底动脉的脑桥支，这些动脉很细，从基底动脉垂直发出，所承受的压力较高，是高血压脑血管病变最常受累的部位之一，也是易发生微动脉瘤的部位。脑桥本身很小，但却是高血压脑出血的好发部位之一。在大组统计中，脑桥出血占全部脑出血的6%～18%。

脑桥出血的临床症状取决于出血灶的部位和大小，常突然发病，可表现为剧烈头痛、恶心、呕吐、头晕或眩晕。出现一侧或双侧肢体无力，偏身或半侧面部麻木。大量出血常迅速出现深昏迷、针尖样瞳孔、四肢瘫痪和双侧锥体束征阳性、高热、头眼反射和前庭眼反射消失等。患者可出现呼吸节律的改变，表现为呼吸不规则，呼吸浅、频率快，或出现陈—施氏呼吸。

脑桥出血的出血量大小不一，一般将超过10mL的血肿称为巨大血肿，巨大血肿受累的范围广，可影响整个脑桥甚至全脑干，或向上发展达到中脑甚至丘脑，或破入第四脑室，脑干受损严重。临床表现凶险，即使经积极治疗，病死率也很高。少数局限性出血，尤其是局限于偏侧脑干的出血，经治疗后可逐渐好转，但常遗留不同程度的功能障碍。Chung等根据CT表现，按血肿的部位和出血在脑桥内的扩展情况将脑桥出血分为四型。

（一）大量出血型

血肿占据脑桥基底和双侧被盖，出血主要来源于基底动脉的中脑桥支的破裂，在被盖和脑桥基底连接部形成最初的血肿，血肿增大后，最终形成圆形或卵圆形的血肿，并占据脑桥的大部。此型病死率最高。

（二）双侧被盖型

血肿只占据双侧被盖部。

（三）基底—被盖型

血肿位于脑桥基底与双侧被盖之间的连接部。

（四）单侧被盖型

血肿仅位于一侧被盖，血肿的体积明显小于其他类型的出血。出血来源于从侧面进入被盖的穿通支、走行在脑桥背区的血管，或穿过脑桥基底的旁中央动脉的末梢破裂所致。此型出血的预后相对较好。

五、脑室出血

脑室出血分为原发性和继发性脑室出血。原发性脑室出血是指出血来源于脑室脉络丛、脑室内和脑室壁血管，以及室管膜下1.5cm以内的脑室旁区的出血，占各种原因引起颅内出血的2.1%～3.1%，占所有脑室出血的7.4%～18.9%。原发性脑室出血最常见原因是脉络丛血管的动脉瘤、AVM、高血压病以及闭塞性脑血管病（包括烟雾病）。其中青少年以AVM和动脉瘤多见，中老年患者以高血压多见。出血后含血的CSF可经脑室系统流入蛛网膜下隙，因此，原发性脑室出血都合并有继发性蛛网膜下隙出血。与继发性脑室出血不同的是，原发性脑室出血没有脑实质的破坏，临床表现主要是血液成分刺激引起的脑膜刺激症状和脑脊液循环梗阻引起的颅内压增高症状，血液吸收后，可以不留下任何神经功能缺失。尤其是年轻人因AVM和动脉瘤破裂引起的原发性脑室出血，预后常常较好，如果不发生脑积水，除非急性大量出血使深部脑结构迅速受到压迫者外，一般亦常能取得较好的治疗效果。但因高血压引起的原发性脑室出血预后仍较严重，文献报道的病死率为0～55.5%。其临床预后主要取决于患者发病时的年龄、

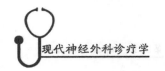

意识水平、有无再出血、是否伴有急性梗阻性脑积水，以及急性梗阻性脑积水是否得到及时有效的缓解。

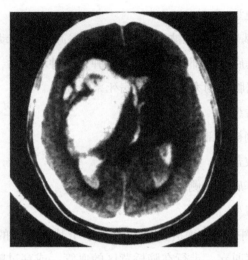

图3-2　高血压脑出血，头颅CT扫描显示出血区波及基底核和丘脑，并破入脑室形成继发性脑室出血

临床上见到的脑室出血绝大多数是继发性脑室出血，继发性脑室出血是指靠近脑室周围的脑组织内发生出血后破入脑室。脑室附近脑组织内出血的原因，多数是由于高血压脑出血所致（图3-2），其他原因有动脉瘤或AVM破裂以及烟雾病、外伤、脑肿瘤卒中和血液病等。虽然脑室出血后含血CSF可经脑室系统流入蛛网膜下隙，但蛛网膜下隙出血经第四脑室开口逆流入脑室者极其罕见。根据原发性出血的部位不同，出血可经侧脑室、第三和第四脑室进入脑室系统。血液进入侧脑室的途径为穿破尾状核头部和丘脑，进入第三脑室的途径，可以是血肿先破入侧脑室，然后经室间孔进入第三脑室；也可直接穿破丘脑进入第三脑室。进入第四脑室的血液可来自侧脑室或第三脑室的出血，然后经导水管流入，也可为小脑或脑桥出血直接破入第四脑室。

继发性脑室出血的临床表现除了具有脑室内出血的临床特征外，还同时伴有原发性出血灶导致的神经功能障碍症状。继发性脑室出血后临床症状主要取决于三个因素：一是出血量，一般来说，出血量越大，局部脑组织损伤和颅内压增高症状越重。二是脑室系统是否存在梗阻，合并CSF循环梗阻者，临床症状多较重。出血量大，甚至产生整个脑室铸型，严重影响到脑脊液循环时，可造成急性颅内压增高，导致急性脑疝而危及生命。有时出血量虽大，但未阻塞脑脊液循环通路，颅内压增高可能不十分严重。三是出血部位脑组织损伤的程度，由于脑室周围的神经结构功能复杂，出血压迫或破坏这些结构，常产生严重的临床表现，患者可立即出现昏迷、偏瘫和明显的脑膜刺激征。当出血经下丘脑破入脑室，患者可出现高热、昏迷和消化道出血。脑桥和小脑出血破入第四脑室者，多伴有严重的脑干受损症状，患者可在短时间内致死。因此，原发性出血部位的神经结构损伤程度和是否出现急性颅内压增高是决定患者临床表现和预后的关键因素。

继发性脑室出血的吸收时间与原发灶的出血量、是否形成脑室铸型、治疗方式以及患者的年龄和全身情况等因素有关。脑室引流合并使用血肿溶解药物能缩短血肿的吸收过程。

在CT应用于临床后，脑室出血的诊断并不困难。包括原发性出血部位、出血受累的范围、出血量、是否存在脑室扩大、脑脊液循环梗阻的部位等，均可明确显示。为了便于治疗和判断预后，对脑室出血曾有不同的分级和分型方法。赵卫忠等人根据CT检查将继发性脑室出血分为4种类型。

（一）Ⅰ型

壳核及丘脑出血少于20mL，破入一侧侧脑室或其他脑室，但无铸型，无环池受压征象。

（二）Ⅱ型

壳核及丘脑出血超过20mL，破入侧脑室或其他脑室，环池受压消失。

（三）Ⅲ型

壳核及丘脑出血导致侧脑室或全脑室系统铸型，环池积血或环池受压消失。

（四）Ⅳ型

脑桥或小脑出血破入第ⅲ、Ⅳ脑室，出现梗阻性脑积水。

Graeb和Verma等按照CT上每个脑室的出血量及有无脑室扩大进行分级。近年来还有人将临床情况与CT检查相结合进行分级，虽较复杂，但能比较客观反映患者的实际临床情况。

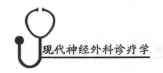
六、脑叶出血

脑叶出血又称皮质下出血，约占所有高血压脑出血患者的10%。由于出血后形成的血肿位于皮层下，深部重要神经组织受累较轻，加上老年人常存在不同程度的脑萎缩，颅内代偿空间较大，因而临床症状常较其他部位的出血轻。脑叶出血多见于60岁以上的患者，出血常发生于大脑半球的周边区，尤其是枕叶、颞叶和额叶，而不受累基底核、小脑和脑干，经治疗后效果优于其他部位的出血。

脑叶出血的原因可见于高血压脑出血，也可能系脑的小动静脉畸形或脑动脉淀粉样变性所致。国外文献报道的脑叶出血以淀粉样变性多见，但国内报道的脑叶出血多系小动静脉畸形和高血压病所致。这可能与国内对脑动脉的淀粉样变性研究较少，手术病例也多因未获取术中脑组织标本而缺乏病理资料有关。近年来国内文献已经逐渐注意到脑淀粉样变性疾病，由北京天坛医院牵头的国家科技部"十一五"重点支撑项目课题中，将开展对脑血管病的多中心研究，其中也包括对脑淀粉样疾病的研究，可能为揭示我国脑叶出血的病因提供客观资料。

第三节 检查方法

一、腰椎穿刺

90%的脑出血患者有颅内压增高，约80%的患者CSF中含有红细胞。但是，出血破入脑室后，在腰池的CSF中出现红细胞可能需要数h的时间，故怀疑有脑出血但发病数h内进行腰穿检查CSF未见红细胞者，并不能完全排除出血的存在，如在12～24h后重复进行腰椎穿刺，CSF中的含血率可增至94%。但脑出血后多存在颅内压增高，腰穿检查有诱发脑疝的危险。在CT广泛应用后，已很少采用腰椎穿刺诊断脑出血。

二、脑血管造影

在头颅CT应用之前，脑血管造影是高血压脑出血确诊的重要手段之一，主要是根据脑血管的移位情况判断可能的出血部位。在CT等现代神经影像学技术引入临床后，单纯借助脑血管造影诊断高血压脑出血的方法早已被废弃。但对一些年龄较轻的脑内血肿患者，临床上怀疑AVM、烟雾病等存在时，或可疑有颅内动脉瘤破裂出血时，脑血管造影对排除这些可疑疾病，仍具有其他检查无法代替的价值。

三、头颅CT检查

CT扫描的问世，为脑出血的诊断和鉴别诊断提供了一种准确可靠的工具，在高清晰度的CT图像上，脑出血的诊断正确率几乎可达100%。CT检查不仅能直观地反映出血的部位、范围、周围脑组织受累的程度、脑水肿的程度以及血肿扩展的范围，而且无侵袭性，简单易行，便于重复检查，对出血后颅内病变进行动态观察，目前已成为脑出血的首选检查方法。高血压脑出血的CT表现有以下几种。

（一）血肿本身的图像

脑内血肿的X线吸收值取决于血肿内血红蛋白的含量。血液流出血管后，红细胞发生凝聚和破裂，其中血红蛋白不断释出。血红蛋白的X线吸收系数明显高于正常脑组织，正常人脑组织的CT值为25～45HU，新鲜血液的CT值是28HU，脑内新鲜出血的CT值为47～60HU。血块凝固收缩后局部血细胞比容增加，CT值可达到85～90HU，显著高于脑组织。因此急性脑内出血灶在CT扫描图像上呈现质地均匀边缘清楚的高密度肿块。一般于出血后第4d血肿的周边部分开始溶解，溶解后的血肿在CT图像上密度逐渐减低，最终完全吸收，在血肿部位出现一个低密度的腔隙，其CT值接近CSF。有人统计在CT图像上，血肿的密度一般每天减少1～2HU，血肿的直径每天约缩小0.7mm。血肿完全吸收的时间受出血量大小、患者年龄和全身状况的影响，小的血肿吸收很快，出血后数天到两周即可演变为等密度，而大的血肿完全吸收需时较长，4-6周后方能转变为等密度。另外，血肿破入脑室后可见到脑室内积血现象，双侧侧脑室内充满血块者，称为"脑室铸型"。脑室内积血的吸收速度一般比脑内积血的吸收速度快。出血经脑室流入或直接破入蛛网膜下隙后可见蛛网膜下隙积血现象。

（二）血肿周围继发性水肿

血肿周围的水肿表现为血肿边缘的低密度带，一般在出血数h后才开始出现，到出血后24h才能比较清楚地显示。以后随着水肿逐渐加重，血肿周围低密

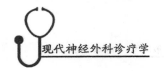

度带逐渐增宽。水肿的程度和范围因出血部位不同而有差别，幕上较大量的出血，水肿的范围一般较大，且常常在出血数天到两周后表现得最为明显，以后逐渐消失。溶解后的血肿本身也成为低密度灶，与血肿周围的水肿带混合为一体。此时，血肿区的低密度带由两部分构成，一部分是血肿周围的水肿带，另一部分是位于水肿带中央的血肿溶解区，通过增强扫描可区分出这两种成分。增强后，水肿带和血肿溶解区之间可出现一个环形影像，溶解的血肿在增强的环影内，而水肿带在环影之外。血肿周围脑组织水肿消失的时间常比血肿本身消失慢得多。

（三）血肿的占位效应

由于血肿和脑水肿的占位作用，血肿周围的脑组织受压移位变形。在CT图像上，可见中线结构移位，脑室和脑池的受压变形，以及脑疝的直接和间接征象。例如，小脑幕切迹疝发生后，可见中线结构明显移位，尤其是第三脑室和脑干的移位更为明显，环池、脚间池和鞍上池发生移位、变形和闭塞。脑疝时间较长时，有时可见颞枕区脑梗死导致的大片低密度区，其原因是脑疝时大脑后动脉受压闭塞所致。

（四）脑积水

脑室内积血可使CSF流出受阻，形成急性梗阻性脑积水。脑积水也可由于小脑或脑干的出血压迫了CSF循环通路引起，表现为梗阻平面以上脑室扩张。

四、MRI

脑出血后，MRI主要显示的是血肿和血肿周围脑组织水肿演变过程中所形成的影像，它实际上反映了出血区红细胞的溶解和血红蛋白分子的化学变化过程。在MRI图像上，血肿信号的强弱受红细胞铁离子的影响。出血后，红细胞内所含血红蛋白历经从氧合血红蛋白—脱氧血红蛋白—正铁血红蛋白—含铁血黄素的变化过程。血红蛋白变化过程中不同阶段的物质所含铁离子的数量和不成对电子的数量都不相同，它们在构成这些物质的分子中的分布也不相同，因而所产生的顺磁性效应也不相同。在MRI检查时，从理论上血红蛋白在脑组织中的改变可分为5个时相：在1周内出现的急性期改变、1~两周出现的亚急性早期改变、2~4周出现的亚急性晚期改变、1~6个月期间出现的慢性早期改变和6个月以后的慢性晚期改变。实际上MRI显示的血红蛋白变化过程与上述理论上的时相有所区别，从新鲜红细胞构成的血肿到红细胞溶解吸收后残余的含铁血黄素沉积，可以人为地划分为以下几个时期：出血后24h内为超急性期，第2～7d为急性期，第2～4周为亚急性期，超过1个月为慢性期。不同时期的MRI表现如下。

（一）超急性期

超急性期指脑出血后24h以内，此期中血肿由新鲜完整的红细胞组成，红细胞内所含血红蛋白是氧合血红蛋白，氧合血红蛋白含2价铁，能携带氧，但只有一个不成对电子，顺磁性效应很弱，基本属于非磁性物质。出血后短时间内，红细胞比容为45%，相当于全血，血肿周围尚未形成脑水肿，此期血肿在T_1加权像表现为低信号，在T_2与质子加权像上呈高信号，这种状态持续2～3h。出血后3～12h血肿逐渐凝结、皱缩，随着血肿内水分的吸收，蛋白浓度逐渐增加，一些水分子被吸引到带电的蛋白分子的亲水端，排列在缓慢波动的蛋白周围，形成所谓的水化层。此时血肿内的水分已不再是单纯性低蛋白溶液中的纯水，而转变为高蛋白溶液中的临界水。但由于此期血肿中水分的含量仍很高，所以在T_1加权像上呈高信号，在T_2加权像与质子密度像上呈高信号。在出血后12～24h，血浆逐渐析出，水分减少使T_1和T_2值缩短，质子密度下降，这些参数在某一阶段可能接近脑组织，所以，在T_1、T_2与质子密度加权像上可能表现为等信号。

（二）急性期

急性期指出血后2～7d。在此期间，血肿内血红蛋白的演化经历3个阶段：第一阶段在出血后2～3天，血肿由完整的红细胞组成，红细胞内血红蛋白转变为脱氧血红蛋白，脱氧血红蛋白含2价铁，有4个不成对电子，有顺磁性。由于血浆完全析出而被吸收，血肿内细胞比容升至90%，相当于血凝块，蛋白浓度与氢质子密度均接近于或稍低于正常脑组织，所以，血肿在T_1加权像上呈等信号或低信号，在T_2加权像上呈明显低信号。第二阶段在出血后3～4d，血肿内红细胞中的血红蛋白逐渐转变为正铁血红蛋白，部分正铁血红蛋白因红细胞溶解而被释放。铁血红蛋白在T_1加权像上呈短T_2高信号，在T_1加权像上呈很短T_2明显低信号。第三阶段在出血后5～7d，血肿开始溶解，释放出正铁血红蛋白，因此，血肿由游离的未稀释的正铁血红蛋白组成。在T_2加权像上表现高信号，在T_1加权像上为略低信号（稍短T_2），在质子密度加权像上呈等信号。

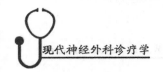

（三）亚急性期

亚急性期指出血后的第8～30d。在此期间，血肿周边部的脱氧血红蛋白先转变成正铁血红蛋白，最后整个血肿转变成正铁血红蛋白。此期可分两个阶段：

1.出血后8～15d

血肿由两部分组成，即血肿周边部为游离的正铁血红蛋白，而中心区仍为残存红细胞，内含脱氧血红蛋白。MRI表现为血肿周边部在T_1加权像呈高信号，T_2加权像为低信号。

2.出血后16～30d

红细胞溶解吸收后形成游离的正铁血红蛋白，所以在T_1、T_2加权像上均呈高信号。血肿周围出现含铁血黄素形成的低信号环。

（四）慢性期

指出血后30～60d。血肿由游离的正铁血红蛋白组成，正铁血红蛋白的MRI信号可维持长达数月甚至数年。在T_1、T_2和质子密度加权像上均呈高信号，在其外缘为含铁血黄素形成的低信号环。

（五）残腔期

指出血后2个月至数年。此期血肿内游离的正铁血红蛋白已接近完全吸收，仅留下一个在原血肿的外围含有含铁血黄素成分的残腔。在MRI上的表现为T_1和质子密度加权像上呈低信号，在T_2加权像上呈明显低信号。残腔内如有未被吸收的正铁血红蛋白，在所有序列的MRI图像上仍呈高信号改变，这种改变可持续数月至数年。

由于MRI对脑出血的诊断受血红蛋白化学变化过程的影响，而且检查费时，患者需要较长时间保持不动，这对于绝大多数的急性期脑出血患者来说，显然难以办到。而且，在出血的急性期，当临床医师急需诊断结果时，在MRI图像上可能因此时血肿与脑组织的信号相等或差别不大，而不能提供准确的诊断结果。而当血肿已经趋于吸收，患者病情逐渐改善时，在MRI图像上反而出现显著的变化，因此它对急性期脑出血的诊断和鉴别诊断的价值远不如CT，再加上费用较高，故在怀疑脑出血的患者，应首选头颅CT作为检查方法。

第四节 外科治疗

外科治疗的目的是：①降低颅内压力，改善脑血流；②清除血肿，解除对周围脑组织的压迫，除去引起脑水肿和脑缺血的原因，减轻后遗症；③解除急性梗阻性脑积水；④解除或防止威胁生命的脑疝。

一、手术适应证和禁忌证

虽然对脑出血已进行了大量的基础和临床研究，但对具体患者，究竟应该采取内科治疗还是进行手术治疗、如何选择最佳手术时机、采取何种治疗方式最为有利等问题仍缺乏共识。其原因在于目前尚无在理论和实践工作中均适用的，能够反映患者整体状况的统一的血肿分类标准，尚未制定出统一的手术适应证和禁忌证的标准，以及在这一标准下手术治疗和保守治疗的详细对比资料。此外，也还需要建立一套适用于内外科治疗疗效的统一判定方法。

一般说来，手术适应证和禁忌证的选择应建立在对患者整体状况周密考虑的基础上，根据患者的意识状况、出血部位、出血量、是否存在严重的继发性损害如急性梗阻性脑积水、脑疝及出血到入院的时间等，并结合患者的全身情况进行综合考虑。过去对高血压脑出血手术适应证的掌握较为严格，因为手术一般是指开颅血肿清除术。随着手术方法的改进和多样化，尤其是血肿碎吸技术、血肿溶解技术等的开展，使一些手术操作变得简单易行，甚至在床边即可进行，对患者的创伤很小，容易耐受。由于微侵袭手术技术的引进及日益成熟，从近年来发表的文献可以看出，对高血压脑出血外科治疗的指征有放宽的趋势。对出血量属于临界状态，介于既可手术治疗又可进行保守治疗的患者，经采用简单的方法清除部分血肿后，确实能改善部分患者的临床症状，缩短恢复过程，减轻血肿周围脑组织的缺血过程。但其远期效果尚需要进一步评价。

虽然对高血压脑出血的治疗方式仍存在争论，但有一点是公认的，即出

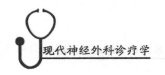

血后患者意识清醒，神经功能障碍较轻者不需要手术，内科治疗能获得满意的疗效。而深昏迷伴有双侧瞳孔散大的患者即使进行手术也无太大帮助。争论的焦点集中在介于二者之间的那部分患者，究竟采取哪种治疗措施更为有利。Luessenhop根据病情将患者分为三组：第一组神志清楚或轻度嗜睡，神经系统体征轻微，生命体征正常，这类患者可不经手术治愈。第三组患者神志昏迷，有原发性或继发性脑干症状，病情危重，这类患者不论手术与否预后均差，但外科治疗比内科治疗稍好。在两者之间的第二组患者，神志嗜睡到木僵，肢体有轻瘫或偏瘫，瞳孔正常，生命体征无明显变化，这类患者外科治疗比内科治疗效果好。

日本对高血压脑出血临床治疗的协作研究资料颇具代表性，因为他们收集的病例数量多（超过1000例），对患者的临床状况、放射学检查和预后都进行了标准化处理，根据这些综合情况制定的手术适应证不仅考虑到了出血部位和出血量，也考虑到患者的神经功能状态，具有一定的参考价值。对患者根据临床状况做出神经功能状态分级，并结合CT检查结果做出CT分型，二者结合起来制定治疗方案。以下是他们的分型标准和处理方案。我国2000年在广州召开的全国脑血管病专题研讨会上建议采用保守治疗和手术治疗的意见与之大致相同。

对丘脑出血，因其部位深，血肿位于内囊的内侧，开颅清除血肿时内囊纤维将受到破坏，手术适应证和手术方式可参考壳核出血，但应较壳核出血更为慎重。资料证明，丘脑大量出血经手术治疗的生存率显然高于非手术治疗组，但是手术治疗组的神经功能恢复情况不如非手术治疗组，这一方面反映出手术治疗确能挽救一部分患者的生命，但是，手术治疗也给患者的神经功能恢复带来不利影响。

梭藤文男根据患者的神经功能状况、CT分型、血肿最大径和出血量将丘脑出血分为轻、中、重三型：

（一）轻度出血

包括神经功能状况处于1、2、3级，CT分类为Ⅰa、Ⅰb、Ⅱa；血肿最大径≤2cm，出血量在10mL的患者。此组患者的神经功能状况较好，出血量不多，适于内科治疗。从预后来看，内科治疗组优于手术治疗组。

（二）中度丘脑出血

血肿最大径2.1～3.0cm，此组可在密切观察下采取内科治疗，也可进行外科治疗。但成活患者的功能恢复的情况，内科治疗组优于手术治疗组。

（三）严重丘脑出血

CT分型为Ⅱb，血肿最大径为3.1～4.0cm，出血量＞31mL，手术治疗组病死率明显低于保守治疗组，但手术后存活者功能预后较差，生活不能自理。

其他手术方法如血肿碎吸术，血肿腔内置管进行血肿抽吸结合血肿溶解治疗，并不增加深部结构的损伤，很多内科医师也可施行这种手术，治疗效果也很好。

总之，对幕上的脑出血，应全面考虑患者的情况。一旦做出手术的决定，则应尽快清除血肿。对选择内科治疗的患者，应密切观察病情变化，如出现病情进行性加重或复查CT发现血肿增大，出现脑积水征象，或难以用内科方法控制的颅内压增高，应及时采取外科治疗。

对小脑出血的治疗一直持比较积极的态度。如CT显示出血量很小，通过积极内科治疗也可取得满意的疗效。对出血量少于10mL或血肿直径小于20mm的出血，尤其是靠近小脑半球外侧的出血，患者意识清楚，没有脑干受压和急性脑积水的征象者，可在严密观察下进行内科治疗。出血量在10mL以上，患者出现不同程度的意识障碍，或出现急性脑干受压症状或进行性脑积水的患者，应采取手术治疗。对CT显示血肿虽然较小，但已经出现脑积水征象者，即使患者意识仍然清醒，也应积极进行血肿清除和减压。对入院时或在手术准备期间出现呼吸骤停者，可进行快速锥颅，穿刺脑室行CSF引流，如呼吸能够恢复，应积极进行手术，有的患者仍能够取得较满意的疗效。对呼吸已经停止较长时间，双侧瞳孔散大固定，患者处于深昏迷状态者，可暂缓手术。

二、手术时机

脑出血患者的手术时机直接影响手术效果。对手术时机的选择仍有不同意见。有人主张早期或超早期手术，在出血后6h内行血肿清除术，理由是出血数h后血肿周围的脑组织即开始出现有害的组织学改变，脑水肿也逐渐加重，24h后血肿周围脑组织即可发生不可逆性的继发性损害。即使患者能够度过出血的打击

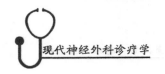

而存活，脑功能的恢复也会受到影响。如能在继发性脑组织损害之前清除血肿，神经功能可望获得较好恢复。也有人主张如患者情况允许，手术可选择在出血后4～14d进行手术，理由是此时病情已稳定，手术病死率低。但可能有部分患者会在此期间死亡，因为脑出血死亡的患者，75%～84%是在发病后3～4d内死亡的，故延期手术不能降低总病死率，且一部分患者可能因等待而失去治疗机会。

手术应选择那些能达到前述手术目的的方法。单纯钻孔穿刺抽吸血肿不能吸出已经凝固的血块，往往达不到充分减压的目的。采用立体定向技术将导管准确置入血肿腔内，用血肿碎化器将血肿打碎后吸出，残余血肿经留置在血肿腔内的导管注入溶栓剂，将血肿溶解后引流出来。此种方法创伤小，不需麻醉，疗效也较为肯定。但对血肿很大或已出现脑疝的危重患者，开颅彻底清除血肿并行减压术仍是最佳治疗方法。显微外科技术的应用，使手术更为安全、精细，对正常脑组织的损伤小，是应该提倡的方法。

（一）开颅血肿清除术

根据血肿所在部位选择相应的开颅入路。

1.经颞部入路清除血肿

在患侧颞部做骨瓣或颅骨切除开颅。如硬脑膜张力过高，可先在硬脑膜上切开一小口，用脑针穿刺血肿，抽出部分血液减压后再打开硬脑膜。优势半球手术可沿颞中回或颞下回切开脑皮质，避开位于颞上回后部的感觉语言区，非优势半球侧也可经颞上回入路。或根据CT所显示的血肿距皮层最表浅处切开皮层，用吸引器将血肿吸除。出血超过6～8h者，血肿周围已有明显脑水肿者，此时脑组织非常脆弱，而血肿周围的神经组织功能一般都很重要，尤其是血肿内侧与内囊邻近处的脑组织，不需要强调过分的血肿清除、清除非常彻底，以避免增加损伤。血肿清除后妥善止血，以防术后再出血。

2.经额颞部入路清除血肿

Kaneko经额颞骨瓣开颅，在颞上回的前部切开脑皮质，切口长约1cm，显露出岛叶，在岛叶皮质上切开同样大小的切口，避免损伤大脑中动脉，深入0.5～4cm就可达到血肿。用显微技术清除血肿，遇豆纹动脉出血时，应在其分支处电凝止血，避免阻断其主干，以免造成更广泛的区域缺血。

3.经外侧裂入路清除血肿

Suzuki和Gega等采用以外侧裂为中点的翼点开颅或额颞开颅。在显微镜下分开外侧裂，注意避免损伤位于外侧裂内的大脑中动脉及其主要分支。显露出岛叶后，在岛叶表面的大脑中动脉分支之间的无血管区，先用脑针穿刺，证实血肿后，切开岛叶皮层，切口0.5～1.0cm已经足够。用窄的脑压板分开岛叶进入血肿腔，用吸引器将血肿吸除。对已发生脑疝或颅内压增高严重者，应慎用此入路，因分开外侧裂较困难，易造成脑组织的牵拉性损伤。

4.开颅清除血肿术中应注意的几个问题

（1）减压术：出血造成的不同程度脑组织损伤可导致同程度的脑组织水肿，即便清除了血肿，水肿仍将持续一段时间然后才能逐渐消退，对那些血肿量很大、术前昏迷程度较深，尤其是已发生脑疝的患者，或术中清除血肿后脑压仍较高的患者，一般应做减压术以保安全。星形切开硬脑膜，去除骨瓣，减压窗应足够大。对那些在很早期手术，水肿尚未发生前即已将血肿清除，或血肿量虽较大，但术前患者意识清醒，血肿清除后颅内压很低时，可以不做减压术。但术后仍必须严密观察病情，注意颅内压的变化，积极进行脱水治疗，一旦出现危象立即施行减压。

（2）血肿腔引流：清除血肿后在血肿腔内放置引流，引流血肿腔内的血性渗出物，24h后拔除引流，对减轻手术后反应是有帮助的，对术后局部血肿复发也可通过该引流管注入溶栓药物后引流血肿。但应避免引流管过细，容易被血块堵塞，起不到引流作用。如血肿清除彻底，止血可靠，或小型血肿，清除血肿后其空腔已近于封闭，则可不必进行引流。

（3）脑室引流：血肿破入脑室者，开颅前应穿刺对侧侧脑室，放置引流管，不仅可降低颅内压力便于操作，还可经引流管进行脑室冲洗，将脑室内积存的残血和小血块通过脑室的破口从血肿腔内冲洗出来。手术后继续引流数日，可缩短疾病的恢复过程，减少交通性脑积水的发生率。对脑室铸型血块不能冲洗出来者，手术后通过此管注入溶栓剂溶解血块。对手术中因追踪清除血肿而进入脑室者，也可经脑室的破口放入引流管，手术后继续引流。

（二）锥孔或钻孔血肿引流

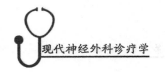

优点是操作简便、创伤小，不需全身麻醉，在紧急情况下可在急诊室或病房内施行，抽出血肿腔内的液体成分，解除部分占位效应，可以暂时缓解症状。缺点是难以抽出固体血块，血肿清除不彻底，不能达到有效减压的目的，且盲目穿刺和负压吸引有可能造成新的出血。

穿刺针或置管头端在血肿腔内的位置与能吸出的血肿量有关。为了增加穿刺的准确性，采用B超或立体定向技术引导，可以更准确地穿刺到血肿的中心部分。溶栓剂的应用，使单纯钻孔引流术的血肿清除效果大为提高，在穿刺抽出部分血肿后，通过定时向血肿腔内注入溶栓剂，使血肿块溶解吸出。它能在很小的创伤下，缓解或治愈一部分患者，尤其是年老体弱不能耐受手术的患者。对已经度过急性期的患者，为了加速神经功能的恢复和缩短恢复过程，也可采取此种方法将血肿吸出。病情严重，或已发生脑疝的患者不宜采用此种治疗。

（三）立体定向血肿清除术

1965年，Bense等人首先将立体定向血肿清除术用于临床治疗脑出血，立体定向引导下的血肿清除通过CT定位和立体定向引导下施行，提高了穿刺的精确性，即使很深的血肿也能以最小的损伤达到目标。

但立体定向穿刺技术只解决了准确穿刺血肿的问题，依然存在类似锥孔或钻孔引流术不能充分吸出血肿的缺陷。1978年，Backlund设计了一种能经穿刺导管内导入的碎化血肿装置，该装置有一外径为4mm的金属导管，导管的尖部密封，近头端开两侧孔，末端有一侧管连接吸引器，使用时将带有阿基米德螺旋的导针置入外导管内，利用负压将血凝块吸入金属管内，再用手旋转螺旋导针将血块粉碎并吸出体外。血肿吸除后，先拔除螺旋导针，将外导管留置在血肿腔内数分钟，观察有无新鲜出血。

为了防止该装置被堵塞妨碍血肿的吸出，1985年，Kandel将手动的螺旋导针改用马达驱动，螺旋针的直径缩小至2mm，比外套管针短1.5mm。改进后的装置由于螺旋针不会直接与脑组织接触，可避免脑组织损伤。马达驱动使旋转速度增加，血肿的排出效果也有所提高。还有人将此器械增加一管状气孔，便于检测和调节金属管末端的吸引负压，冲洗和推注对比剂。另外一种改进是加深螺旋的沟槽，利用马达带动螺杆以提高切磨能力。或用超声手术吸引器（CUSA）排出血肿，避免了血块的阻塞。为了增加血肿排出效果的另一种装置采用高压冲洗的方法，在外径4mm的套管中插入一内径0.1mm的冲洗管和一外径2mm的吸引管，利用5～8kg/cm的冲洗压和100～150mmHg的负压吸引将血块冲洗并吸出体外，效果比单纯使用阿基米德螺旋优越。还有人把经皮做腰椎间盘吸引的装置加以改进，调节其冲洗压、吸引负压和切割速度后用于脑内血肿清除术，此装置的探针直径2mm，一端开口，针尖圆钝，末端封闭，工作原理类似铡刀型切割器，切割与吸引同步进行，效果很好。

目前，立体定向血肿清除术已广泛用于高血压性脑出血的治疗，但缺点是需要特殊设备，操作较繁杂，因而手术时间也较长。对需要紧急处理的颅内压增高患者仍不适用。

（四）内镜下血肿清除术

内镜具有冲洗、吸引以及可以直视下操作等优点，与内镜配套的止血技术，包括激光技术，对血肿清除后的止血提供了方便。内镜可徒手导入血肿腔内，也可在超声引导下导入。即使血肿清除不完全，也可通过在血肿腔内留置引流管、注入溶栓制剂等措施使残余血肿溶解后引出。

（五）血肿腔置管血块溶解术

血块是由纤维蛋白原转变成纤维蛋白形成的支架中充填红细胞、白细胞和血小板而形成的。血块中含有大量的纤维蛋白溶解酶原，溶栓剂可激活血块内的纤维蛋白溶解酶原，使之变成纤溶酶将血块溶解。血肿的溶解治疗可作为自发性脑内血肿穿刺抽吸后的辅助治疗，由于创伤小，使用较为安全，血肿溶解的效果比较可靠，已显示出其优越性。目前已广泛用于血肿穿刺抽吸术后残余血肿的溶解，但对危及生命的血肿，仍应行开颅血肿清除术。

目前所使用的纤溶药物已发展到第三代，第一代为尿激酶和链激酶；第二代为组织型纤溶酶原激活剂（t-PA）、重组单链尿激酶型纤溶酶原激活剂（rscu-PA）、乙酰纤溶酶原-链激酶复合物（APSAC）；第三代溶栓剂尚未在临床上正式推出，主要代表制剂如将t-PA和rscu-PA二级结构基因嵌合所得的嵌合型溶栓剂和从南美叶口蝠唾液中分离出的纤溶酶原激活剂等。

1.尿激酶

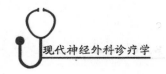

尿激酶是由人尿或人肾培养物制成的一种蛋白酶，是一种非选择性纤溶酶原激活剂，能快速消耗血肿内的纤维蛋白原以溶解血肿。动物实验发现，尿激酶用于脑内血肿的治疗是安全有效的。

（1）尿激酶的使用方法：先经导管将血肿的液态成分抽出，然后将尿激酶6000~2000IU溶于2mL盐水中注入血肿腔，夹管1~2h，然后开放引流。由于尿激酶的半衰期只有14min左右，因此需反复给药，直到血肿被完全溶解排出。

（2）临床效果：早在1980年，Itakura等即使用尿激酶治疗自发性脑内血肿，每次向血肿腔内注入6000IU，然后抽吸溶解的血肿，每日2次。使用尿激酶后，抽出的血肿量从66%增加到85%。Niizuma用尿激酶治疗97例脑内血肿患者，有58%的患者血肿被吸出50%，30%的患者血块被吸出30%~49%，只有12%的患者血块吸出不到29%。

Hondo用尿激酶治疗51例脑内血肿的患者，他将患者分为三组：

1）急性组：血肿形成时间在3天之内。

2）亚急性组：血肿形成在4~14d。

3）慢性组：血肿形成时间超过15d。

治疗采用尿激酶6000IU，每6~12h注入血肿腔1次，发现治疗距血肿形成的时间越长，血凝块越易于完全吸出，所需的尿激酶量也越少。该组出血后3天内治疗者，36%的血凝块能被吸出；4~14d治疗者，43%的血凝块能被吸出；超过15d治疗的患者，血肿被吸出的量达到51%。治疗所需的尿激酶总量在以上3组分别是40 167I、30 000和28 200IU。

（3）不良反应：使用大剂量尿激酶溶解血管内血栓时，可发生继发性脑内出血。但由于尿激酶直接注入血肿腔内，而且定时开放引流，吸收到血液中的有效成分不多，因此即使大剂量使用（每次10 000~20 000IU），也较为安全。

2.链激酶

由β溶血性链球菌产生，链激酶也是非选择性溶栓制剂，但它首先需与无活性的血浆酶原结合形成复合物，然后才能将血浆酶原转化为有活性的血浆酶。过去链激酶是从溶血性链球菌中直接提取，纯化度低，临床使用后容易出现寒战、高热等过敏反应，部分患者可出现出血倾向，因此使用得较少。近年来，通过基因重组技术生产的基因重组链激酶已用于临床，其纯度有了明显的提高。

链激酶用于溶解脑内血肿的使用方法同尿激酶，一般用量为链激酶5mg，溶于少量生理盐水中，通过置入血肿腔内的导管注入，夹管2～4h，然后开放引流。每日1～2次。直到血肿溶解排出。

3.组织型纤溶酶原激活剂

组织型纤溶酶原激活剂是一种内生型的纤溶酶原激活剂。正常人血浆中纤溶酶原激活物按照免疫特性分为两类：一类与尿激酶（UK）抗原性相似，称为UK型纤溶酶原激活剂，另一类与心脏、子宫和肺等组织中的纤溶酶原激活物相似，称为组织型纤溶酶原激活物（t-PA）。t-PA主要在人体血管内皮细胞合成，半衰期很短，循环中t-PA的浓度也很低（$4.0 \pm 1.8 \mu g/L$），但这样的浓度已足够维持正常的纤溶活性。组织或血管受到损伤后，受损血管内形成血栓，血栓内吸附有大量的纤溶酶原，血栓形成处的血管内皮细胞受刺激后释放出t-PA。t-PA与纤维蛋白聚合物有很强的亲和力，能选择性地激活与纤维蛋白结合的纤溶酶原形成纤溶酶，使纤维蛋白裂解而使血栓溶解。外源性纤溶酶原激活剂是促使纤溶酶原迅速被激活转变为纤溶酶，以加速血栓的溶解过程，从而达到治疗的目的。目前用于临床的是用重组核糖核酸技术合成的重组t-PA（rt-PA）。rt-PA的血浆半衰期为3.6～4.6min，极限半期为39～53min，主要在肝脏灭活。

临床上，t-PA首先被用于急性心肌梗死的溶栓治疗，以后扩大应用于全身各种栓塞性疾病。1980年后用于治疗脑缺血性卒中。在神经外科，最早用于治疗动脉瘤破裂后的SAH，在动脉瘤夹闭术中，关颅前在基底池内注入t-PA或通过放置在脑池和蛛网膜下隙的引流管注入t-PA，以溶解蛛网膜下隙的残余积血。1993年，FindLay和Mayfrank将rt-PA注射到脑室用于治疗脑室出血。之后，Schaller等（1995）将rt-PA直接注入血肿腔内，用于溶解高血压所致的脑内血肿。该组的治疗标准是：70岁以下的患者，意识水平下降，没有脑疝，血肿的最小直径是3cm，出血时间不超过72h，经DSA检查排除了动脉瘤和AVM，没有全身性出血性疾病或其他严重内科疾病。他们治疗的14例患者中，血肿大小在$3 \times 3 \times 4cm$到$7 \times 7 \times 4cm$之间，方法是采用立体定向技术将一导管置入血肿腔内，先抽出能够抽出的血肿成分，然后经导管注入rt-PA，使用的剂量按血肿的最大径计算：直

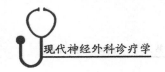

径1cm的血肿用量为1mg。如血肿最大径为5cm，用量为5mg。注入rt-PA后夹管2h，然后开放导管引流溶解的血肿，不加负压抽吸。用药次数为1~4次，所需rt-PA的总剂量为5~16mg，平均为9.9mg。除1例外，其余患者的血肿在5d内完全溶解排出，未出现全身性并发症。

t-PA被称为第二代纤维蛋白溶解剂，它与纤溶酶原的结合具有特异性，除非剂量过大，一般不会出现全身性的纤维蛋白溶解作用。另外，由于t-PA是人体内生型酶，缺乏抗原性，不存在免疫反应问题。因此其作用优于尿激酶，但其价格目前仍较昂贵，使用受到限制。t-PA在治疗血管内血栓时，由于将药物直接注入血管内，剂量大时会出现全身性纤溶反应而导致颅内出血。但在脑内血肿治疗时，是将药物注入血肿腔内，而且定时引流，因此，药物的吸收有限，全身性纤溶反应较之全身性用药要轻得多，但文献也有4%再出血率的报道。

四、影响手术效果的因素

（一）出血量

出血量的多少与颅内压、血肿周围脑组织的继发性损害程度等有密切关系。出血量愈大，病情发展愈快，手术疗效愈差。动物（狗）实验发现，脑内血肿量达到颅腔内容量的8%时为动物的致死量。在脑室内出血时，血肿量达到16%时才是致死量出血。而在人脑内血肿量达到颅内容量的6%~7%时可引起昏睡和昏迷，达到9%~10%时即可出现脑死亡。一般说来，20mL以下的血肿量生存率很高，50mL以下的血肿很少引起严重的意识障碍，超过60mL的血肿病死率大大增加，超过85mL的血肿由于原发性脑损害和继发性脑干损害，生存机会非常渺茫，即使患者能够存活，生存质量也很差，多呈植物生存或者严重残废。

（二）出血部位

出血部位较之出血量对预后的影响更大。脑叶出血，因深部神经结构遭受破坏的机会较少，病死率低于其他部位出血，文献报道脑叶血肿的病死率为11.5%~32%，即使出血量较大，只要在脑疝前手术清除血肿，预后一般较好，存活患者神经功能的恢复也优于深部血肿。壳核出血，尤其是血肿限于内囊后肢外侧，未影响到丘脑，血肿清除前患者神经功能障碍程度不十分严重者，一般预后较好。由于壳核血肿位于内囊的外侧，内囊受到损害的机会较少，因此手术后如果患者能够生存，则神经功能障碍恢复的机会大于丘脑出血。丘脑出血由于部位较深，出血可能导致深部结构如丘脑和丘脑下部核团以及内囊结构的损害，而且血肿易破入第三脑室，导致急性梗阻性脑积水，使颅内压进一步增高，病死率高于皮质下出血和壳核出血。由于血肿位于内囊的内侧，经颞部入路进行血肿清除术时，不可避免地会损伤到内囊的纤维，手术后神经功能的恢复也会较皮质下出血和壳核出血差。脑干出血造成重要神经组织损害更为严重，因此预后最差。

（三）患者的神经功能状况

入院时患者的神经功能状况是病情轻重的体现。尤其是意识水平，更能反映病情的严重程度。意识清醒者往往病情较轻，而深昏迷的患者则可能已邻近死亡。在Luessenhop病组中，神志清楚或嗜睡者，内科和外科治疗均无死亡；嗜睡至木僵的患者手术病死率为8%，内科治疗病死率为12%；而昏迷的患者手术病死率达77%，内科治疗的病死率为100%。

（四）手术距离出血的时间

出血距手术的时间一方面反映了医师对血肿处理的积极态度，另一方面也反映了疾病的严重程度。病情严重，出血量大的患者，一旦被神经外科医师接诊，可能立即做出手术的决定。而等待时间较长后再行手术治疗的患者，往往是入院时病情较轻，或在观察期间病情仍在进展的患者。在Imielinski等经手术治疗的病组中，24h以内手术的患者病死率达到64.7%（22/34），第2～3天手术的患者病死率是45.5%（15/33），第4～7d手术的患者病死率为46.2%（12/26），而第8天以后手术的患者病死率为29.4%（5/17）。

（五）其他因素

患者发病时的年龄、有无严重的心血管疾病和严重的代谢型疾病、是否合并有严重的并发症如消化道出血等，均对手术疗效有一定影响。

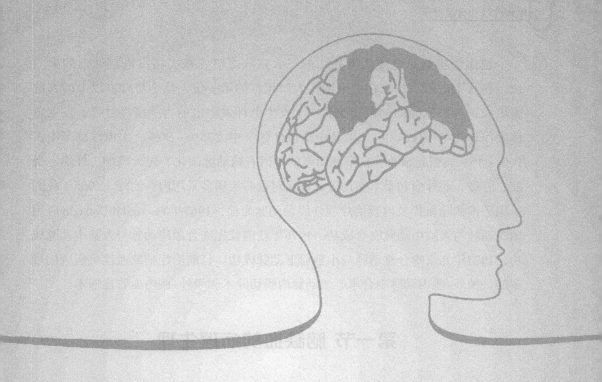

第四章　脑缺血性疾病

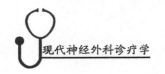

脑血管疾病是造成人类死亡的三大疾病之一，在美国占人口死亡的第三位，在日本占第二位，在中国则占人口死亡的第一位，特别对50岁以上的人危害更大，各种原因的脑血管疾病在未发生急性发作之前为一缓慢过程，发生急性发作称为卒中（Stroke），其中缺血性脑卒中占75%～90%，出血性脑卒中占10%～15%。引起脑血管狭窄和闭塞的原因有脑动脉硬化、先天畸形、外伤、炎症、肿瘤、动脉瘤和手术损伤等。以往对这些疾病多采用内科治疗。1965年我们采用手术摘除血栓及内膜治疗颅外段颈动脉血栓，1967年Yasargil和Donaghy应用颞浅动脉与大脑中动脉吻合成功，1976年新疆首先吻合颞浅动脉与大脑中动脉成功，1977年北京吻合枕动脉与小脑后下动脉成功。目前治疗脑缺血性疾病应用最多的是颅外-颅内动脉吻合术、颈动脉内膜切除术和颅外-颅内血管连通术。

第一节 脑缺血的病理生理

一、脑的供血和循环

正常脑的重量约1300～1500g，占全身体重的2%，脑是一个特殊的需氧器官，耗氧量很大，心脏每分钟搏出5000mL血液，其中750～1000mL（占15%～20%）供应脑。每侧颈内动脉每分钟通过350mL血液，两侧颈内动脉通过的血流量占全脑血流量的85%；每侧椎动脉每分钟通过100mL血液，两侧椎动脉供血占全脑血量的15%。一侧大脑中动脉每分钟有75～125mL的血通过，一侧颞浅动脉及枕动脉每分钟有150mL的血通过。脑血循环停止3s，代谢即起变化；停止60s，神经元活动停止；停止4～8min，即出现不可逆转的脑梗死。

正常脑血管靠扩张和收缩来调节脑血流量，而血管的扩张和收缩有赖于体循环血压、动脉血二氧化碳分压（$PaCO_2$）和氧分压（PaO_2）。正常动脉血$PaCO_2$为40mmHg（1mmHg＝133.332Pa），PaO_2为100mmHg。当$PaCO_2$发生变化时，由于酸性CO_2分子透过内皮的数量不同，可导致细胞外的pH值改变，因而引起脑血流量的改变。$PaCO_2$增高时，脑血管扩张，CBF增加，$PaCO_2$降低时，脑血管收缩，CBF减少。$PaCO_2$每变化1mmHg，CBF即变化，一般氧分压对CBF影响不大。

脑血管对血压的变化在60～180mmHg范围内有自动调节功能：当血压升高时，脑血管收缩而使脑血管阻力增加；血压下降时，血管扩张而使脑血管阻力下降，此两种变化可维持正常脑血流量。血压变化超过自动调节范围后，CBF即随血压的升降而增减。

在脑急性缺血和梗死区有代谢产物聚积，引起局部的反应性充血，局部CBF可减少30%～40%。健侧脑区对二氧化碳的反应也可能消失或减退所以，早期手术改善局部血流对全脑都有好处。

脑的局部微循环由微动脉、毛细血管及微静脉组成：微循环主要靠化学物质调节，在脑缺血时微循环中血流变慢而淤积，最后静脉血停滞，可发生血栓。

脑缺血区的血供恢复主要靠代偿性侧支循环的形成。对脑动脉闭塞的患者做脑血管造影发现，从对侧颅内动脉系统供血的有77%，从基底动脉供血的有54%，从同侧颈外动脉系统经眼动脉逆行供血的有60%，经脑膜动脉至大脑皮质动脉的有48%。

二、脑动脉闭塞

主要发生在大动脉分叉及转折处，此处血流湍急，容易造成管壁的损伤。皮质小动脉则少见硬化病变。颈总动脉分叉部粥样硬化病变最常见，它是先有狭窄，逐渐发展成闭塞，动脉壁的粥样斑块上的内膜如果发生溃疡，则此处可迅速形成血栓而使血管闭塞；血栓或粥样硬化斑块可能脱落而造成脑栓塞，大脑中动脉的闭塞多发生在分出豆纹动脉以后的节段，大脑中动脉闭塞后将出现严重的神经功能障碍，较颈内动脉闭塞后的症状重。多数人认为颈内动脉闭塞主要由于血栓形成，大脑中动脉闭塞主要由于栓塞。

脑动脉发生闭塞的速度与临床症状有明显关系，脑动脉缓慢发生闭塞，交通动脉能逐渐扩张，所缺的血量可被代偿而不出现神经功能障碍，甚至，双侧颈内动脉都闭塞也可以没有明显的神经功能障碍。有些情况下椎—基底动脉也闭塞，仅表现有轻微的神经功能障碍；如果脑动脉的闭塞发展得快，则可造成严重的神经功能障碍，当然，还要视哪一根脑动脉发生闭塞。

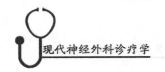

三、脑梗死

正常情况下CBF为50±10mL/100g/min（每分钟每100克脑组织所流过的血液量）。当CBF降到18～20mL/100g/min时，脑皮质诱发电位减低，脑电波逐步消失；CBF降至15mL/100g/min时，脑皮质诱发电位和脑电波完全消失，此时脑细胞仍然存活，但功能消失，神经轴突间的传导中断，如增加CBF在此阈值以上，脑功能可以完全恢复；当CBF降至8～10mL/100g/min时，神经细胞膜的离子泵功能衰竭，K^+外流和Na^+内流，造成细胞内水肿而使结构发生破坏，在此阈值下，细胞不能存活而死亡，即形成脑梗死。

急性的脑动脉闭塞可致出血性梗死，多见于大脑中动脉栓塞及急性颈内动脉血栓形成，在此急性期用手术摘除颈动脉内膜及血栓，也会引起梗死区出血，有高血压时更易发生梗死区出血。用手术建立小的侧支循环，如STA-MCA吻合，则不至于引起梗死区出血，这是由于缺血区的毛细血管床承受的压力较低之故，许多动物实验证实，大脑中动脉被阻断的时间越长，则梗死区越大，水肿范围也越广，造成的神经功能障碍越严重。夹闭动物大脑中动脉1～2h可引起较轻的病理损害，表现出轻微神经功能障碍；夹闭4h可发生小梗死区，产生中度的神经功能障碍；夹闭6～24h则出现广泛的脑梗死，表现有偏瘫及昏迷，在此时中止夹闭，则发生梗死区出血，如不中止夹闭则不会发生出血。阻断大脑中动脉两h，出现反应性脑充血，此时恢复血流可出现进行性脑水肿，因此，如此时实施血管重建手术，虽然脑缺血区恢复血流后微循环和生理功能可能会改善，但进行性的水肿和出血常导致手术失败。

在慢性期的脑梗区周围有一缺血区，称为半暗区。此缺血区的体积比中心梗死大数倍，此区内CBF处于边缘状态，细胞仍存活但无功能，神经传导停止，增加CBF可使此区内的神经细胞恢复功能。这是手术治疗脑缺血疾病的根据。

第二节 脑缺血性疾病的临床分类

从病因学来讲，大多数脑缺血患者的症状是由于血栓性栓塞，由于短暂性脑缺血发作（TIA）或由于血流动力学不足引起卒中的患者只占很小部分。从发生脑缺血的部位来讲，分为前部循环脑缺血和后部循环脑缺血。发生前部循环脑缺血多是由于颅内血管栓塞，栓子主要来源于病变的心脏和颈总动脉分叉部粥样硬化溃疡病变。后部循环脑缺血的发作多是由于椎基底动脉系统的低血流灌注，椎动脉和基底动脉很少发生粥样硬化溃疡病变。其病变特点是椎动脉狭窄或闭塞，而后部循环缺乏较大的侧支循环血管（例如后交通动脉）。

以往认为脑缺血性疾病包括TIA和脑梗死，我们认为烟雾病作为较特殊的颅内血管病变，其引起的主要病理变化为脑缺血损害，故也属脑缺血性疾病的范围。

一、短暂性脑缺血发作

为突然发作的局灶性神经功能障碍，多在数分钟或数h内完全恢复，最长不超过24h。

（一）TIA的自然史

TIA的发病率很高，常是发生完全性卒中的一个重要危险因素，正确处理TIA患者可以使大部分患者免于发展成为完全性卒中。对TIA的研究是近几十年来脑缺血疾病防治工作的一个重大进展。

有关TIA自然史的资料较多，由于患者选择标准不统一，统计数据有较大差别。Dennis（1990）统计了184名TIA患者，发现5年内的病死率是31.3%，年病死率为6.3%；5年内的卒中发生率为29.3%，年卒中率是5.9%，其中，TIA后第一个月卒中率为4.4%，半年为8.8%，1年为11.6%；5年内发生心肌梗死是12.1%，年发病率为2.4%。综合起来讲，5年内死亡、卒中或心肌梗死的年发生率为8.4%。

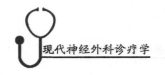

因此，首次发生TIA的患者，如不给予积极的治疗，将有约1/3的患者在5年内死亡、发生卒中或心肌梗死。此资料与1987年美国Mayo Clinic医学中心的统计数据基本相同。

（二）发病原因

TIA的发生是由于脑血流量下降或微小栓子栓塞了脑动脉所致。

1.脑供血不足

当脑的供血动脉发生足以影响血流量的狭窄或闭塞，但CBF尚未降至产生脑缺血的临床症状时，如遇某些造成脑供血不足的原因时，如急剧血压下降（心肌梗死、心律失常、休克、阿–斯综合征或体位性低血压）或转头引起的椎动脉受压等，此时即可产生TIA发作。一般认为动脉狭窄到原管腔横截面积的80%以上足以使原有血流明显减少，在造影片上管腔内径缩小超过原内径的50%即认为足以影响血流。多条动脉发生狭窄较单根动脉狭窄对CBF的影响更大。

2.微小动脉梗死

心脏内膜和颈动脉内膜发生病变，表面的粥样硬化斑块发生溃疡，其上面附着的血小板凝块、血栓，或粥样硬化斑块的小碎片随血流进入脑内，梗死了脑血管或视网膜血管，产生TIA表现。这些栓子均很微小，很快分裂成碎片面溶解，或向动脉的远侧支移动，故其引起的临床表现在很短时间内消失。

（三）临床表现

TIA的临床特点是短暂的局灶性神经功能缺失，24h内症状完全消失，患者不遗留任何阳性神经系体征。TIA可以反复发作，间歇时间很不规律。TIA的症状随受累动脉不同而异。

颈动脉系统TIA。病变对侧肢体常出现突然发作的麻木、感觉减退或感觉异常、上肢或下肢无力、面肌麻痹（中枢性）或单眼突发黑矇等。如病变在优势半球，常伴有语言障碍。

椎基底动脉系统TIA。其临床症状比颈动脉系统TIA复杂，有双眼阵发性黑矇或阵发性同向性偏盲、眩晕、共济失调、复视、构音障碍和吞咽困难。每次发作中出现的轻偏瘫部位可不恒定。患者常因肢体无力而跌倒，枕部头痛较多见。

二、脑梗死

脑组织（包括神经细胞、胶质细胞和血管）由于缺血而发生坏死称为脑梗死。脑梗死包括：

（1）可逆性神经功能障碍。

（2）发展性卒中。

（3）完全性卒中。

脑梗死的原因是脑血管严重狭窄或闭塞，侧支循环不足，CBF不能维持脑组织的代谢需要，以致发生脑组织结构上的破坏。

（一）可逆性神经功能障碍

发病似卒中，出现的神经功能障碍较轻，24h以后逐渐恢复，一般在1～3周内功能完全恢复。脑内可有小范围的梗死灶。

（二）发展性卒中

卒中症状逐渐发展，在几h、几天、几周，甚至几个月内呈阶梯状或稳步恶化，常于6h至数日内达高峰，脑血管造影常显示颈内动脉或大脑中动脉闭塞。

（三）完全性卒中

突然出现中度以上程度的局部神经功能障碍，于数h内达高峰，并且稳定而持续地存在。以后症状可能时轻时重，但总的趋势是无进步。其症状及体征包括偏瘫、偏盲、失语及感觉障碍，随闭塞的动脉不同症状各异，主要是颈内动脉闭塞、大脑中动脉闭塞和脑动脉多发性狭窄。

三、烟雾病

烟雾病是原发性颈内动脉末端狭窄、闭塞及脑底出现异常血管扩张网所致的脑出血性或缺血性疾病。此病首先由日本学者提出，因脑底的异常血管网在脑血管造影像上似"烟雾状"或"朦胧状"而得名。此病多见于日本，在中国及东南亚地区也有不少报道，在欧美则极少见。目前对其病因尚不十分清楚，部分病例发现与细菌、病毒、结核和血吸虫的感染有关。此病发病年龄呈双峰样，第一高峰在10岁以内的儿童，第二高峰在40～50岁的成人。男女发病比例因地区不同而有差异，在日本男女之比约1∶16；中国及东南亚地区男性多于女性，比例约1.6∶1。在蛛网膜下隙出血的原因中，烟雾病约占6.2%。

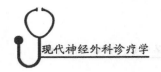

（一）病理

基本病理变化为双侧对称性颈内动脉末端、大脑前动脉和大脑中动脉的主干狭窄、闭塞，病变呈进行性发展。由于长期缺血的刺激，使Willis动脉环及其周围主干动脉与周围大脑皮质、基底节、丘脑和硬脑膜有广泛的侧支代偿血管形成，从而构成了脑底广泛的异常血管网。同时，Willis动脉环的前部血管也有狭窄或闭塞。病变的血管腔内结缔组织增生、内膜增厚、内弹力板重叠和破坏、平滑肌细胞有变性、坏死；脑内其他部位血管（如眼动脉、大脑后动脉、基底动脉及脑底血管网的血管）、颈外动脉系统（如颞浅动脉和脑膜中动脉）等也有上述病理变化，但程度轻。

上述两种病理改变：病变血管进行性狭窄、闭塞和代偿性侧支循环血管的形成分别是烟雾病引起脑缺血和脑出血的病因。颈内动脉末端、大脑前动脉、大脑中动脉和Willis环前部主干血管的进行性狭窄和闭塞，使相应供血区脑组织发生缺血性改变。代偿性形成的侧支循环新血管不能耐受长期病变而导致的异常血流动力的压力，可形成微小动脉瘤、假性动脉瘤和真性动脉瘤，这些动脉瘤的破裂引起脑出血。微小动脉瘤和假性动脉瘤多位于脑实质内，常引起基底节和丘脑、室管膜下和脑室内及皮质下出血；真性动脉瘤常引起蛛网膜下隙出血。

（二）临床表现

儿童患者主要表现为脑缺血症状，如短暂性脑缺血发作（TIA）、缺血性脑卒中和脑血管性痴呆等；成人患者多表现为脑出血症状，常为脑内出血、脑室内出血和蛛网膜下隙内出血，可有头痛、昏迷、偏瘫及感觉障碍。

（三）诊断

本病的诊断主要依靠影像学检查，特别是脑血管造影所见。

1.脑血管造影

主要表现为双侧颈内动脉末端（虹吸段）、大脑前动脉和大脑中动脉起始段狭窄、闭塞，脑底部位有异常扩张的血管网，有时可见假性或真性动脉瘤。

2.CT扫描

对表现为脑缺血症状的患者，CT显示脑内多处点片状低密度灶。有不同程度脑萎缩征象，如脑室扩大、脑沟、脑回增宽。表现为脑出血症状的患者，可见脑内、脑室内或蛛网膜下隙出血。

3.MRI检查

主要有三个特征性改变：

（1）Willis环模糊不清。

（2）基底节有多个低信号区。

（3）灰质和白质的对比不清晰。出血病灶在MRI上的表现较复杂，请参阅MRI检查的有关章节。

4.治疗

对有脑缺血表现的患者，由于内科治疗和手术治疗具有相同的预后，故目前倾向于内科治疗，大部分患者对抗菌素、激素、血管扩张剂和低分子右旋糖苷有良好的反应。手术治疗也可使患者获得一定的好处，手术方法主要有颞浅动脉—大脑中动脉吻合术、脑—硬膜—动脉血管连通术。对有脑出血的患者，如出血灶较小可采取内科治疗；如出血灶较大有脑压迫者，或脑室内出血者，应采取手术吸除血肿或脑室内引流术。如有动脉瘤应予夹闭手术中应特别注意尽量不要损伤脑底已形成的侧支循环血管，以免加重这些部位的脑组织缺血损害。

第三节 脑缺血性疾病的检查和诊断

脑缺血疾病的诊断主要依靠病史、神经系统体验和必要的辅助检查。

一、病史和体检

根据病史及神经系统阳性发现可以初步判定出病变血管的部位，是颈内动脉系统还是椎基底动脉系统，是血栓还是栓塞，栓子的可能来源在哪里，并按照TIA、RIND、PS和CS的分类对患者做出诊断分型。同时需要与出血性疾病相鉴别。

二、CT和MRI扫描

对表现有缺血性脑卒中症状的患者首先做CT扫描，最大的帮助是排除脑出血，因只靠症状很难区别患者是脑梗死还是脑缺血。TIA患者CT扫描多无阳性发

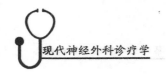

现，少数可表现为轻度脑萎缩或在基底节区有小的软化灶；RIND患者的CT表现可以正常，也可有小的低密度软化灶；CS患者则在CT片上有明显的脑低密度梗死灶，可有脑室扩大。发生脑梗死的初期CT不能发现异常，一般在24～48h后才出现明显的低密度区。

MRI检查对早期脑梗死的诊断有一定的帮助。发生脑梗死后6h，梗死灶内水分已经增加3%～5%，此时梗死灶呈长T_1和长T_2改变，表示存在细胞毒性脑水肿在24h左右，梗死灶内血脑屏障破坏注射Gd–DTPA做MR增强扫描可见明显的信号增强，发病1周后梗死灶仍可表现长T_1和长T_2，但T_1值较早期缩短。如梗死灶内有出血，呈T1值缩短而T2值仍然延长。

三、脑血管造影

脑血管造影在脑缺血病的诊断上是不可缺少的重要检查，可以发现血管病变的部位、性质、范围及程度。应尽量做全脑血管造影，并包括颈部的动脉和锁骨下动脉，必要时还应检查主动脉弓部，如首次造影距手术时间较长，术前还需重做造影检查。脑血管造影具有一定危险性，对有动脉粥样硬化的患者危险性更大，可引起斑块脱落造成脑梗死。近年来应用经股动脉插管造影，较直接穿刺颈总动脉造影更安全，且具有高度血管选择性，可选用双向连续造影，包括颅内及颅外循环。

在脑缺血疾病的患者中，有相当一部分是由于颅外血管病变所致。Hass（1968）报告造影发现41.2%的颅外动脉有病变动脉硬化引起的狭窄或闭塞具有多发性，可有数条动脉受累，也可表现为同一条动脉上有多处病变，Lyons（1965）报告在发现有多发病变的患者中，67.3%可手术摘除病变。

四、脑血流测定

测量方法有吸入法、静脉法和颈内动脉注射法，以颈内动脉注射法最准确。注射氙（^{131}Xe）溶液到颈内动脉，用多个闪烁计数器探头放在头部，测定局部及全脑的血流量，用此法可计算出灰质、白质及脑不同区域的血流量，定出缺血区。局部脑血流量（rCBF）测定除有助于确定是否需要手术吻合血管外，还能证实吻合后局部缺血状况是否改善。因此，患者有局部神经功能障碍，脑血流量测定显示局部血流减少而全脑正常，或全脑血流减少而局部减少更甚，是颅外颅内动脉吻合手术的指征。如患者有TIA历史而无神经功能障碍，血管造影显示脑动脉梗阻，但侧支循环良好，脑血流测定表现两半球皆有轻度缺血，则不需做动脉吻合术。正常rCBF为每分钟50±10mL/100g，脑灰质和白质的血流量有很大差别，灰质血流量为每分钟74.5mL/100g，白质血流量是每分钟24.8mL/100g，灰质血流量是白质血流量的3倍。

五、其他检查方法

（一）多普勒超声检查

可测定血液的流动和方向，借此可判断血管有无闭塞。颈总动脉分叉处至发出眼动脉之间的这一段颈内动脉闭塞后，眶上动脉及滑车上动脉内的血反流至眼动脉，再入颈内动脉、大脑中动脉及大脑前动脉。用多普勒超声仪做上述两头皮动脉的经皮测定，即可判断上述颈内动脉部位的闭塞和狭窄，以及血流方向的改变，经颅彩色多普勒检查可以判定脑底动脉环、大脑前动脉、大脑中动脉、大脑后动脉、颈内动脉颅内段及椎基动脉等颅内大血管的血管深度、血液方向、血流速度和搏动指数（PI）等，依此可判定哪根血管有病变。

（二）脑电图

脑缺血严重时，脑电图才表现异常。发生脑梗死后，脑电图表现异常，几天后开始好转，至发病后8周，仍有约半数患者显示有局限性异常，但以后逐渐恢复正常。与此同时，神经损害症状却持续存在。脑梗死灶在脑电图上显示局限性慢波。

（三）脑同位素扫描

常用锝（99mTc）静脉注射法扫描此方法只能扫描出直径大于2cm的脑病变灶，TIA患者和有脑干、小脑梗死者扫描多为阴性。有人报告38例TIA患者行脑同位素扫描，只有1例阳性发现；275例CS患者，75%有阳性发现。检出的阳性率与病程的发展阶段和注入同位素后扫描时间有关，脑梗死发生后2~3周，水肿消退，有侧支循环，使同位素能进入梗死区，扫描阳性率最高；注入同位素后2~4h扫描的阳性率最高。

（四）视网膜中心动脉压测定

颈内动脉的颅外段严重狭窄或闭塞时，大多数患者同侧的视网膜动脉压比

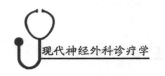

对侧低，用眼动脉压测量计测量两侧视网膜中心动脉的收缩压及舒张压，如果两侧的压力相差20%以上则有诊断意义。

第四节 内科处理

一、血压监护

平均血压在140（或170/110）mmHg以下，可不用降压药。如果血压偏低，可取头低平卧位数日。如果平均血压低于80（或100/60）mmHg，可采用缓和的升压药，同时要查明原因并予以纠正。

二、降颅压及减轻脑水肿

有颅内压增高征象者，视病情轻重给予适当的脱水药，如20%甘露醇、10%甘油等。类固醇可用来防止或减轻脑水肿，避免或延缓脑梗死患者发生脑疝而死亡，故多被采用，以地塞米松效果为好，尤其对血压偏低者更适用。低温疗法能降低脑代谢和耗氧量，但易发生其他合并症，故需慎重地应用。

三、低分子右旋糖酐

它能使血浆容量增加，使循环血液黏稠度降低，使微循环中血球凝聚及血栓形成的倾向降低。也可用"706"代血浆静脉点滴。

四、扩张血管

血管扩张剂如罂粟碱等宜在病程第1～两周时使用，以免早期使用加重脑水肿。使用中如血压下降或原有症状加重，应及时停药。星状神经节的阻滞用于扩张血管，似未见到明显效果。吸入5%二氧化碳虽能使正常人脑血流量增加50%～70%，但对缺血性卒中患者并未见到好处，因为脑梗死区血管对二氧化碳的反应消失而不引起扩张，正常脑区的血管扩张使血液从梗死区流入正常脑区，梗死区缺血更加严重，即所谓"脑内盗血现象"。

五、抗凝治疗

对有血小板异常的患者可口服阿司匹林300mg，2～3次/日，术后应用

600mg，2次/日；也可用潘生丁，或二者合用。亚磺比拉宗合用于阿司匹林有好处，但不能代替阿司匹林，阿司匹林应用于TIA患者可减少TIA发作及预防脑梗死的发生。纤维蛋白分解剂如链激酶和尿激酶曾被用以溶解脑血栓，但临床上也未见到明显效果，还有增加出血的危险。目前国外应用组织型纤溶酶原激活剂（TPA）溶解急性期血栓形成（发病9～12h以内），取得了初步效果。

六、高压氧治疗

对一些局部脑血流量减少而发生卒中的患者，给高压氧1～2h能使其神经功能及脑电图改善。

七、其他

对某些可予纠正的病因如血小板增多或聚集性增高、血脂异常等应给予及时检查及处理。保持呼吸道通畅等一般疗法、各种合并症的及时发现与治疗，也应充分重视。

尼莫地平在脑缺血或脑梗死的急性期使用，可明显增加脑血流量，但不能减少梗死灶的大小。铃木二郎（1981）报告用甘露醇与人工血液——过氟化学制剂合用治疗脑梗死，取得一定效果，FC具有运输氧和微细粒子的特性。光量子疗法治疗脑缺血患者，是将患者静脉血抽出进行紫外线照射和加氧处理后，回输体内，可使神经功能障碍得到一定程度改善。

第五节 外科治疗

一、颅外—颅内动脉吻合术和架桥术

（一）颅外—颅内动脉吻合手术

1.手术适应证

根据患者症状、脑血管造影发现及一些辅助检查决定是否需要手术。主要依靠症状及血管造影，不能确定时，再考虑其他辅助检查的结果。不能单纯依靠血管造影决定手术，如造影有脑动脉闭塞，但临床无缺血发作，神经系统检查正常，局部脑血流及CT扫描也正常，则无须手术。相反，有神经功能障碍而血管

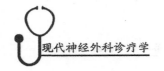
造影XT检查均无异常者，也不宜手术。

（1）症状上的适应证

1）一过性脑缺血（TIA）其趋向是演变成完全性卒中。有人将行血管吻合术治疗的TIA患者与未手术者行随访比较，随访16个月发现，未手术的患者有22%发生了完全性卒中，而手术患者只7%发生了完全性卒中，且其中发生于吻合血管的一侧半球者只有3%。TIA患者行血管吻合术后，80%以上不再出现症状。因此，几乎所有的作者都赞成TIA是血管吻合术的适应证，特别是TIA发作频繁或逐渐严重，常预兆卒中的来临，应尽快手术。手术前行脑血管造影，发现有血管狭窄或闭塞，则施行手术。血管造影后不能肯定者，需再做局部脑血流测定和CT扫描等项检查，以便确定应否手术。

2）可逆性神经功能障碍（RIND）亦是手术适应证之一。任其自然发展而不手术的RIND患者，4年中会有17%～40%死亡，血管吻合术能促使RIND恢复并可能防止复发，有人对19例RIND患者行血管吻合术，平均术后随防15个月，无一例恶化，并有20%的患者恢复正常。

3）进展性脑缺血（SIE）应否手术，意见尚不一致。多数人不主张手术，因术后可能造成病情恶化或死亡。但也有人认为，吻合手术可使恶化中的症状趋向稳定，甚至于进步，术后症状恶化或死亡者，并非手术本身造成，而是其原发病继续进展的结果，手术只不过未能阻止其进展而已。

4）完全性脑卒中（CS）经造影证实的大脑中动脉闭塞引起的急性卒中患者，如任其自然发展，20%能恢复，20%死亡，60%遗留神经功能障碍，脑梗死发病后已3周，仍有轻度或中度神经功能障碍而不再恢复的，特别症状时起时伏的患者，可以行血管吻合手术，能使症状进一步改善并防止卒中的再发。对病程已逾3个月的慢性期患者仍有轻度或中度神经功能障碍的，手术也常能获满意的结果。国内许多地方报告手术病例中，也有梗死后半年到7年行血管吻合术而症状改善的，因此，病程晚期并不能绝对放弃手术治疗，要视具体情况，例如参考CT及局部脑血流等检查结果而定。

5）全脑缺血：多数人不主张手术，但也有人认为手术能使50%的患者病情改善，甚至症状呈戏剧性好转。这种患者常为双侧颈动脉闭塞，而侧支循环尚好，脑血流测定显示普遍灌注减少，CT扫描两侧半球中等度减低，对其施行血管吻合术以改善血供，亦不无益处。

6）脑底动脉闭塞症（烟雾病、moyamnya病）：这种患者的颈内动脉虹吸部逐渐闭塞，而于脑底有侧支循环形成，这些侧支循环构成异常的血管网：行血管吻合术后，随着血液供应的改善，异常血管网会逐渐消失。

（2）脑血管造影上的适应证

1）供血动脉及受血动脉的大小：手术选用的头皮供血动脉内径及受血动脉的外径要够大，血管吻合才可能成功。正常脑动脉口径如表4-1所示。一般颞浅动脉都较大脑中动脉皮质分支为粗，在血管造影片上颞浅动脉内径大于1.5mm者，吻合后通畅率可达90%；不足1.25mm的，通畅率约70%；小于1mm的，吻合容易失败。大脑中动脉的皮质分支以角回动脉最粗，平均外径1.3mm，一般均在1mm以上，有时可达2mm，因此，手术多选用颞浅动脉与角回动脉吻合。其次受血动脉的选用顺序为颞后动脉、额顶升动脉、眶额动脉，颞极和额叶岛面的动脉较细，等于及大于1mm直径的分别约占2/3及1/2。当颈内动脉或大脑中动脉闭塞时，上述皮质分支相应地变细，角回动脉可细到0.8mm。皮质动脉分支外径小于0.8mm时，不易吻合成功：术前做脑血管造影时，大脑中动脉的闭塞使其皮质分支无法显影，因而不能根据造影选择受血动脉，只有在手术暴露下根据血管外径选择颈动脉完全闭塞时，虽可通过对侧颈动脉造影来观察病侧大脑中动脉系统的情况，但显影亦常常不够满意。当然，术前也可以从临床症状间接推测皮质动脉分支的管径，如神经功能障碍严重而日久的，脑萎缩肯定较重，甚至液化，此时局部动脉多是细的。CT扫描结果亦可帮助推测，梗死区如仅为小的囊腔，局部动脉可能稍变细，如为一个大的空腔，局部动脉肯定很细，而不适于吻合。

表4-1　正常脑动脉的口径（mm）

脑动脉的口径（mm）	
颈内动脉	3.7～4.5
大脑中动脉	1.8～3.1
大脑前动脉	1.2～2.4
大脑后动脉	1.4～2.4
椎动脉	0.9～4.1

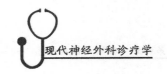
基底动脉	2.7～4.3
小脑后下动脉	0.7～1.7
小脑上动脉	0.7～1.5
皮质动脉	0.5～1.5

枕动脉通常比颞浅动脉更粗，正常颈外动脉造影有80%的枕动脉适于做吻合用，小脑后下动脉用作受血动脉也是合适的，因为即使一侧椎动脉闭塞，这一侧的小脑后下动脉仍能保持相当的口径可以吻合。Weinstein等在50例尸体上做后颅窝中线旁4cm直径的骨窗，发现85%的小脑后下动脉扁桃体半球分支直径为1mm，但对100例正常人做血管造影，只有55%能看到这样的动脉。

2）脑动脉的狭窄程度：手术后能否保持吻合口的血流通畅，除了动脉的大小及手术技巧等因素外，脑动脉（包括颅外部分）梗阻的程度似乎也有一定关系，即完全梗阻的比部分梗阻的容易保持术后吻合口的通畅，大部梗阻比小部梗阻容易保持通畅，至于吻合后临床症状是否好转，则依赖于脑萎缩程度及是否尚有可能恢复功能的（即处于"睡眠"状态的）神经细胞存在。但是，我们不能都等到脑动脉闭塞了才做手术，因脑动脉闭塞的症状要比狭窄重，而且其神经功能障碍在术后也更不容易恢复。Bodosi等1979年曾指出，颈内动脉闭塞后，仅有1/5的患者可望用外科方法使之好转。脑动脉狭窄会演变成闭塞，但是否必然如此，尚有待进一步证明。从狭窄演变到闭塞可以很快，如血管造影时即可发生这种变化。溃疡性的狭窄或有新鲜的附壁血栓都易变成闭塞，如血管造影证实有这两种情况，应急行动脉内膜摘除术，若病变在手术不可及的部位，则行颅内—颅外动脉吻合术，以防止其演变成闭塞及造成严重的不可逆的神经功能障碍。造影发现颈部颈内动脉直径小于2mm时，即使无临床症状，也考虑手术。关于大脑中动脉狭窄是否需要吻合手术，意见不一，有人认为狭窄不重时吻合效果不好。Austin认为脑血流减少超过25%时，血压稍降低即能引起缺血发作，所以，此时虽无特殊症状，亦应手术。大脑中动脉近端，颈内动脉远端或基底动脉的狭窄，在行颞浅动脉与大脑中动脉皮质支吻合后，原狭窄处皆有可能变成完全梗阻，甚至原来位于手术对侧的颈内动脉的狭窄也可变成闭塞。如吻合后血流改善得好，这种变化不会使症状恶化，否则，症状将会恶化，甚至死亡。因此，Sletter（1979）主张，这些部位中等度狭窄时不手术，高度狭窄时才手术；如一侧颈内动脉虹吸部闭塞、另一侧狭窄时，要先在狭窄处手术。

3）动脉闭塞的部位：动脉闭塞的部位与手术效果有关，一般言之，颈总动脉闭塞比颈内动脉闭塞的手术效果好，颈内动脉颅外段闭塞比颅内段好，颈内动脉闭塞比大脑中动脉好。颈内动脉闭塞而丘脑纹状动脉（由于对侧造影显示）充盈，或大脑中动脉闭塞而丘脑纹状动脉仍充盈的患者，血管吻合效果好。一侧椎动脉闭塞，可由对侧椎动脉供血代偿，一般不需手术。如果两侧椎动脉发育不同，发育好的一侧为主要供血动脉，如该侧闭塞，需行吻合手术。至于基底动脉或椎及基底动脉狭窄或闭塞，则应考虑行血管吻合手术。

4）多发性血管病变：脑血管造影常发现有几个血管闭塞和狭窄，这种患者极易发生卒中而死亡，是血管吻合术的适应证。在行颅外—颅内动脉吻合术的患者中，多发性血管病变占17%~60%，包括颅外与颅内动脉，以两侧颈内动脉为多见（Chater1976，Yonekawa等1976，Gratzl等1976）。一侧颈动脉闭塞，另一侧狭窄者，供血来自狭窄侧，此时应先在哪一侧手术，看法尚不一致。一般都主张先于闭塞侧行吻合术待症状有了改善，再行对侧手术。也有人于闭塞侧行颅外—颅内动脉吻合，随即于狭窄侧行动脉内膜摘除术。但维也纳神经外科医生则相反，先于狭窄侧行颈内动脉内膜摘除，手术中注意夹闭动脉时间尽可能短，并在摘除血栓时于血管内置管保持血流通畅。8~10d后行对侧颅内颅外动脉吻合，未见并发症，而则一种手术顺序却有并发症出现。Falkovic（1979）认为，先在狭窄侧手术，虽在术中插一捷径管保持血流通畅，但仍易造成不可逆的脑损害。他主张先于闭塞侧行血管吻合，几周后行狭窄侧的内膜摘除。但如狭窄严重，或有新鲜的附壁血栓，表示即将变成完全梗阻，手术顺序应颠倒过来。至于两侧颈内动脉闭塞的患者，也应考虑颅外—颅内动脉吻合。Youekawa和Yasargil还提到一例四根动脉都梗阻的患者，行颅外—颅内动脉吻合术后，症状大有改善。

5）烟雾病：前已述及，颅外—颅内动脉吻合手术是较好的治疗方法。

6）外伤性颈动脉闭塞：可行颅外—颅内动脉吻合术治疗，多数主张手术在3周以后进行，以免急性期手术因局部血脑屏障破坏而导致脑出血和死亡。

7）其他：如颅内肿瘤或巨大动脉瘤压迫脑动脉，脑动脉炎造成动脉的狭窄或闭塞，对动脉瘤或颈内动脉海绵窦瘘行孤立手术需阻断大血管，或手术误伤重

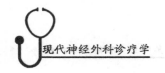

要的脑动脉等情况下，都可行颅外—颅内动脉吻合术。

（3）其他试验性治疗及辅助检查上的适应证

1）高压氧治疗：在给患者做高压氧治疗前，前、中、后检查其神经系统症状和体征以及脑电图，看有无好转。如给氧一次、几次或一疗程后有好转，表示供氧增加后，一些功能障碍的神经元可以恢复功能，适于行血管吻合术。因此，高压氧治疗能估计CS患者的神经功能障碍能否恢复，可帮助挑选适于手术的患者。

2）升血压治疗：升高患者血压后症状及脑电图好转，为手术指征。但此法只有当患者血压不高时才能使用。

3）脑电图检查：除在上述两项治疗中作为神经元功能可否恢复的客观指标外，还可以刺激对侧正中神经，测量感觉区皮质诱发电位，如有好转，亦为手术指征。

4）局部脑血流测定：局部缺血，或相对地局部缺血，即全脑缺血而局部更严重，为手术指征。

5）脑同位素扫描：连续扫描都为阴性或有进步，表示未发生严重的脑梗死，可以行血管吻合术。

6）CT扫描：TIA及RIND患者的CT扫描大都正常或仅有轻微改变。主要对完全性脑卒中（CS）患者，CT扫描可以提供是否应当手术的根据。

若脑组织广泛萎缩及液化，表现为超过3cm直径一个大的空腔，则吻合术难以改善其症状，如脑组织损害在3cm直径以内，即梗阻区密度降低其中一个或多个小的囊腔，吻合术会有帮助，但内囊区即使有小的梗死，手术效果也不好。

2.禁忌证

（1）全身状况：决定做颅外—颅内动脉吻合手术前，一定要注意患者的全身状况。多采用全身麻醉，因此，术前必须全面检查全身情况，有严重心、肝、肾、肺功能不全，严重糖尿病，严重高血压合并脑小血管病变、癌症等疾病患者，不宜手术；身体其他部位若有严重的动脉狭窄，手术中哪怕出现暂时的血压降低，也可能造成该动脉的血栓形成，而产生严重后果，这必须引起我们的注意。

（2）脑部情况：脑梗死急性期或有严重的脑水肿或出血，梗死发生后患者昏迷、神经功能障碍严重，完全卒中晚期伴严重神经功能障碍，CT检查示广泛脑损害或大空腔，脑内广泛的脉管炎或广泛的小动脉闭塞等，皆不宜手术。

3.手术吻合的方式

手术是将颅外的动脉直接吻合于脑表面的动脉，以建立颅外颅内的侧支循环，改善脑缺血的状况。根据具体选用的供血及受血动脉分下列几种方式：

（1）颞浅动脉—大脑中动脉皮质分支（STA-MCA）。

（2）枕动脉—大脑中动脉皮质分支（OA-MCA）。

（3）耳动脉—大脑中动脉皮质分支（AA-MCA）。

（4）脑膜中动脉—大脑中动脉皮质分支（MMA-MCA）。

（5）枕动脉—小脑后下动脉（OA-PICA）。

选用哪一支头皮动脉与哪一支皮质动脉做吻合，主要根据血管管径大小，以及皮质缺血区域来决定。

上述各对动脉的吻合，都是端—侧吻合，即供血动脉末端吻合到受血动脉的一侧，也可同时用颞浅动脉的两支与两条皮质动脉吻合。对多发的脑血管闭塞，还可分期行双侧吻合，或分期行前后侧吻合，即分期行颞浅动脉与大脑中动脉皮质分支及枕动脉与小脑后下动脉吻合。

4.手术的特殊设备及麻醉

进行颅外—颅内吻合术，要备有手术显微镜、双极电凝器、显微手术及微血管吻合器械和用品等。

前部动脉吻合可采用局部麻醉，患者不合作时用全身麻醉：局部注射麻醉剂时注意勿刺伤供血动脉，但又要使麻醉剂浸润到该动脉。后部动脉吻合需要用全身麻醉，术中要保持血压稳定，术中患者要给予静脉输液维持，术前血压高的要给予降血压治疗，以免术中出血难以控制。术前一天可给阿司匹林600mg。

5.手术技巧

（1）颞浅动脉与大脑中动脉分支的吻合：头皮切口，用龙胆紫将颞浅动脉在头皮上标示出来，然后确定切口的部位和形式。尽可能保全颞浅动脉，只将所选用的分支在末端切断；骨窗的中心要落在外耳孔上方6cm处，此处正常是角回

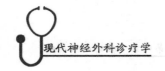

动脉由大脑外侧裂后端走出来的位置。头皮切口有两种，可选用一种：耳上弧形切口由耳郭上方向上垂直切开约6cm，再向前拐直至发缘，前端要略低，若欲用颞浅动脉前支（额支）吻合，需将头皮切口切至前支的前方，若欲用其后支（顶支），则不要损伤前支。将选用的前支或后支断端寻出并夹住，皮瓣翻向颞侧，于帽状腱膜下分离皮瓣时，注意不要损伤颞浅动脉，正常颞浅动脉在帽状腱膜外方，但有时由于动脉硬化而增长及弯曲，使动脉的某些部分延伸到帽状腱膜下方，应小心观察之。头皮翻开后，于手术显微镜下仔细分离开颞浅动脉，以备吻合用。沿颞浅动脉顶支或额支做直线切口：多沿顶支做切口，需注意切得要浅，以免损伤动脉，然后将动脉周围组织轻轻分离开。

暴露颞浅动脉：分离颞浅动脉有两种方法，第一紧贴动脉分离比较容易，分离时要轻巧，以免撕破其细小分支；第二稍离开动脉分离，使血管周围附带一些纤维组织，此种分离不易损伤动脉干，也能保证血管的营养，但较费时间，一般要分离出颞浅动脉6～8cm长，但还要根据选用的受血动脉位置而定，分离出的长度要足够，以免吻合后有张力，但太长则容易折曲。暴露皮质动脉：于耳郭上方3cm钻孔，扩大至3～4cm直径，暴露之皮质恰在侧裂后端，角回动脉、颞后动脉及顶后动脉皆在此处，除非暴露区严重软化或萎缩，总可以找到直径大于0.8mm的皮质分支，选择较粗的一根皮质动脉进行吻合：将皮质动脉上的蛛网膜撕开及剥离掉1～1.5cm长，这样一般长度的动脉约有3～5个分支，其直径约0.1～0.2mm，行双极电凝后剪断：将游离出的一段动脉下方置一橡皮片保护脑组织。或将橡皮片剪一长口，覆盖于脑表面，仅露出要吻合的一段动脉即可。

吻合：将颞浅动脉穿过颞肌处的肌肉剪掉一块，使成一小洞，以免挤压颞浅动脉。将已分别游离好的供血动脉及受血动脉行端侧吻合，这样使供血向皮质动脉的两个方向走行。也有人认为应该使血流向侧裂方向供应，使侧裂动脉的大分支充盈，从而供应整个大脑中动脉系统。吻合步骤：将游离的颞浅动脉根部用小动脉阻断夹夹住，或距末端1～2cm处夹住，用肝素稀释液（2500u肝素＋10mL生理盐水）冲洗动脉腔，将颞浅动脉末端外膜及结缔组织去掉约0.5cm长，并剪成45°角斜面。然后把皮质动脉两端用小动脉阻断夹夹住，相距1～1.5cm。用保险刀片纵向切开动脉之一侧，也可用针挑起动脉，剪成一长椭圆形口，切口的长度与颞浅动脉末端口径相似，管腔内亦用肝素稀释液冲洗。用9～10个零的尼龙线行间断缝合。先缝两角，这两针一定要缝得准确，以后每边缝合3～5针。针距要相似，结扎最末一针前，再用肝素盐水冲洗动脉腔。或先放开颞浅动脉夹，冲出管腔内可能存在的凝血块及空气等，而后结扎之。去掉所有动脉夹，检查有无漏血。如漏血较多，要补缝，若仅少许渗血，以明胶海绵压迫即可。去掉动脉夹后，皮质动脉即充盈起来。皮质动脉缺乏弹性，排空血液后呈半透明状态，缝合时注意勿将对侧壁也缝上；由于动脉壁很薄，穿过的缝针或线很易将其撕破；所以缝合与结扎缝线时都不要牵拉皮质动脉；颞浅动脉壁较厚，不易撕破，但勿过多损伤其内膜，以免以后有血栓形成。术中也要注意少损伤血管周围组织。吻合完毕，将出血清理干净，去掉覆盖脑表面的橡皮片。

（2）枕动脉与小脑后下动脉吻合：椎动脉闭塞并出现临床症状，两侧后交通动脉发育不好，而颈动脉系统供血尚好时，可行枕动脉与小脑后下动脉吻合术。椎动脉在发出小脑后下动脉之前闭塞，才能用小脑后下动脉做受血动脉。有些患者临床表现为椎基底动脉的TIA，而血管造影显示两侧颈内动脉闭塞，此时，应行STA-MCA吻合，而不是OA-PIC吻合。头皮切口，患者俯卧位或坐位，头前屈，用龙胆紫将枕动脉标出，于手术侧枕下部做钩形切口，中线由枕外结节至颈4棘突，外端在乳突后方做纵切口，中间连线向上呈弧形，这样可使枕动脉游离得长些，翻开皮瓣后于镜下分离枕动脉。

枕动脉分离：枕动脉比颞浅动脉更弯曲，其近端要小心分离，以免损伤。分离出枕动脉7～9cm长，于上项线水平切断枕肌，内达中线，外至枕动脉，将枕肌从枕骨上剥离开，在枕下钻孔及扩大，上方达横窦水平，内达中线，下达枕大孔，咬掉环椎后弓，术野暴露得愈大，手术操作愈方便。

小脑后下动脉分离：硬脑膜星形剪开，将小脑后下动脉表面的蛛网膜撕掉1～1.5cm，游离出1.5cm长的一段动脉备吻合用。吻合：在游离的枕动脉根部或距其末端1～2cm处用小动脉阻断夹夹住，管腔内以肝素稀释液冲洗，枕动脉末端外膜去除0.5cm长，并剪成斜口，把分离的小脑后下动脉于两端夹住，相距1cm，用保险刀片纵切一口，长度与枕动脉剪的斜口相似，以9～10个零的尼龙线先将其两端与枕动脉缝合，然后每侧各缝4～6针。其他步骤同颞浅动脉与大脑中动脉皮

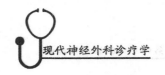

质分支吻合术。可选用小脑后下动脉祥做吻合，也可用小脑表面的动脉做吻合，这要视手术野血管管径等具体情况而定。

（3）其他头皮动脉或脑膜中动脉与大脑中动脉与大脑中动脉皮质分支的吻合：选用其他供血动脉如耳动脉和脑膜中动脉与大脑中动脉皮质分支吻合，多半是由于颞浅动脉太细（直径＜1mm），不适合于做供血动脉，有时则是由手术具体情况的需要考虑。

6.术中的检查及诊断

手术暴露大脑皮质后，要观察脑萎缩的程度及范围。由脑的饱满程度、皮质色泽、血管粗细等可以估价吻合效果。如脑已萎缩塌陷、皮质色黄、皮质动脉口径＜0.6mm，则吻合无益。术中可以测量感觉皮质的诱发电（刺激对侧正中神经诱发），于吻合前及吻合后分别记录，可帮助估计手术效果。

（二）颅外—颅内动脉架桥吻合手术

是颅外—颅内动脉直接吻合的一种代替性手术，操作比直接吻合复杂，效果也未必好，选用动脉做架桥血管时还会因其痉挛而造成梗阻，因此，不作为首选的手术方法，只是在某些情况下才使用，如头皮动脉管径小于1mm，直接吻合困难；有头部外伤、开颅手术或放射治疗的历史而无适当供血动脉可以选用。此时需另寻找头皮以外的动脉或静脉行架桥手术，即取一段动脉或静脉接于颅外动脉与颅内动脉之间。供血的颅外动脉有颞浅动脉主干、颈总动脉、锁骨下动脉、椎动脉等。桥血管多选用桡动脉、大隐静脉或人造血管。受血动脉为床突上颈内动脉、大脑中动脉、小脑后下动脉及椎动脉等。

吻合方式有：锁骨下动脉—大隐静脉—大脑中动脉或椎动脉、椎动脉—桡动脉—小脑后下动脉、颈总动脉—大隐静脉—床突上颈内动脉。

1.静脉架桥手术

多采用大隐静脉。

（1）静脉架桥于锁骨下动脉与大脑中动脉之间：适用于当患者需做颅外—颅内动脉吻合而又无适当头皮供血动脉可用，处理动脉瘤或动脉畸形需"牺牲"大脑中动脉主干、颈内动脉闭塞等情况。

（2）静脉架桥于颈总动脉与床突上颈内动脉之间：Lougheed（1977年）报

告此种手术。他认为此手术比颞浅动脉与大脑中动脉皮质分支吻合的供血要充足得多，临床上常遇到一侧颈内动脉完全闭塞的病例，由于对侧颈内动脉来的侧支血流充足而不出现症状。在这类患者中，对侧颈内动脉狭窄者也不少见。该学者认为，对这条狭窄动脉行内膜切除是很危险的，而应于闭塞侧行静脉架桥手术。此种手术对颈内动脉远端闭塞或大脑中动脉闭塞的患者不适用。

（3）静脉架桥于锁骨下动脉与椎动脉之间：George等1977年报告于锁骨下动脉与椎动脉之间移植大隐静脉一例成功。

（4）静脉架桥于颈外动脉与大脑中动脉皮质分支之间：适用于颞浅动脉不够长或远端管径太细不能做供血动脉时。但是因静脉管径与动脉管径相差太大，吻合容易失败。供血血管与受血动脉管径的比例以1.6∶1为最好，这样手术后的通畅率最高。除由下肢取静脉外，Tew曾由上肢取静脉吻合于颞浅动脉近端及大脑中动脉皮质分支之间。

2.动脉架桥手术

（1）桡动脉架桥于颈外动脉与大脑中动脉皮质分支之间：桡动脉常用于主动脉与冠状动脉之间的架桥，也可用于颞浅动脉与大脑中动脉皮质分支之间的架桥。桡动脉远端在腕部的管径为3mm，取20mm长的桡动脉做架桥血管用。

（2）桡动脉架桥于颈内动脉和大脑中动脉之间：用于颈内动脉末端巨大动脉瘤欲行孤立手术时，或认为颞浅动脉—大脑中动脉吻合不足以维持血液供应时。

（3）桡动脉架桥于椎动脉与小脑后下动脉之间：Ausmam等1978年移植桡动脉于左侧椎动脉与右侧小脑后下动脉之间，治疗右侧椎动脉梗阻的患者，获得成功。

（4）Weinstein及Chater等正在研究用人的脐带动脉架桥：脐带动脉的直径通常为2～3mm。

（5）同种的动脉移植：Matsumura等从人的新鲜尸体四肢上取下动脉，经高伏阴极射线处理后抗原性降低，用于脑血管重建，外端接到颞浅动脉主干上，内端接到大脑中动脉岛叶部，即该动脉分成三支后任何一支的近端。移植动脉的直径为2mm，临床应用通畅性很好。此种动脉移植法还可用于其他血管的架桥手

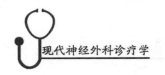

术，如颈总动脉与颅内动脉之间架桥手术等，可用于处理各种闭塞性脑血管病。

二、颈动脉内膜切除术

颈动脉内膜切除术是切除增厚的颈动脉内膜粥样硬化斑块，以预防由于斑块脱落引起的脑卒中。自1951年Spence首次手术成功以来，经过40多年大量手术病例总结，证明颈动脉内膜切除术是防治缺血性脑血管疾病的有效方法。颈动脉分叉部的粥样硬化斑块主要引起两方面脑损害：第一，脑供血减少；第二，脑栓塞。尤以后者最具危险性，栓子来源于脱落的粥样硬化斑块及其附着的血小板凝块、附壁血栓或胆固醇碎片。手术既解除了颈动脉的狭窄，又消除了脑栓子的来源。

（一）适应证的选择

决定对患者实施颈动脉内膜切除术应对血管造影的影像学发现、临床表现及手术危险性三个方面进行综合考虑。

1.血管造影发现

（1）病灶部位：造成颈动脉狭窄的硬化斑多位于颈总动脉分叉部。对超过乳-颌线（乳突尖与下颌角连线）以上的病灶，颅外手术不可到达。

（2）狭窄程度：动脉直径的最狭窄处小于2mm（或管腔内径缩小超过50%）时，应手术治疗。如狭窄严重，很快要发展为完全梗阻者，应立即手术。

（3）溃疡：当颈动脉显示非狭窄性病灶且只有表浅溃疡，可采取抗血小板凝集等内科治疗。如溃疡深，表面多处不规则，这种改变可产生涡流从而干扰正常腔内层流，使管壁内膜进一步产生溃疡和形成血栓，应尽早手术。

（4）双侧颈动脉狭窄：有症状的一侧先做手术。双侧均有症状时，狭窄较严重的一侧先做手术，3周后再做对侧手术。

（5）一侧颈动脉狭窄、对侧闭塞：只做狭窄侧手术。

（6）颈动脉狭窄合并椎基底动脉供血不足症状（或TIA）：经狭窄颈动脉可见椎基底动脉系统显影，说明椎基底供血受颈动脉供血的影响较大，颈动脉内膜切除术后，供血不足的后循环动脉血流可得到改善。

2.临床表现

（1）短暂性脑缺血发作（TIA）：频繁发作TIA并造影发现颈动脉有病灶

者，是手术的绝对适应证，应及早手术。

（2）其他脑卒中症状：一过性黑矇、中央视网膜动脉阻塞、轻到中度的稳定性或进展性神经功能缺失，这些均有进一步发展成为大脑半球缺血性损害的危险。如造影发现颈动脉病灶，应行手术切除。

（3）无症状的颈部杂音和颈动脉狭窄：对此患者可做随访观察，如发现杂音有明显改变，并经造影证实有较严重狭窄或溃疡形成时，应手术治疗。

3.术前危险性评价

依据患者的神经功能状况、内科疾病和血管造影发现，将患者术前危险性分为5级（表4-2）。患者术前分级越高，手术的危险性越大。

表4-2颈动脉内膜切除术术前危险性分级（Mayo Clinic）

分　级	表　现
1级（Grade1）	神经功能稳定，无严重内科和造影所见的危险因素，仅有造影见单侧或双侧颈动脉溃疡、狭窄
2级（Grade2）	神经功能稳定，无严重内科危险因素，有明显的造影所见危险因素
3级（Grade3）	神经功能稳定，有严重内科危险因素，有或无造影所见的危险因素
4级（Grade4）	神经功能不稳定，有或无内科及造影所见的危险因素
5级（Grade5）	颈动脉急性闭塞引起偏瘫，常需同时做大脑中动脉栓子摘除术

注：①造影所见危险因素：同时存在颈内动脉虹吸段狭窄；在第二颈椎水平,远端颈内动脉斑块大于3cm，且患者颈部短而粗；对侧颈内动脉阻塞；溃疡灶内血栓形成。②内科危险因素：心绞痛或半年内有新发的心肌梗死；严重高血压（＞180/110mmHg）慢性阻塞性肺疾患；年龄大于70岁；重度肥胖。③神经功能危险因素：进展性神经功能缺失；单发性24h内的神经功能缺失；继发于多发性脑梗死的多发性神经功能缺失。

（二）术前准备

（1）保持足够的血容量：术前患者可以由于许多原因引起低血容量，如卧床休息引起的体液再分配、造影剂检查（CT或血管造影）引起的利尿及术前的限制性饮水等。对低血容量者有必要给予静脉补液。

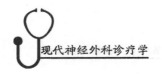
（2）了解患者的心肺功能状况。

（3）给予抗血小板凝集药物：如阿司匹林0.3g，每日2次；或潘生丁50mg，每日3次。

（三）麻醉、术中监测及辅助处理

1.麻醉

气管内插管全身麻醉，使用吸入麻醉剂（如氟烷或环丙烷）和巴比妥类药物可显著降低脑的氧代谢率，对脑组织具有保护作用。经鼻气管内插管有利于颈部切口向上延伸，而显露出远端颈内动脉。全身麻醉也有利于术中监测。

2.术中监测

全麻状态下脑功能监测主要方法有：EEG、局部脑血流（rCBF）、颈动脉残存压，诱发电位监测和术中动脉造影。以EEG监测简单易行，应常规应用；有条件做rCBF监测。

3.辅助处理

可应用脑缺血保护剂，如仙台鸡尾酒（20%甘露醇10mg/kg、维生素E 10mg/kg，和苯妥英钠phenytoin10mg/kg），或764-3。要保持血压在正常范围内或稍高水平，$PaCO_2$保持在正常范围，以防止低碳酸血症引起的脑血流减少，或高碳酸血症引起的脑过度灌注。

（四）手术方法

患者双肩下垫小枕保持头轻微后仰，并头向手术对侧偏转45°。

沿胸锁乳突肌前缘做皮肤直切口，上端达下颌角后1cm且稍向乳突方向延伸，下端达甲状软骨下缘。皮肤切口止血要彻底，以免术中全身抗凝后出血切开颈阔肌，在切口上端有耳大神经从颈阔肌深面穿过，勿损伤此神经。沿胸锁乳突肌中部纵向锐性分开直至暴露出颈动脉鞘仔细进入颈动脉鞘，勿损伤周围分支。仔细分辨颈内静脉并游离出来，面总静脉和其他大的桥静脉要双重结扎并中间剪断。分离颈总动脉要尽量少对周围组织做过多的操作，以免损伤喉返神经，同时，也要少在动脉上操作或触动、牵拉动脉，以免斑块脱落造成脑梗死。用一控制带套过颈总动脉。

确定颈总动脉分叉部，在颈动脉窦区注射1%利多卡因0.1mL，以预防由于触动颈动脉窦引起的反射性心动过缓和低血压。游离出颈外动脉，用一个控制带套上，分离出甲状腺上动脉数个毫米，要注意避免伤及喉上神经，用2-0丝线双重结扎。用相同方法处理其他颈外动脉分支的近端。颈外动脉处理完毕后，再分离病灶远端的颈内动脉，多数情况下，颈动脉球远端的颈内动脉很容易与周围组织分离；当病变节段血管超过了球部进入远端颈内动脉，此段的颈内动脉分离较困难。迷走神经多位于颈内动脉后侧方，少数情况下位于前方，要注意保护。经常需要显露出耳旁腺的下极，以备必要时向上分离显露颈内动脉远端，不要进入损伤腺体实质，否则可导致术后涎漏。面神经的下颌缘支（支配下唇）从耳旁腺下部腺体中穿过，注意勿损伤。分开二腹肌的后腹和少部分茎突舌骨肌，游离胸锁乳突动脉和静脉，及血管下面的舌下神经，有必要时分离出枕动脉，以上这些措施可使颈内动脉暴露到距颅底1cm处，颈总、颈外和颈内动脉的分离要远离病变节段（分叉部），以免引起斑块脱落造成脑梗死。如病变溃疡穿过中层侵及后壁的动脉外膜时，要分离出分叉部的后面以便修补动脉。喉上神经（支配环甲肌）位于分叉部下面，大约与甲状腺上动脉走行一致，此神经损伤可导致轻度声嘶、低音和咳嗽。动脉分离完毕后，给予静脉内肝素5000u用动脉瘤夹和控制带分别阻断颈外动脉和颈总动脉。

　　术中分流并非常规应用。主要依靠血管造影来评估Willis环的功能及术中测量颈动脉残留压以确定是否做术中分流。对某些病例，术中分流提供了一定的安全性。残留压测量方法：用一根23号穿刺针穿刺病灶下方的颈总动脉，当平均压力在5.3～6.2kPa（40～50mmHg）以下时，可做分流。用一个动脉瘤夹阻断远端颈内动脉，从穿刺点处向上剪开颈总动脉直至颈内动脉病灶上端看见正常血管内膜止。如果做分流术，选择合适大小的分流管插入远端颈内动脉，放开动脉瘤夹，使倒流的血液从分流管流出，再将颈内动脉上端的控制带收紧。分流管的近端放入颈总动脉，用控制带收紧。多数粥样硬化斑是晚期病变，可见血管中层与硬化斑块间分界明显，血管中层很少受累。用神经剥离子先从分叉处向颈内动脉远端沿界面分离，斑块一般止于远端颈动脉球处，很易从正常内膜下剥离脱落。假如分叉部很高，或斑块超过了颈动脉球处，应撤出分流管再向上剥离斑块，此时，应适当提高血压，分离出颈内动脉段的斑块后，再向下依次分离出颈总动脉

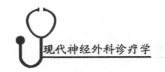

和颈外动脉处的斑块。多数情况下斑块容易从颈内动脉远端剥离下来，但根据情况也可先从颈总动脉段分离。当斑块累及颈外动脉时，剥离是在非直视下进行，要沿斑块底面圆形向上剥离，一般斑块在颈外动脉开口处与正常血管壁有较明显界限，很易剥离。当斑块从颈总动脉段完全分离出来后，在斑块基底部剪断。颈总动脉近端残留的环带状稍增厚的内膜可以被动脉内血流压贴到动脉壁上；如果远端颈内动脉处的内膜与中层粘连不紧或有分离，可缝合数针将内膜固定在动脉壁上，但注意不要将动脉壁扭曲。如果斑块在内膜上产生浅的溃疡，很难确定合适的分离界面，此时应在显微镜下用显微剪仔细分离内膜。在斑块被切除后，用肝素盐水反复冲洗血管腔，并仔细察看内壁上有无小的松动的组织块。极少数病例溃疡侵犯中层至动脉外膜，如果动脉足够宽大，可通过折叠缝合予以修补；如果动脉不够大，可做血管壁移植修补。

动脉壁切口用6-0线做连续缝合。由于动脉切口缝合后最易发生漏血点是在切口远近两端点，故切口两端点处缝合尤其重要。端点处第一针在切口稍远处，用两个交叉结固定，第二针在切口稍上方，用两个交叉结固定，再将此两线结扎；第三针平切口端，再依次做连续缝合。连续缝合时有两点应注意：进针角度应与管壁垂直，切口两端进针点应成W形而不是N形。这样可使切口对合后向外卷起，有利于止血且内壁光滑，缝合从切口两端向切口中段进行，先从远端颈内动脉开始，当上下两连续缝合间距1cm左右时，松开颈内和颈总动脉控制带，如有分流管予以抽出，让血液短时间流出后再收紧两端控制带。用肝素盐水冲洗管腔后，将余下切口缝合。如果预先估计缝合后血管腔狭窄，可用自体静脉或人工血管片修补切口。切口缝合完毕后，先松开颈外动脉，再放开颈总动脉，这样可使空气和小碎片被血流冲入颈外动脉系统，最后去除颈内动脉夹闭。如果缝合的切口有渗漏，可用6-0线补加缝合，但要垫一层Teflon垫，这种补缝有可能引起动脉狭窄，因此最好的预防方法是严密缝合动脉壁切口，分层缝合颈阔肌和皮肤切口，用橡皮片在皮肤切口上端做引流。术后继续肝素抗凝。

双侧颈动脉内膜切除术应间隔3周。在第二次手术前应检查声带和舌头运动情况，双侧声带或舌下神经麻痹是不可恢复的严重并发症。血压不稳定者，可通过延长手术间期和至少保留一侧颈动脉窦神经而达到血压平稳。

术后分叉部的再狭窄是由于血管缝合不紧密或血小板在缝合线附近积聚所引起的内膜增生所致。由于血管周围疤痕使手术处理很困难，特别是控制远端颈内动脉，需在远端颈内动脉内放置一个球囊导管，做腔内阻塞。增生的内膜很难与血管中膜划分界限，可用锐性分离将增厚的斑块剥除，再做管壁的移植修补术。

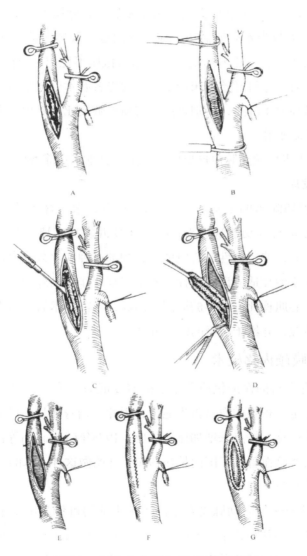

图4-1颈动脉内膜切除手术过程

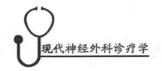

（五）术后处理

（1）术后24h内应严密监视病情变化，记录生命体征和神经功能状态。不应过多给予镇静剂，以免抑制呼吸。早期检查动脉血气变化。注意呼吸变化。

（2）注意手术区有无血肿，保持切口引流通畅。如有血肿压迫呼吸道，应立即手术排除血肿。

（3）保持血压正常或轻度升高。由于术后颈动脉压力感受器功能丧失，易导致血压改变，多数为术后低血压。应静脉内输入胶体溶液或血液以扩充血容量，如这些方法失败，可用升压药。患者术后血压不稳定，要保持卧床24h；当患者能耐受坐位时，才可开始下床行走。少数患者有术后高血压，轻度升高可不予处理；严重升高要予降压，特别是患者有新近脑梗死，要预防由于血压太高引起的脑内出血或脑水肿。

（4）如发生术后颈动脉血栓形成，要予紧急手术切除血栓。

（六）并发症

颈动脉内膜切除术的手术病死率在1%左右，永久性大的神经功能缺失为1.2%，永久性小的神经功能缺失为1.4%。主要并发症有Ⅶ、Ⅹ、Ⅺ和Ⅻ神经的交感神经功能障碍，非致命性的心肌梗死，颈部血肿和永久性声带麻痹减少术后并发症的关键在于治疗适应证的选择、术中仔细操作和良好的术后处理。在术后死亡的病例中，心肌梗死占一半的原因，因此，术前、术后要认真检查心脏和冠状动脉的功能情况，并给予积极的内科处理。

三、大网膜颅内移植术

大网膜具有丰富的血液供应和很强的修复能力，能很快建立广泛的侧支循环，其在腹腔外也有很强的血管再生能力，因此，当身体某些局部血供不足时，可望利用大网膜的这一特点来增加血流供应。1978年Goldsmith等首先移植大网膜至颅内治疗缺血性脑血管病。国内是在1980年开始做这种手术的。

（一）手术指征

有人主张颅外—颅内动脉吻合术的手术指征均可作为本手术的指征，但又不具备颅外—颅内动脉吻合条件或颅外—颅内动脉吻合失败，颅内广泛的小血管硬化狭窄或闭塞，也可行此种手术。有腹腔炎症病史及大网膜广泛粘连和纤维化者，不适用本手术。

（二）手术方法

分为带蒂移植与游离移植两类：

1.带蒂大网膜颅内移植术

开颅与开腹两组同时进行。患者仰卧位，头略偏向对侧。于上腹部做正中或旁正中切口。切开腹腔检查大网膜无缺缩、广泛粘连及纤维化后，将其提出腹腔，观察血管分布，确定大网膜血管的类型，然后将大网膜剪裁延伸成长条状，将延长的大网膜由腹部切口上端即剑突下引出腹腔，在引出部位的腹直肌鞘、腹直肌及腹白线横行切开2～3cm，以避免引出切口的大网膜血管受压，影响血液循环。通过胸壁、颈、耳后3～4cm宽的皮下隧道，将长条状大网膜引至移植区。经过皮下隧道时要注意勿将大网膜扭转。开颅组做额颞顶开颅，广泛切开硬脑膜，将大网膜覆盖在脑表面，周围缝合固定于硬脑膜边缘。将颅骨片去掉或将骨片下部咬除，以免大网膜受压。常规缝合头皮，不放引流。

2.游离大网膜颅内移植术

手术亦分两组进行。腹部手术组取下一片游离的大网膜，其上含有一段胃网膜左或右动、静脉，血管腔内以肝素生理盐水灌洗至液体清亮为止，提供给开颅组。有两种吻合方式：

（1）双端血管吻合：即将网膜上的动、静脉近端与颞浅动、静脉吻合，胃网膜动脉的远端与大脑中动脉皮质分支吻合，这使大网膜起到真正的"架桥"作用，并将大网膜铺平在大脑表面上。其近端的血管吻合也可选用其他的动、静脉如下述。

（2）一端血管吻合：即将大网膜上的动、静脉近端与颞浅动、静脉，或甲状腺上动脉与颈外静脉，或颌外动、静脉吻合，而另一端不与皮质的动脉吻合，只单纯将大网膜覆盖于脑表面。

四、椎动脉减压术

椎动脉狭窄除了动脉硬化这个最常见的原因外，颈椎关节病的骨质增生也是原因之一。正常两侧椎动脉变异很大，可能一侧发育不良而主要依靠另一侧供血，此时若发育不良一侧受压则不出现症状；但如果后交通动脉发育好，能充分

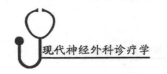

供应椎、基底动脉的侧支血流，即使两侧椎动脉都受压也可以不出现症状：

颈椎关节病压迫椎动脉造成的椎、基底动脉缺血症状在转头向后看、向上看、起床或改变身体姿势时出现，主要有头痛、视力障碍、四肢麻木、出冷汗、眩晕、恶心、呕吐等，偶有耳鸣及听力丧失或眩晕。骨质增生压迫颈神经根则有颈及肩部疼痛，少数有颅神经障碍、小脑体征，偶有半身运动及感觉障碍。X线可见颈椎关节骨质增生，椎间孔显著狭窄血管造影检查除照常规的正、侧位片外，还可使头后仰或向一侧过度转动再拍片向同侧转头使椎动脉受压增加，可造成近全梗阻—椎动脉受压部位多在颈C5～C6、C4～C5、C5～C7之间，多为一侧椎动脉受压，也可双侧都受压。

（一）手术指征

有临床症状，造影显示一侧或双侧椎动脉受压狭窄，均为手术指征，只有椎动脉向外移位而无狭窄的不必做手术。

（二）手术技巧

多采用前入路，如为双侧椎动脉受压，先手术一侧，过1～2月再手术对侧。

采用气管内插管麻醉，患者仰卧位，头偏向对侧做切口前先用X线定位由中线到胸锁乳突肌外缘做横切口，长6～7cm，如为多发病变，则沿胸锁乳突肌前缘做纵切口。由颈动脉鞘与甲状腺、喉之间分开直达椎体。用一针刺入椎间盘照侧位像，以进一步定出手术部位，触诊可摸到颈长肌下的骨质增生，电灼颈长肌内缘并切断，暴露横突，注意走行于颈长肌外面的颈交感干，勿损伤。将骨刺上下横突上的颈长肌切掉一部分，并去掉上下的横突前壁骨刺用小咬骨钳、括匙或电钻去除。椎动脉受压最严重部位的周围会形成疤痕，用普鲁卡因注射至动脉周围防止其发生痉挛，在手术显微镜下用硬膜钩钩起增厚的外膜，纵向切开，并切除纤维性疤痕组织，若静脉丛出血，以海绵轻压止血，其余手术步骤从略。

五、颅外—颅内血管连通术

是将颅外的颞肌、头皮动脉缝合于硬膜上，使其与大脑皮质的血管建立吻合，从而增加脑皮质的血流量。此手术方法主要用于治疗烟雾病。

颅内外血管连通术有多种手术方式：

（1）脑-肌血管连通术，Henschen（1950）将颞肌覆盖在脑表面，发现颞肌上的血管与脑表面上的血管建立了吻合支，由此开创了颅内外血管连通术治疗脑缺血性疾病。

（2）脑—硬膜—动脉血管连通术，Matsushima（1981）将头皮动脉及其帽状腱膜缝合于硬膜上，术后造影证实头皮动脉与脑皮质动脉之间有血管连通。

（3）脑—肌—动脉—血管连通术，Nakagawa（1987）将颞浅动脉连同颞肌缝合于硬膜上，术后证实有血管与脑皮质连通。

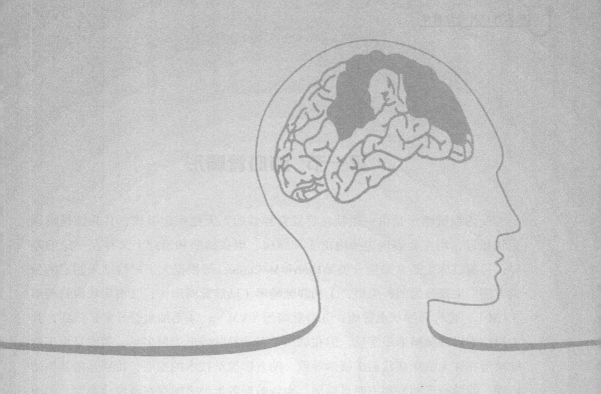

第五章　颅内血管畸形和脑动静脉瘘

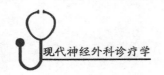

第一节　脑血管畸形

颅内血管畸形是由一组脑血管发育异常的先天性疾病组成，其共性是临床症状相近，均主要表现为颅内出血和癫痫，但在诊断和治疗上又存在一定的差异，目前临床上最常采用分类是1966年McCormick等根据大宗尸检结果制定的分类方法，主要分为四种类型：①动静脉畸形（动静脉畸形）；②海绵状血管畸形（CM），也称海绵状血管瘤；③静脉畸形（VM）；④毛细血管异常扩张症，其中尸检中以静脉畸形最常见，但在临床上以动静脉畸形为最多见，考虑是由于静脉畸形往往无临床症状而未就诊导致。随着影像学技术的发展，特别是磁共振的出现，静脉畸形的发现率明显增加。血管畸形各类型之间存在着混合类型，如海绵状血管畸形合并静脉畸形，动静脉畸形合并海绵状血管畸形等，其中以海绵状血管畸形合并静脉畸形最常见。

一、脑动静脉畸形

脑动静脉畸形（AVM）是一种先天性中枢神经系统血管发育异常，主要的病理特征是在病变部位动脉与静脉之间缺乏毛细血管床存在，致使动脉与静脉直接相通，形成动静脉之间的短路，从而导致一系列血流动力学上的变化。临床上主要表现为反复的颅内出血、癫痫发作、头痛及进行性神经功能障碍等。本病是引起颅内自发性蛛网膜下隙出血另一常见的原因，仅次于颅内动脉瘤。

Luschka在1854年首先描述了脑AVM，Pfannenstiel（1887）首次在尸检报告中提到了颅内AVM，1898年，Hoffmann首次做出了临床诊断。1889年，Pean施行了首例脑AVM的全切除术。此后Cushing、DamLy及Yasargil等神经外科前辈对脑AVM的手术治疗先后做出巨大贡献。

大宗病例研究分析认为脑AVM的人群年发病率约为1/10万，其中自发性脑出血平均年出血率为2%～4%。脑AVM病例伴出血的总体发生率约为50%，而病死

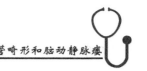

率约10%～15%。Sarvar与McMormick在1978年报告血管畸形患病率为4.05%。他们连续观察4069例尸解，发现了165例脑血管畸形，其中有AVM 24例，占全部尸检的0.59%，静脉畸形最多，为105例（占2.6%）。

（一）病理学

1.大体形态

AVM是由一团畸形血管称为血管巢所组成，内含有动脉与静脉，在多处动静脉直接相连，中间没有毛细血管的过渡，血管巢的大小不等，可自肉眼勉强可见至整个大脑半球均被涉及。脑的各部位均可发生。但最多见于皮质与白质交界处，呈锥状，其广阔的基部面向脑皮质，尖端指向白质深部，或直达侧脑室壁。有一支至多支增粗的供血动脉供血。引流静脉多呈现扩张、扭曲，内含有鲜红的动脉血。在畸形血管之间杂有变性的脑组织，伴有神经元的缺失以及胶质纤维的增生。常有出血的痕迹。上述表现是动静脉畸形的病理特征之一，是区别于血管性新生物的重要标志。病变表面的软脑膜及蛛网膜增厚发白，可有出血后的黄染。畸形血管增粗、扭曲、充满血液，呈鲜红色、扭动状搏动。畸形血管管腔大小不一，管壁厚薄不均，腔内有瘀血，管壁不完整，各层排列紊乱，管腔间可见陈旧性出血或小血肿形成。供血动脉及动脉化的引流静脉即使在显微镜下亦常不易区别。动脉与引流静脉的管壁都显得厚薄不均，管腔内可见有增厚的内膜，有的可引起管腔的部分堵塞。血栓形成亦常可见到。管壁上可见有粥样硬化斑及钙化。此外，动静脉畸形的邻近脑实质内常有脑萎缩，接至慢性缺血性梗死。

脑动静脉畸形虽都有动脉与静脉之间的短路，但由于短路的数量、大小、部位等不同，使血管巢的形态有很大的不同。Parkinson等（1980）根据100例幕上AVM的研究将它分为5类。

（1）多单元型：由多根动脉与静脉组成血管团。其中含有多处AV瘘，此型最多见，约占82%。

（2）一单元型：只有一条供血动脉形成一个AV瘘及一条引流静脉，多为小型AVM，约占10%。

（3）直线型：为最简单的畸形形式，有一根或多根动脉直接通入静脉或静脉窦，较少见，患者多为婴幼儿，常见的例子为Galen静脉瘤，约占3%。

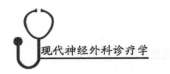

（4）复合型：由颅内及颅外动脉双重供血，引流静脉亦可引向颅内及颅外，约占3%。

（5）静脉壁型：少见，单纯由一颅外动脉直接与颅内静脉窦相连，或由一颅外动脉经发出头皮、颅骨，硬脑膜分支后直接导入一颅内大静脉窦，不与脑皮质静脉有任何联系。

1979年史玉泉将完整切除的AVM灌注塑料后观察，发现随着组成AVM的血骨的管径不同，其形态有较大的差异。大体上可以为四类：

（1）曲张型：动脉与静脉均明显扩张、扭曲，缠结成团，动静脉间相互沟通，中间没有毛细血管，甚至微血管也很少，此类型最多见，约占64.6%。

（2）分支型：动脉比较细直，从动脉发出很多细小分支，常较挺直，不太扭曲，与静脉的细小分支直接沟通，引流静脉一般亦不很扩张，扭曲亦不太多，约占11.0%。

（3）动静脉瘤型：动脉和静脉都很粗大，呈不规则球囊状膨大，由多个动脉瘤及静脉瘤合并组成，占12.2%。

（4）混合型：由上述三种不同类型混合组成，占12.2%。动静脉畸形的形态不同可能造成血流阻力的不同，对于患者的临床表现，如出血、癫发作、神经功能障碍的出现都可有不同。

2.分布

90%以上的AVM位于幕上，位于幕下者不到10%。幕上的AVM大多数涉及大脑皮质，深部结构受累者（脑室及基底核）约占10%～15%。胼胝体及其他中线结构受累者约4%～5%。病变多局限于一侧，左右侧发病基本相等。大脑皮质上的分布以顶叶最多，约占30%，其次是颞叶22%、额叶21%、枕叶10%。

3.显微镜所见

在大体水平，可见病变是由大小不等的血管组成，管壁大多成熟，呈各种不同的切面。动脉中层和弹力层较薄，与静脉难以区别。血管内膜有增生肥厚，有的突向管腔内，使之部分堵塞，血管壁上常有动脉粥样硬化斑块及机化的血凝块，有的血管可扩张成囊状，夹杂于血管之间有变性的脑组织，数量多寡不等，有的因出血而黄染，另有的则因缺血而发生脑梗死。在微观水平，畸形血管管

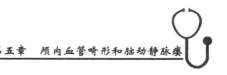

壁欠完整，血管壁各层排列紊乱，胶原纤维断裂，平滑肌纤维不完整，血管内皮细胞因血管收缩而呈圆形或卵圆形。HE及染色表明，病变血管细胞中，胞核椭圆居中，细胞间紧密连接；血管壁内弹性层完整，平滑肌细胞为纺锤形，胞核杆状与管壁纵轴平行；而畸形血管的内皮细胞扁平排列，间隙变宽，胞质内线粒体、核糖体及粗蛋白质网增多，同时可见多个微囊泡散在分布，有的融合成管状，细胞核变大。最近的研究结果发现，未破裂的脑动静脉畸形发生血管壁内皮细胞受损，中膜层平滑肌细胞减少，胶原纤维增生，而破裂的AVM内皮受损严重，平滑肌明显减少，几乎均为胶原纤维所替代，并高表达内皮生长因子-1（ET-1）。

（二）发病机制

脑动静脉畸形的主要缺陷是病变区的动静脉之间缺乏毛细血管，动脉血直接流入静脉，血流阻力减小，产生一系列血流动力学上的改变，主要为局部脑动脉压的降低、脑静脉压的增高及其他脑血供方面的紊乱。

1.供血动脉的阻力

近年来，供血动脉的阻力（或内部压力）被认为是畸形出血与否的关键性因素之一。尽管大部分供血动脉被认为是低阻力型，但有学者认为，高阻力型的供血动脉较低阻力型更易出血破裂。Spetzler等研究发现，破裂出血的畸形其平均动脉压及动脉阻力明显增高。1999年Norris等用脑动脉造影剂的稀释时间曲线观察供血动脉压力，发现出血的脑AVM造影剂峰值密度出现的时间较未破裂出血的脑AVM明显延长，提示该血管内阻力较高。但是目前并未证明动脉系统的血流动力学解剖结构异常与出血风险增高有确切联系。

2.静脉系统病理性变化对脑AVM的影响

越来越多的研究者观察到了静脉引流系统对脑AVM发展的影响，影响过程是非常复杂的，从AVM胚胎时期的发生直到出血都有静脉异常在起作用。Mullan等认为，脑静脉系统的畸形（CVM）并非动静脉畸形的结果，而是成因或者至少互为因果。目前普遍认为在正常脑组织中存在动静脉血管的吻合，即生理性吻合。而Moftakhar等发现，静脉结构异常或者静脉系统的阻塞导致静脉系统高压力，而这种高压力会导致动静脉血管的吻合开放并逐渐形成动静脉畸形。同时，

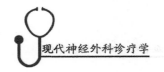

静脉系统的高压力还造成了部分脑组织供血障碍，脑组织的相对缺血造成了血管生成因素的激活，相关血管生成因子会促使动静脉瘘的生成，而动静脉瘘又可加重静脉系统的高压力，进而形成恶性循环。

3.畸形血管团的血流动力学结构特点

血管畸形血流动力学分布较为特殊。由于畸形血管团中无毛细血管床，阻力明显减小，动脉供血血流更容易通过，因而脑AVM结构内血流速度非常快，可达到140～200cm/s。同时由于供血动脉血流不经过毛细血管床，因此引流静脉内的血流呈现"动脉化"、形态迂曲，这些病理性改变造成脑AVM的血流量较大，形成了血管的"短路"现象，即大量的血流被分流至阻力较低的供血动脉，而周边正常血管的血流量相对下降，这种现象称"窃血现象"。当脑AVM体积较大，血流量增加时"窃血现象"将更明显。

Yasargil于1987年首先描述了脑AVM多巢合一的结构。他将畸形血管团分成了两类：单巢类，即畸形血管团为一个致密团，包含了一根供血动脉及一根或数根引流静脉；多巢类，即畸形是由多个单巢组合拼接而成，其间可以有极少量脑实质进行分隔，每个单巢之间可以有或者没有沟通血管。在此理论的基础上，山田等提出使用造影和多普勒超声联合的方法切除畸形血管团，可以有效避免夹杂在单巢之间的脑组织损伤，效果令人满意。复杂的畸形不仅包括了多个单巢的相互拼接，而且还包括了"暗巢"，这种"暗巢"结构仅能通过超选择性动脉造影或者序列高分辨率磁共振造影显示。术中如未切除暗巢，其再灌注可使术后造影结果显示畸形残存甚至较术前变大；同时，"暗巢"的再灌注也会造成灾难性的出血及脑水肿。

（三）临床表现

1.出血

是比较常见的临床表现，一般多发生于年龄较小的病例，可表现为蛛网膜下隙出血、脑内出血或硬脑膜下出血。发病较突然，往往在患者做体力活动或有情绪波动时发病。出现剧烈头痛、呕吐，有时甚至意识丧失，颈项强硬，Kernig征阳性。在一项针对3094例脑AVM病例的研究中，1617例（52.26%）就诊时的首发症状为出血。此外，最新研究结果发现，与脑AVM出血相关的危险因素包括供血动脉的类型、大小、部位、引流静脉的类型和是否合并静脉瘤，即小型（最大径＜3cm）较大型（最大径＞6cm）及中型（3cm＜最大径＜6cm）脑AVM易于出血，位于深部和后颅窝的脑AVM较位于皮质的脑AVM易于出血，穿支动脉和椎动脉系统供血的脑AVM较皮质动脉供血的脑AVM易于出血，有深部引流参与的脑AVM较单纯皮层引流的脑AVM易于出血，单纯脑AVM较合并静脉瘤的脑AVM易于出血，合并供血动脉端动脉瘤的脑AVM较单纯脑AVM易于出血，而引流静脉的数量与脑AVM发生出血无相关性。而既往多处文献认为的深部畸形、引流静脉扩张或狭窄、畸形伴发动静脉瘘及合并瘤样变等高危因素未显示出与出血有相关性，但上述高危因素尚待在随访研究中进一步验证。

2.癫痫发作

约40%～50%的病例有癫痫发作，其中约半数为首发症状，多见于较大的、有大量"脑盗血"的AVM患者。癫痫大发作与局灶性癫痫发生率几乎相等，精神运动性发作和小发作较少出现，最近研究结果显示，位于额部或顶部，位置越近皮层，最大径不少于3cm（特别是大于6cm），由大脑中动脉或多个动脉系统供血，由浅静脉或浅深静脉共同引流，术前癫痫史超过1年的脑AVM易于发生癫痫发作。对于弥散型脑AVM，病变所在位置与致痫灶大多相符。AVM发生癫痫主要有两种学说，一种为动静脉短路使脑组织局部缺血，邻近脑组织胶质样变；另一种为AVM对脑组织的刺激作用，即点火作用。

3.头痛

60%以上的患者有长期头痛史，可能与脑血管扩张有关。常局限于一侧，类似偏头痛。头痛的部位与病变的位置无明显关系。AVM出血时头痛的性质即有改变，变得比原有的头痛为剧烈，且多伴有呕吐。

4.进行性神经功能障碍

主要表现为运动或感觉性障碍，约见于40%的病例，其中有10%左右为AVM的首发症状。引起神经功能障碍的主要原因：

（1）"脑盗血"引起的短暂脑缺血发作，常见于较大的AVM病例中，多于患者活动（如跑步、驾车等）时发作，历时短暂，但随着发作次数增多，障碍历时越来越长，瘫痪程度亦越趋严重。

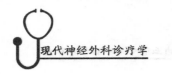

（2）由于伴同的脑水肿或脑萎缩所致的神经功能障碍，见于较大的AVM，特别当病变有部分血栓形成时，这种瘫痪常长期存在，且随着时间进行性加重，临床上有时可疑为颅内肿瘤。

（3）由于出血所引起的脑损害或压迫，都出现于一次出血之后，当出血逐渐吸收，瘫痪可逐步减轻甚至完全恢复正常。

5.智力减退

多见于巨大型AVM中，由于"脑盗血"的程度严重，导致脑的弥散性缺血及脑发育障碍。有时因癫痫的频繁发作，患者受到癫痫放电及抗药物的双重抑制的影响，亦可使智力衰退。轻度的智力衰退在AVM切除后常可逆转，但较重的智力衰退则不能逆转。少数病例以痴呆为首发症状就诊。

6.其他症状

（1）颅内杂音：有些患者自己可以感觉到颅内有同心脏跳动一致的杂音，压迫患侧颈总动脉可使杂音降低或消失。

（2）眼球突出：为较少见的AVM症状，一般见于病侧，特别是颞叶前端的AVM，有较大引流静脉导入海绵窦时，引起该窦内静脉压增高，影响眼静脉的血液回流障碍所致。

（四）诊断与鉴别诊断

1.诊断

对有自发性脑内出血的青少年人患者应首先考虑脑AVM存在的可能，如病史中曾经有癫痫发作，则更应怀疑本病，积极进行辅助检查。头颅CT平扫对脑出血的患者可见边界清楚的高密度血肿或血肿吸收后脑软化灶等，有时在血肿的周边可见有不规则混杂密度区，病灶可以被明显增强。由于磁共振的扫描特性，AVM中的快速血流均显示为无信号阴影，所以在磁共振成像呈现为特殊的"流空效应"，畸形血管团、供应动脉及引流静脉均呈黑色而被清楚显示。但AVM的确诊是依靠脑血管造影。数字减影血管造影（DSA）可以清楚地显示AVM的位置和大小，特别是显示AVM的主要供血动脉和引流静脉，脑血管造影应行全脑血管造影，充分了解AVM的盗血情况和程度，对于脑膜脑应同时包括双侧颈外动脉造影，显示来自颈外动脉的供血分支。同时脑血管造影可以明确AVM是否

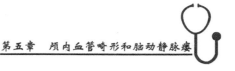

合并脑动脉瘤存在及同AVM的关系。

AVM在脑血管造影影像上具有特征性的表现。由于高速血流，在动脉期，其至动脉早期，可见到一团不规则扭曲的血管团，有一根或数根供血动脉，同时往动脉期可见扭曲扩张的一条或多条引流静脉显影，导入颅内静脉窦。

2.鉴别诊断

脑AVM需与下列情况做鉴别。

（1）海绵状血管畸形：也称海绵状血管瘤，是脑血管畸形类型之一，是由众多薄壁血管组成的海绵状异常血管团，这些畸形血管紧密相贴，血管间没有或极少有脑实质组织。临床也表现为反复的脑内出血和癫痫。但脑血管造影阴性，因此过去常把此类病例归入隐匿性血管畸形。头MRI是目前诊断CM最敏感的方法。在MRI T1加权像上CM大部呈等信号，也可呈低信号；但在T2加权像上，呈高信号，而且在高信号之外缘往往有一环特异性的低信号区，为含铁血黄素沉积所致。

（2）脑肿瘤卒中：颅内肿瘤，特别是恶性肿瘤，可以以出血为首发临床表现，因此需与AVM做鉴别。部分恶性肿瘤因供血丰富，在脑血管造影上可以表现出异常的染色，但往往没有明确的供血动脉和早期显影的引流静脉在头CT和磁共振扫描，特别是在强化扫描时，往往可以看见肿瘤的影像学特点。

（3）转移癌：如绒毛膜上皮癌、黑色素瘤等也可有蛛网膜下隙出血表现，在脑血管造影中可见有丰富的血管团，有时亦可见早期出现的引流静脉，因此会和脑AVM混淆。但转移癌患者多数年龄较大，病程进展快。血管造影中所见的血管团常不如AVM那么成熟，多呈不规则的血窦样。在头CT和磁共振扫描，特别是在强化扫描时，往往可以看见肿瘤的影像学特点。在肺、肾、盆腔、乳房、甲状腺、皮肤等处可找到原发肿瘤，可与AVM做鉴别。

（4）恶性脑膜瘤：恶性脑膜瘤常有丰富的血供，患者可有癫痫发作、头痛、颅内压增高症状。在脑血管造影中也可见异常染色的血管团和静脉引流显影，但一般无明确的供血动脉及扩张扭曲的引流静脉。而且可见脑膜瘤占位迹象明显。在头CT和磁共振扫描，特别是在强化扫描时，往往可以看见肿瘤的影像学特点。CT扫描可见明显增强的肿瘤，边界清楚，紧贴于颅骨内面，与硬脑膜

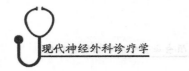

黏着。表面颅骨有被侵蚀现象，故亦易与脑AVM做鉴别。

（5）血管网状细胞瘤（血管母细胞瘤）：好发于后颅窝小脑半球内。由于血供丰富，也可以脑内出血为临床表现，需与后颅窝AVM做鉴别。此瘤多数呈囊性，瘤结节较小位于囊壁上。在脑血管造影中有时可见供血动脉及引流静脉，但供血动脉和引流静脉出现的时相往往比AVM晚。在CT扫描中可见有低密度的囊性病变，增强的肿瘤结节位于囊壁的一侧，可与AVM相区别。但巨大的实质性的血管网状细胞瘤有时鉴别比较困难。血管网状细胞瘤有时可伴有血红细胞增多症及血红蛋白的异常增高，在AVM中则从不见此情况。

（6）Moyamoya病：该病也可表现为脑内出血，症状可与AVM相似，但脑血管造影上具有特异性表现，可见颈内动脉末端和大脑前、中动脉狭窄甚至闭塞，同时可伴有烟雾血管形成，和颅内外的侧支循环建立。可以与AVM鉴别。

（五）治疗

脑AVM治疗的主要意义在于降低破裂出血风险。部分以控制癫痫发作及局灶神经功能障碍进展为目的。脑AVM的主要治疗方式包括保守或对症治疗、显微外科手术治疗、立体定向放疗、介入栓塞治疗及多种治疗方式联合。对AVM的治疗方式选择可根据患者的年龄、全身状况、既往出血史、病灶分级、病灶弥散程度、是否合并动脉瘤、血流量的高低、治疗获益及风险比和患者的意愿等多方面进行综合评估。

由于不同脑AVM破裂出血风险差别较大，浅部、表浅静脉引流的未破裂AVM年破裂出血率可低至0.9%，而深部、深静脉引流的破裂出血AVM再破裂出血率约34%，因此尽管目前无随机对照研究证明治疗获益大于风险，但建议对破裂AVM进行治疗干预。2011年JAMA发表的一篇关于脑AVM治疗的Meta分析，纳入142项队列研究及13 698例患者，但多数为回顾性研究且无专门的治疗效果评价，结果显示治疗干预的脑AVM总体年住院病死率为0.68%，年出血率为1.4%，其中手术切除年病死率为1.1%，年出血率可降至0.18%，病变全切率96%，但术后严重并发症发生率约7.4%。立体定向放疗年病死率约0.5%，年出血率1.1%，病变全切率38%，严重并发症发生率约5.1%。介入栓塞年病死率约0.96%，年出血率1.7%，但病变全切率仅为13%，术后严重并发症发生率约6.6%。总体而言，包括介入栓塞、立体定向放疗及手术切除在内的治疗干预，可预防脑AVM破裂出血，降低死亡率，但可能增加与治疗相关的死亡率和致残率。

1.手术前评估

（1）脑动静脉畸形的自然史：脑AVM的自然史研究及Meta分析表明，脑AVM年平均破裂出血率为2%~4%，其中未破裂AVM年平均破裂出血率为2.2%，破裂AVM年平均再破裂出血率为4.5%。对破裂AVM出血第一年内平均破裂出血风险增高，约6%~7%，而随后年破裂出血率恢复至往年平均水平。5%~10% AVM破裂出血后死亡，30%~50%留有神经功能损伤后遗症。既往有较多研究探讨血流动力学、血管形态学因素及病变临床特点对AVM破裂出血率的影响，目前较多接受的观点是既往破裂出血史，深部AVM，完全深静脉引流，合并动脉瘤为病变破裂出血的危险因素，而部分深静脉引流及性别对破裂出血的影响尚不显著，而传统认为的AVM病变较小或老年患者，则出血的风险越高，根据现有证据可能并不支持。根据Staph等的研究结果，无既往出血史的AVM，深静脉引流及位置较深两项危险因素全无者，年破裂出血率约1%；有其中一项者，年破裂出血率为3%；两项全有者，年破裂出血率为8%；如有既往破裂出血史，则以上各组年破裂出血率分别为5%、11%~15%、35%。基于对脑AVIV1年破裂出血比例，可通过公式粗略估算其终生破裂出血风险，即（至少一次）出血率＝1－（1－年破裂出血率）预期寿命，由于既往研究可能受样本量及随访时间限制，因此对出血率的评估可能存在偏倚，近期一项纳入166例有症状的脑AVM平均随访23.7年的研究发现，无论有无出血，脑AVM破裂出血率基本稳定在4%，出现症状到出血的平均时间约为7.7年，年死亡率约1%，年致死率及严重致残率共计约2.7%。因此终生破裂出血风险也可用简化公式估算，即（至少一次）出血率＝105－患者年龄。

（2）病变的分级标准：目前最常用脑AVM分级标准是Spetzer及Martin于1986年制定的，根据脑AVM所在区域是否具有明显的神经功能、引流静脉的模式及AVM血管团的最大径等三项内容作为评级标准制定的6分级方案。首先，根据脑AVM所在区域的神经功能，包括感觉运动、语言功能、视觉、丘脑及下丘脑、内囊区、脑干、小脑脚、小脑深部各核等进行评级，凡脑AVM紧邻这些区

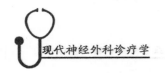
域均记1分，否则列为"静区"记0分。其次，根据脑血管造影中脑AVM的引流静脉分布模式及深浅进行评级，引流静脉中有部分或全部导入深静脉者，记1分，否则记0分。再次，根据脑血管造影中获得的，经校正系数放大后的血管团的最大径进行评级，其中小型脑AVM（最大径＜3cm）记1分，中型脑AVM（3Cm＜最大径＜6cm）记2分，大型脑AVM（最大径＞6cm）记3分。三项得分的和即为该AVM的级别，三项标准共有12种组合。其总分最低的只有1分，共1个，为1级。总分最高的5分也只有一个，为5级，总分为2分和4分者各有3个，分别为2级和4级，总分为3分者共有4个，为3级。另外，作者将AVM明显涉及脑干、下丘脑者作为不能手术切除的病例，定为6级。

2011年，Spetzler提出简化的三级分类方法，即将Ⅰ级与Ⅱ级的AVM合并成为A级，Ⅲ级保留为B级，Ⅳ级与Ⅴ级合并成为C级，这一改进不仅更有助于临床使用，同时能够提高临床研究中不同病例对照或队列研究比较的统计学检验效能。

在同一时期，我国老一辈神经外科专家在脑AVM方面开展了卓有成效的工作并取得了丰硕的成果。其中，史玉泉教授通过灌注塑料铸成立体模塑对脑AVM样本按照病变血管形态分类学进行了多年研究，并于1984年提出了享誉国内外的"史氏分级法"，即将脑AVM分为下列四型：①曲张型：曲张的动脉和静脉相互缠绕、动脉和静脉明显扩张、扭曲成团且互相沟通；中间没有毛细血管，微血管少见，内有多处动静脉瘘口。此型占65%左右。②帚型：动脉如树状，并发出小分支与静脉沟通；引流静脉一般不扩张和扭曲。此型约占11%。③动静脉瘤型：动静脉明显扩张，形成球囊状瘤样膨大。约占12.2%。④混合型：为上述三型成分的混合，约占12%。通过上海华山医院神经外科多年来实践应用证明，史氏分级法简便、实用，并与Spetzler分级法存在异曲同工之处。其中，Spetzler分级法的Ⅰ级与史氏分级法Ⅰ级与1.5级相当，前者的Ⅱ级与后者的2级，Ⅲ级与2.5级，Ⅳ、Ⅴ级与3、3.5级相当。低级别的脑AVM手术切除难度较小，无死亡率甚至无致残率出现。随着级别越高，致残率越高，而且有死亡率。

2.治疗

目的在于杜绝病变破裂出血的危险，减少或消除"脑盗血"现象，以改善脑部血供。目前常用的治疗方法有手术切除、血管内栓塞和立体定向放射治疗。

（1）脑AVM显微切除术：手术治疗一直以来都是脑AVM的首选治疗方法，不仅能杜绝出血的后患及脑组织盗血的根源，还可大大降低病变相关癫痫发作的风险。赵继宗教授等通过分析脑AVM患者手术效果，认为显微外科手术技术比传统手术更加安全，可显著减低术后并发症。目前认为除部分位于脑干、丘脑等重要功能区的AVM外，手术治疗目前仍为脑AVM的首选治疗方法。近年来，随着显微手术技术的日臻完善及新技术的采用，脑AVM显微切除术的疗效明显提高。

脑动静脉畸形的手术治疗原则是首先阻断主要的供血动脉，降低AVM内的压力，然后沿AVM的周边分离，逐步阻断细小的供血分支，最后阻断主要引流静脉，切除AVM。但在手术中如何正确判定主要的供血动脉位置，特别是对来自深部的供血动脉，即使是对脑表面的供血分支，有时依靠肉眼也很难做出正确的判断，甚至有时不能准确地区别异常的供血动脉和引流静脉，再就是在手术中对AVM的边界的判定等问题一直困扰着神经外科医生，随着科技的发展，许多辅助技术应用于手术中，使神经外科从显微神经外科进入了微创神经外科时代，明显降低了手术风险，提高了手术的疗效。

1）神经导航辅助显微神经外科切除脑AVM：自神经导航技术辅助显微神经外科切除脑AVM以来，先后有超声导航、磁共振导航及全脑血管造影导航（CTA、MKA）获得应用。目前常用的导航技术为磁共振导航及血管造影导航。在AVM手术中运用神经导航系统辅助，不仅可以标记主要功能区和传导束位置，而且可预先标记供血动脉、引流静脉及异常血管团位置。使手术者在手术中不仅可以确定主要供血动脉的位置和AVM的边界，同时对邻近功能区的AVM，使手术者可以准确定位功能区和传导束的位置，尽可能减少对其损伤，最大限度地保护了病灶周围正常脑组织的脑功能，改善脑AVM患者的预后。

神经导航技术对颅内病灶进行精确的三维空间定位并实时动态跟踪靶点，从术前设计最佳的手术入路、制定手术计划到术中通过实时导航帮助术者在显微镜下完成复杂而精细的操作，确保顺利寻找和全切病灶，最大限度地减轻病灶周围的脑组织损伤。

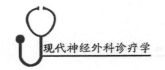

同其他导航辅助神经外科手术治疗一样，术中脑组织漂移是干扰神经导航准确性的最主要因素。以下方法可最大限度降低脑组织漂移对导航手术的影响：第一，术中尽量不用脱水药物；第二，术中避免开放或过早开放脑室系统或蛛网膜下隙，避免脑脊液流失；第三，选取合适的体位，选择脑表面无血管区或脑沟为入路，防止过度牵拉脑组织并尽可能减轻脑组织塌陷。

2）吲哚菁绿造影辅助显微神经外科切除脑AVM：吲哚菁绿造影长期应用于外科学领域，主要用于眼底血管性疾病诊断及肝脏排泄功能评判，自2002年作为术中评价脑血流变化的监测手段开始应用于脑血管病外科手术中。

吲哚菁绿是一种近红外荧光三碳菁染料，分子式为$C_{43}H_{47}N_2NaO_6S_2$，分子量为774.96，光吸收增强剂，在激发状态下可发出荧光。固态的吲哚菁绿是暗绿青色或暗棕红色粉末，无臭，遇光与热易变质，在水或甲醇中溶解。当溶解后经静脉注入体内后，立刻和血浆蛋白结合，随血循环迅速分布于全身血管内，高效率、选择地被肝细胞摄取，又从肝细胞以游离形式排泄到胆汁中，经胆道入肠，随粪便排出体外。由于排泄快，一般正常人静脉推注20min后约有97%从血中排除，不参与体内化学反应，无肠肝循环（进入肠管的ICG不再吸收入血），无淋巴逆流，不从肾等其他肝外脏器排泄。其在血液内的最大吸收波长和最大荧光波长都在近红外区域内，在216、263与784nm的波长处有很大吸收，通常使用784～805这个区间，因为此时组织内在的染色物质对于吸光（红外线吸改）的干扰最小，且波长越长，能量越少，对组织造成的潜在热损伤也就越小。

术中吲哚菁绿造影所需设备为配备了荧光激发及接收装置的显微镜，照明灯光覆盖吲哚菁绿吸收波段，镜头距离术野15～20cm间；为避免红外线可能产生的热效应，记录时间一般不超过5min。红外线使用的禁忌证包括出血倾向、高热、活动性肺结核、重度动脉硬化、闭塞性脉管炎等，除了后两者外，与神经外科手术适应证一致。通常将吲哚菁绿2.5mg/mL溶于生理盐水中，将12.5mL上述溶液自肘静脉或大隐静脉注入（补以5～10mL盐水，防止与通路里其他药物发生化学反应）。吲哚菁绿可于注射10s之后至手术区域，持续15～20s后消失。如无血氧变化及过敏反应的话，可反复使用，间隔时间可缩短至5min。

吲哚菁绿造影可清晰显示脑表面畸形血管团、供血动脉及引流静脉分布。

使术者在术中可正确地判断血管性质，区别脑表面异常的动脉和静脉，避免误损伤。近年来一项名为荧光密度分析的术中监测方法被引入到脑AVM术中监测过程，即通过对吲哚菁绿荧光造影过程中病变供血动脉及引流静脉的血管荧光强度进行分析后生成彩图，通过色彩梯度区分供血动脉、引流静脉及其血流方向及血流量；同时，可在术中实时生成标定血管荧光密度峰值图表，通过对标定血管荧光峰值大小及峰值出现时间的早晚进行区分，从而准确区分供血动脉、引流静脉及静脉化的动脉。吲哚菁绿造影无放射性、成本低廉、重复性好、不良反应少和易于掌握而广泛应用于脑血管病手术中，但碘过敏者禁用。

3）彩色超声辅助显微神经外科切除脑AVM：彩色多普勒超声在脑外科手术中同神经导航一样具有影像引导的作用，而且它具有真正的实时引导作用，但最主要的是彩色多普勒超声具有脑血流动力学的检测功能，而在脑AVM手术中得到广泛应用。彩色多普勒血流成像是根据像素的多普勒位移产生图像。由于在脑AVM病灶中充满着快速流动的血流，与周围脑组织像素位移明显不同，故在超声图像上可见脑实质内呈现特征的多支混乱、无序排列的血管回声影，与周边组织的灰色背景呈现明显的对比，可清晰显示病灶位置和范围以及与周边结构的关系。彩色多普勒超声在宏观上显示病变常为团块状、网状或不规则形状的大小不等的异常五彩镶嵌样血流成像。对脑AVM的判断和观察主要有血管阻力指数（RI）、血流速度和频谱三项指标。阻力系数目前是判断血管属性的常用指标值一般高于0.45的血管是供应正常脑组织血管，而低于0.45的血管可以认为是脑AVM病灶血管。脑AVM的供血动脉管径常较粗，因低阻和血流速度快，血流动力学表现为动脉样血流频谱，即在舒张末期表现为高流速低阻力频谱；引流静脉则管径粗，血流速度快，血流动力学表现缺乏特征性的频谱特症。病变动静脉间的瘘管常在血流动力学方面表现为血管阻力下降，造成血流量的增加，血流循环时间明显加快，因而出现高流速（血流可高于正常的2～3倍）低阻力的多普勒血流特征。在手术中可以通过探测血管的阻力指数、血管频谱和流速来判定血管的性质，同样在手术切除AVM后，为防止AVM残留，应用彩色多普勒超声对残腔扫描，确定是否有异常的血管存在，判断是否有AVM残留。

近年来，超声造影被引入脑AVM术中监测过程。所需设备为彩色多普勒超

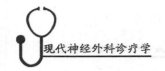

声诊断仪，随机配备编码谐波造影及时间强度曲线分析软件。术中专用凸阵探头及无菌塑料套。使用方法为根据病变部位，常规开颅、去骨瓣，术中专用探头表时涂耦合剂，外套无菌塑料套，经硬脑膜外或直接在脑组织表面探测。二维及彩色多普勒超声确定畸形血管团位置、深度、大小及其与周边组织结构的关系。彩色及脉冲多普勒超声寻找供血动脉及引流静脉，记录其数目。并在病变切除后了解切除限度。目前常用造影剂为六氟化硫微泡造影剂，用5mL生理盐水加59mg干粉剂配制成六氟化硫微泡悬液，经股静脉以团注方式注入2.5mL超声造影剂，随即尾随注入10mL生理盐水。造影剂经股静脉注射后，立即启动内置计时器，动态观察1~1.5min，观察病变整个强化过程，记录供血动脉及引流静脉的数目。相关研究结果发现超声造影后测量的畸形血管团大小与造影前相比均略有增大，且超声造影还可显示畸形血管团周围的一些小血管，所以能真实反映出病灶的大小；此外，超声造影可反复施行。术中超声造影不但能清晰显示AVM的大小，而且其主要优势是能在术中实时动态显示脑AVM的血供情况；与吲哚菁绿造影相比，术中超声造影可反映脑AVM的深部血流走行情况，且无吲哚菁绿造影的热效应，可作为吲哚菁绿造影的补充；其图像清晰度尚有待于进一步提高。

4）神经电生理辅助显微神经外科切除脑AVM：影响脑AVM术后预后主要有两点：一是损伤功能区，二是病变内部及邻近病变的过路血管受到损伤后出现远隔部位脑组织缺血。侧裂区AVM邻近功能区，术后出现感觉运动功能障碍的风险显著增加。此外，在脑组织内存在占位性病变的情况下，脑组织可以"功能重塑"以代偿因占位性病变存在而受损的功能。一般认为，在表浅AVM存在的情况下，AVM周边1mm区域内的脑组织是不具备功能的；AVM内部的脑组织亦不具备正常功能。而正常脑组织及"功能重塑"后代偿脑组织区域无法通过肉眼识别，同时无法通过其他监测手段予以界定。因此，在显微神经外科手术过程中确定病变邻近功能区范围及监测缺血性事件成为预防AVM显微神经外科治疗并发症的关键。

上肢及下肢体感诱发电位分别反映大脑中动脉及大脑前动脉供血区域的血流情况。术中体感诱发电位监测可以通过记录位相逆转判断躯体感觉及运动区域的界限，同时可确定代偿部分初级躯体感觉区域的范围。运动诱发电位可在脑

AVM术中及时发现血流下降、皮质脊髓束损伤及确定运动功能区范围。对于枕部邻近视觉皮质区的AVM，视觉诱发电位可在术中准确反映缺血性事件，降低术后出现视觉相关并发症的风险。对于后颅窝AVM，听觉诱发电位可有效发现后循环缺血性事件，其变化与后组脑神经功能障碍存在较高一致性。因此，术中联合采用体感诱发电位、运动诱发电位及听觉诱发电位可有效预警功能区损伤及缺血性事件的发生。

近年来研究发现，运动诱发电位在脑AVM的显微神经外科及介入治疗过程中可实时监测缺血性事件，指导术者采取干预措施，减少神经功能损害的发生。一般认为，运动诱发电位可准确预测运动功能障碍。不可逆的运动诱发电位变化（包括波幅下降和潜伏期延长）预示将要发生偏瘫，而未发生变化的运动诱发电位提示运动功能保护完好。若发生变化的运动诱发电位得到恢复或早期干预，患者术后仅发生一过性运动功能障碍或无运动功能障碍发生。

（2）血管内介入治疗：随着近年来微创、影像技术，特别是栓塞材料的不断发展，血管内栓塞治疗脑AVM越来越受到神经科医师的重视。微创栓塞治疗脑AVM，包括开颅术前或放射治疗前栓塞，目的是阻断深部供血动脉、闭塞畸形团内高流量的动静脉瘘、闭塞或减小畸形血管团的体积、阻断和降低畸形血管团的血流，减少出血和水肿并发症的发生。

通常情况下，神经介入科医师采用"road-blork"技术注射Onyx胶，即微导管头端在畸形血管闭口处，微导管头端通常能阻断血流，然后注射Onyx胶。使之逐渐弥散，填充铸型，将畸形血管团全部或部分闭塞，达到治愈AVM或减少病灶、减轻临床症状的目的。脑AVM是一种复杂的多通道血管畸形，Onyx胶进入血液后，顺着病灶部位的动力血流方向以及压力梯度向阻力最小的地方渗透。后续注入的栓塞剂可以推着前面的Onyx胶继续向前推动和弥散，到达更细小的分支血管，畸形血管团达到满意栓塞效果。当Onyx胶反流进入引流静脉或动脉危险吻合口时，停止注胶，等待2min，形成铸型。

随访研究证明，栓塞6个月后不发生慢性血管再通、血管性反应等组织学变化。栓塞亚急性期（1个月）可见轻度炎性反应。可能与有机溶剂二甲基亚砜血管腐蚀毒性有关，但动物实验证实缓慢注射小剂量（0.5mL/30～120s）二甲基亚

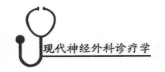
砜是安全的。Onyx胶允许长时间注射和重复注射，能够在畸形血管团内充分弥散，在长时间注射过程中安全和可控。

Onyx胶的应用使脑AVM痊愈性栓塞的可能和比率增加。近年来，应用Onyx胶的临床研究结果表明，单纯血管内栓塞治疗脑AVM的疗效已提高到45%～55%，手术前或放射治疗前结合血管内介入治疗，可将放疗和手术治疗脑AVM的疗效提高25%。在使用Onyx治疗脑AVM过程中，应注意以下几点：①栓塞术前应严格掌握脑AVM栓塞治疗的适应证及禁忌证。需要多角度观察或造影，了解脑AVM供血动脉血管走行、来源、主要供血动脉及其支数、引流静脉数量及途径，明确畸形血管团大小范围、分布部位、与脑功能区关系等。尽量选择管径大而又允许适当反流的供血动脉为靶血管，并了解微导管的到位情况，最好微导管能进入畸形血管团内，如不能进入，则预留反流长度不超过2cm，并确认无向正常脑组织供血的分支。②二甲基亚砜为有机溶剂，因此，必须选用与Onyx栓塞系统相容的微导管，生产商MTI明确指出，只有其旗下的Marathon、Rebar、Ultra Flow三款微导管可用于注射Onyx系统。比较而言，Marathon导管通过迂曲血管性能略优。③推注速度可根据Onyx的弥散情况来调整。通常采用"堵塞和前推技术"，实现Onyx胶在脑AVM血管闭内的充分灌注，灌注速度应以不超过0.16mL/min为宜，使Onyx胶充分弥散入畸形血管团中，推注速度越快越容易反流。如发现Onyx胶向供血动脉方向反流或Onyx胶进入主要引流静脉，均应停止注射，等待30s～2min后，再进行推注，确保Onyx胶在畸形血管团内弥散。④预防正常灌注压突破综合征（NTPB），该综合征由Spetzler等于1978年首次描述。主要由于瞬间将动静脉短路阻断，原处于低灌注的正常脑组织供血动脉的血流量突然增加，加之脑血管长期处在低血流状态下，其自动调节功能失调，不能适应突如其来的血流动力学变化而导致脑水肿、脑肿胀甚至脑出血。其预防措施主要是：对于大型脑AVM应分次栓塞，每次栓塞不得超过畸形团总体积的1/3，两次栓塞应间隔两周至2个月，术后持续降压48～72h。⑤Onyx胶是非黏附性材料，不会出现粘管现象，但微导管头端处于迂曲细小的供血动脉，长时间注射和Onyx胶过度反流，可能发生粘管。术中Onyx反流，对治疗结果具有"双刃剑"式的作用。一方面，适度的反流有利于Onyx胶向畸形血团内的不断推注，以达到满意的

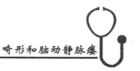

栓塞效果；另一方面，不适当的反流会给拔管造成困难，引起严重脑出血，给患者带来生命危险和严重的后遗症。择好的工作角度，以便很好观察Onyx胶的弥散效果和及时发现反流。而供血动脉的迂曲限度，是导致拔管困难的首要因素，通常在畸形血管团注射完毕或反流超过1.5cm时，可以拔出微导管。首先将微导管拉直，逐渐加以拉力，使微导管缓慢脱离Onyx团块。若发生粘管，进行规范的拔管操作后仍然无法拔除，尽量不要再尝试拔管，最好留管于体内，以免牵拉微导管引起血管或畸形血管团破裂出血。

Onyx的缺点是必须使用与二甲基亚砜兼容的专用微导管，注射前要在振荡机上至少振荡20min，否则钽可能在瓶中沉淀，导致栓塞剂显影不良。Onyx栓塞脑AVM的另一常见并发症为出血；当全脑血管造影发现微导丝刺破血管壁偏离血管走向，并有对比剂外渗时，立即用鱼精蛋白中和剩余的肝素，Onyx胶栓塞并封堵出血部位，术后给予相关保守治疗，可治疗局部出血。而当出血量较大时，需开颅清除颅内血肿及脑AVM。因此，术中操作尽量轻柔，通过旋转三维全脑血管造影选择正确靶血管，充分应用血流漂浮，配合使用微导丝支撑导向，使用脉冲液体注射微管头反弹转向等技术，可以提高微导管到达理想位置。其使用禁忌证：①血流量很高的脑AVM；②仅有细小的深部穿支供血的脑AVM，如脑干的脑AVM；③脊髓AVM。

（3）立体定向放射外科治疗：此技术是根据立体定向原理，利用窄束大剂量射线聚焦于病灶靶区，使血管内皮细胞破坏，管壁内胶原纤维组织增生和纤维化形成血栓，堵塞血管，最终使血管闭塞，治愈脑AVM。立体定向放射外科的种类：

1）立体定向性回旋加速器氦离子放射外科。

2）立体定向性回旋加速器Bragg峰质子束（光子）放射外科。

3）立体定向性回旋加速器中子束放射外科。

4）立体定向性聚焦伽马线放射外科（伽马刀治疗）。

立体定向放疗主要优势在于防止开颅损伤，对手术切除困难或风险较大的病变可考虑立体定向放疗。研究表明病变较小、远离功能区、供血动脉无扩张或仅轻度扩张、病灶周围血管增殖较少的低流量AVM，立体定向放疗治疗效果较

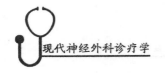

好。病变体积小于3mL或直径小于2cm，放射治疗成功率高。有报道显示254例脑AVM伽马刀治疗后1、2、3年血管闭塞率分别为38.8%、71.2%、74.3%。

影响脑AVM立体定向放射疗效主要因素包括：①边缘剂量对治疗后脑AVM是否闭塞起决定性作用，边缘剂量越高脑AVM闭塞率越高。根据瑞典卡罗林斯卡研究院的1000例伽马刀治疗脑动静脉畸形的研究结果，伽马刀治疗后AVM闭塞的概率约等于35.69～39.66xln（边缘剂量）。根据这一研究结果，边缘剂量为22Gy，治愈率约71%，但如果边缘剂量为14Gy，治愈率则只有55%。而如果病变直径大于3cm，立体定向放疗后两年内病变闭塞的概率仅约16%。但放射治疗剂量过大可能引起放疗性脑白质病变及放射性坏死囊变等治疗并发症增加。②畸形血管团容积，脑AVM容积越大，闭塞率愈低，所需的最小治疗边缘剂量愈低。故一般体积巨大的脑AVM最佳治疗方案为先行手术切除或栓塞治疗使病变体积变小，再行立体定向放射外科治疗。有学者认为部分脑AVM于立体定向放射外科治疗后未闭塞，并非照射剂量低或体积偏大等原因，而是部分病变存在放射生物学耐受，对放射治疗不敏感。此外，治疗前病变血管巢的范围确定不够精确，如病变出血造成部分畸形血管被遮掩或挤压，血肿吸收后畸形血管才显露出来，还有磁共振扫描时扫描条件或脑血管造影的时相及图像选择不当等因素。解决途径是改进定位方法，将CT、磁共振、脑血管造影及神经导航系统结合起来进行三维定位，提高定位精准度。

放射治疗同样存在局限性。由于放射线介导的生物学效应依赖于细胞有丝分裂，因此治疗后可能需2～5年时间病变才会闭塞，在这个血管缓慢闭塞的过程中，脑AVM仍有可能发生破裂出血。有研究提示在此期间，年破裂出血风险为2.7%，因此累计出血风险约5.3%～12.7%，在近期破裂出血的脑AVM中，该比例甚至更高。再就是脑水肿也是立体定向放射治疗后常见的并发症，据文献报道，放射治疗脑AVM引起脑水肿的发生率可达53.6%～73.7%，一般多发于蛋白质内，其机制与放射引起脑血管的内皮细胞损伤、栓塞、轴索脱髓鞘病变及畸形血管团闭塞使周围血液循环发生改变有关，大部分脑水肿较轻不出现症状，少数较重的可有相应的临床表现。

据文献报告，多数研究人员认为立体定向放射外科治疗脑AVM是有效的，

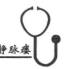

但在选择放疗与手术治疗时，应当权衡放疗后两年内持续可能出现的术后并发症的风险与手术治疗当时的短期风险。总体而言，对直径小于3cm的脑动静脉畸形，目前立体定向放疗可在治疗后两年使70%的病变完全闭塞，但有约5%的患者术后会出现脑功能区的放射性坏死而产生手术并发症，在丘脑或脑干病变中，该比例可能高达10%。

二、脑内海绵状血管畸形

脑内海绵状血管畸形（CM），也称海绵状血管。

三、脑静脉性血管畸形

脑静脉性血管畸形，又称脑发育性静脉异常（DVA），是一种先天性静脉畸形。

四、毛细血管扩张症

颅内毛细血管扩张症，又称脑毛细血管瘤，是一种少见的小型脑血管畸形，与脑AVM、静脉畸形和海绵状血管畸形一起构成脑血管畸形的四种基本血管畸形类型。颅内毛细血管扩张症占颅内血管畸形的16%~20%。为胚胎期脑血管胚芽异常发育而形成的畸形血管团，显微镜下毛细血管扩张症表现为一堆扭曲、扩张的微血管。管壁单薄，只有一层内膜细胞，缺乏弹力纤维、肌层和纤维组织，管腔内充满红细胞，到处可见有小静脉杂于其间，间质内常杂有神经组织，内含变性的神经元、神经胶质及髓鞘纤维增生。其邻近的脑组织相对正常，无神经胶质增生及钙化。毛细血管扩张症多为直径小于2cm的多发微小病灶，生长缓慢。可以发生于脑及脊髓的任何部位，最常见的发病部位为脑桥基底部和小脑，为脑桥活检中较多见的血管畸形，也可发生于大脑皮层下、丘脑、基底节区，尤多见于中线部位。

该病一般比较局限，多数无症状，极少数发生破裂出血后出现症状而被意外发现，也就是所谓的隐匿性脑血管畸形。有症状的颅内毛细血管扩张症极其罕见，若不行病理检查无法确诊。虽然症状性颅内毛细血管扩张症多数表现为脑出血，但在各种类型的脑血管畸形中，颅内毛细血管扩张症是出血率及侵袭性最小的一种，属于良性病变。颅内毛细血管扩张症的出血多为慢性少量出血，大出血

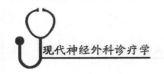

少见，因好发在脑桥，一旦出血可产生严重症状乃至死亡。颅内毛细血管扩张症常与海绵状血管畸形伴发，后者易出血，故有学者认为海绵状血骨畸形可能是出血的症状原因而非毛细血管扩张症所致出血。有些症状性毛细血管扩张症并无出血表现，或可以合并脑梗死，或无卒中发生，也可有一些表现如头痛、头晕、耳鸣、听力下降、共济失调、癫痫、面瘫、肢体偏瘫等，但不能肯定颅内毛细血管扩张症与临床症状是否有关。

由于病变较小，常规MRI容易漏诊，通常颅内毛细血管扩张症在CT和脑血管造影上无异常表现，因此对其影像表现文献报道较少。关于颅内毛细血管扩张症的MRI表现，常规T1加权或T2加权图像上多数无异常表现而不能检出，少数于T1WI在平扫T1加权像上表现为低或等信号，质子密度像和T2加权像上为等信号或稍高信号，病灶较小，通常几个至十几毫米大小，可单发或多发，常无占位效应及出血，对比增强T1WI表现为轻度强化，这样就形成典型的筛孔样表现：在不强化的脑实质背景下有许多强化的血管影，而梯度回波序列呈明显的低信号为其特征性表现。对于毛细血管扩张症全脑血管造影可以无阳性发现，也可有以下表现：

（1）出现丛状小血管。

（2）出现消失延迟的毛细血管。

（3）出现伸展扭曲的小动脉。

（4）出现早期充盈的扩张静脉或水母头状的髓质静脉等。

颅内毛细血管扩张症大多数无症状，无须治疗。有症状者可给予对症治疗，若出现破裂出血则根据血肿的大小及部位采用保守或手术治疗。此病预后良好，个别脑干毛细血管扩张症出血者预后较差。

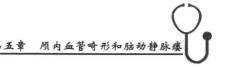

第二节 颈动脉海绵窦瘘

颈动脉海绵窦漏（CCF）是指海绵窦段的颈内动脉及其分支破裂，使之与海绵窦形成动静脉的异常交通，即称为颈内动脉—海绵窦瘘（CCF），多由头外伤引起，偶见由颈内动脉海绵窦段动脉瘤破裂引起。由颈内动脉和颈外动脉的硬脑膜分支血管与海绵窦形成的异常动静脉沟通又叫海绵窦硬脑膜动静脉瘘，多为自发性起病，病因不明，可能与炎症、血栓、外伤、激素改变等多种诱因有关。本节主要讨论颈内动脉海绵窦瘘。

CCF较为少见，大宗病例统计在颅脑损伤病例中约占2.5%，其中以摩托车的车祸最多见。在所有的神经外科患者中约占0.15%。

一、海绵窦区的解剖

海绵窦因其中有纤维小梁间隔，很像海绵状而由Winslow命名。海绵窦分别位于蝶鞍两侧，从眶上裂到颞骨岩尖，长约2cm，其中含有颈内动脉虹吸段及其分支，以及动眼神经、滑车神经、展神经和三叉神经的第一、二支（部分三叉神经第二支不进入海绵窦）。在身体内，一般只有相邻的动静脉壁同时受损破裂时才能形成动静脉瘘，而在海绵窦中只要颈内动脉或其分支破裂即可形成动静脉瘘。

（一）海绵窦段颈内动脉及其分支

颈内动脉经颅底的破裂孔入颅后即进入海绵窦。在海绵窦内颈内动脉向内前上走行，分为后升、后曲、水平、前曲、前升5段，然后穿过海绵窦顶进入蛛网膜下隙内。海绵窦内的颈内动脉有以下分支：

1.脑膜垂体干

是颈内动脉海绵窦段的最大分支，存在率为88%～100%，该动脉在颈内动脉后升段或后曲段的内侧壁呈直角向后发出，有三个分支。

（1）小脑幕动脉：向外侧走行，供应邻近的小脑幕，发出分支供应动眼神经和滑车神经，与眼动脉的脑膜支和对侧的同名动脉有吻合。

（2）垂体下动脉：向内下方走行，供应垂体后叶和鞍底的硬脑膜，并与对侧的同名动脉有吻合。

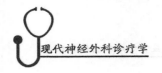

（3）脑膜背侧动脉：穿过海绵窦后侧壁的硬脑膜供应斜坡的硬脑膜和展神经，并与对侧的同名动脉有吻合。

2.海绵窦下外侧动脉

在脑膜垂体干的远侧5~8mm处由颈内动脉水平段的下外侧壁发出，存在率66%~84%。供应海绵窦的下外侧壁及卵圆孔和棘孔处的硬膜，在棘孔处与脑膜中动脉的分支有吻合。海绵窦下外侧干是鞍区唯一不直接与对侧同名动脉相吻合的动脉。

3.包膜动脉

在海绵窦下外侧动脉远心端5mm处由颈内动脉下内侧壁发出，存在率4%~28%，有两个分支：

（1）下包膜动脉：向内侧走行，供应鞍底的硬脑膜和脑垂体前叶，并与垂体下动脉的分支有吻合。

（2）前包膜动脉：向内侧走行，供应蝶鞍前壁的硬脑膜，并与对侧的同名动脉有吻合。

4.眼动脉

眼动脉从颈内动脉海绵窦段的前升段前内侧壁发出，存在率8%。

5.原始三叉动脉

胚胎时期的原始三叉动脉在成人仍然残存，是4支原始颈动脉—基底动脉吻合中最常见的一种变异，存在率0.02%~0.6%，在脑膜垂体干的近心侧从颈内动脉海绵窦段的后升段发出，在小脑上动脉与小脑前下动脉之间与基底动脉交通。原始三叉动脉的存在常伴有其他血管异常，占25%，其中14%可发生动脉瘤，动脉瘤破裂后即形成CCF。

（二）海绵窦及其静脉通路

人为将海绵窦划分为五个间隙，即内侧间隙、外侧间隙、前间隙、前下间隙和后上间隙。内侧间隙位于脑垂体和颈内动脉之间，是各间隙之间较狭窄者；外侧间隙位于海绵窦外侧壁与颈内动脉之间；前间隙位于颈内动脉前升段前方的海绵窦，其前端与眼下静脉连接；前下间隙在海绵窦段颈内动脉第一个转折的下方，在此间隙中有展神经；后上间隙在颈内动脉的后上方与海绵窦后部和顶部之间，脑膜垂体干位于此间隙中。

进入海绵窦的重要静脉有眼上静脉、眼下静脉、蝶顶窦静脉、外侧裂静脉、基底静脉。海绵窦的主要引流途径有岩上窦、岩下窦、基底丛和翼丛的硬脑膜静脉。两侧海绵窦之间，从蝶鞍的前壁至后壁，包括鞍膈在内均有静脉连接，这些通过中线的静脉通路叫海绵间窦，典型的海绵间窦分为前后两部分，围绕脑垂体形成环状，故又称环窦。

海绵窦内的血流方向不固定，当发生CCF时，动脉血涌入海绵窦使窦内压力升高，血液按动脉血注入的部位和海绵窦前间隙是颈内动脉前升段前方类似的三角状狭长间隙，眼上静脉和眼下静脉在此汇入的部位和方向从一条或多条静脉逆向或顺向引流，海绵窦和引流静脉代偿性扩张。不同的引流方向所产生的临床症状不同。如海绵间窦发育良好，一侧病变可能表现为双侧眼部症状。如果患侧眼静脉引流不畅，血流可经环窦向对侧引流，而出现健侧眼部症状。

（三）海绵窦与脑神经

经海绵窦通过的脑神经有动眼神经、滑车神经、展神经和三叉神经的第一、二支。动眼神经和滑车神经都在鞍背外前方、小脑幕边缘的下内侧进入海绵窦的顶部，在海绵窦壁的硬脑膜夹层内走向眶上裂。三叉神经第一支在海绵窦外下方穿入海绵窦壁，在硬脑膜夹层内向前上斜行入眶上裂。展神经单独从斜坡的外侧、岩骨尖内侧经Dorello管穿入海绵窦，在颈内动脉与海绵窦的外侧壁之间的外侧间隙内向前走行。发生CCF时这些脑神经都可发生瘫痪，而以展神经瘫痪为多见。

（四）海绵窦区颈内动脉分支与颈外动脉分支之间的吻合

眼眶及海绵窦是颈内与颈外两组动脉相交通最丰富的区域。具体的交通是通过眼动脉分支（筛前动脉、筛后动脉、泪腺动脉、睑动脉、内眦动脉、额动脉、额外侧动脉）和颌内动脉分支（脑膜中动脉、颞深前动脉、眶下动脉、蝶腭动脉）以及颞浅动脉分支互相吻合。海绵窦内颈内动脉的分支与颈外动脉的分支多在海绵窦邻近处互相吻合。主要吻合有：

（1）颌内动脉分支穿过眶上裂进入颅内与海绵窦内颈内动脉的分支吻合。

（2）脑膜小动脉（为脑膜中动脉分支或为颌内动脉分支）通过卵圆孔进入

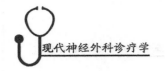

颅内，与颈内动脉的分支吻合。

（3）脑膜中动脉与海绵窦下动脉在棘孔邻近处相吻合。

（4）咽升动脉的脑膜支通过舌下神经管进入颅内，与脑膜垂体干的脑膜背支相吻合。

了解这些颈内、颈外动脉吻合血管的解剖对颈外动脉途径用液体栓塞剂栓塞治疗海绵窦硬脑膜动静脉瘘很重要。

二、分类

按其发生的原因可分为外伤性和自发性两种。外伤性CCF约占全部CCF病例的75%以上，而自发性者则不到25%。按CCF盗血量的大小分为高流量瘘和低流量瘘。高流量瘘的特点是颈内动脉接与海绵窦相通，瘘口较大，在脑血管造影中海绵窦的显影早而快，海绵窦有明显的扩张，颈内动脉的远端分支显影不佳或不显影。此种CCF症状严重，发展迅速，多见于外伤性造成的颈内动脉破裂形成的CCF。低流量瘘的特点是瘘口较小，多为颈内动脉海绵窦分支与海绵窦交通，在脑血管造影中海绵窦的显影相对较慢（甚至不显影），可与大脑中动脉同时显影，海绵窦扩张不明显，颈内动脉的远端各分支显影良好。此种CCF症状较轻，多见于自发性CCF。

Barrow（1985）将CCF分为四型：A型，颈内动脉与海绵窦直接相通，是最多见的一种类型，占所有CCF的76%～84%，多数是外伤造成的，也可以是自发的，如颈内动脉海绵窦段动脉瘤破裂所致，占自发性CCF的19%；B型，颈内动脉通过其脑膜支与海绵窦相通，非常少见，占所有CCF的7%；C型，颈外动脉通过其脑膜支与海绵窦相通，占所有CCF的3%～10%，常见的供血动脉是脑膜中动脉在棘孔上方的分支向海绵窦供血；D型，颈内动脉弓颈外动脉都有脑膜支与海绵窦相通，是B、C、D型中最多见的，占所有CCF的9%～21%，而且常有双侧的颈内外动脉的脑膜血管同时供血。

按病理和治疗的需要可将CCF分为直接型、硬脱型和混合型。直接型CCF，主要为A型，包括少见的B型，用可脱性球囊或弹簧圈经动脉途径栓塞治疗效果好。硬膜型CCF，即B或C或D型，是由颈外动脉的脑膜支和颈内动脉脑膜支与海绵窦之间形成的动静脉沟通，也叫海绵窦硬脑膜动静脉瘘，适合经静脉途径插

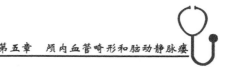

管到海绵窦用弹簧圈和可凝固液体栓塞剂（Onyx）栓塞治疗。混合型CCF即直接型和硬膜型同时存在的CCF，非常少见，常为A型CCF治疗不彻底逐渐发展而形成，也可采用静脉途径插管用弹簧圈和液体栓塞剂（Onyx）填塞海绵窦治疗。

三、病因

（一）外伤性CCF

多见于头部伤引起的颅底骨折，尤其是颞骨和蝶骨的骨折时。致使海绵窦段颈内动脉撕伤或骨折片刺伤，偶见于锐器或火器伤。颈内动脉壁上有多个瘘口或颈内动脉完全断裂和双侧外伤性CCF也有报告。外伤可造成的颈内动脉壁挫伤和点状出血而形成假性动脉瘤，以后破裂形成CCF。若动脉壁已有先天性、炎性或动脉硬化性病变，可因轻微的损伤而发生CCF。Charcot发现在做尸体的颈动脉加压灌注时可发生海绵窦段颈内动脉破裂，Dandy和Follis推测海绵窦段颈内动脉壁存在先天的薄弱，外伤时可能有一过性血压急剧升高，海绵窦段颈内动脉较其他部位容易发生破裂。有一些外伤性CCF是海绵窦段颈内动脉的分支破裂造成低流量CCF，最常见的是脑膜垂体干破裂；Dandy（1944）报告的一组外伤性CCF，在可以辨认瘘口位置的病例中，半数以上是脑膜垂体干破裂造成的。此外也有少部分病例为医源性，如经皮穿刺三叉神经节做射频治疗三叉神经痛、因慢性鼻窦炎做蝶窦切开术、经筛蝶窦做垂体腺瘤切除水、用Fogarty导管做颈内动脉内血栓摘出术、经颞做三叉神经后根切断术（Frazier手术），都有造成CCF的报告。

（二）自发性CCF

约有60%的自发性直接型CCF有颈内动脉壁中层的病变，包括海绵窦段颈内动脉的动脉瘤、纤维肌肉发育不良（FMD）、Ehlers-Donlos综合征Ⅳ型、Marfan综合征、神经纤维瘤病、迟发性成骨不良、假黄色瘤病、病毒性动脉炎以及少见的原始三叉动脉残留。

四、病理生理

颈内动脉自破裂孔至前床突被骨性结构及硬膜所固定，颅底骨折所造成的剪力可使海绵窦段颈内动脉撕裂，动脉血经海绵窦进入静脉系统，动脉系统呈现盗血情况脉压高，偶有发生脑出血，患者的症状严重。如果损伤仅在海绵窦段颈内动脉的分支上，属于低流量CCF。由于动脉壁病变或动脉瘤破裂以及医源性颈

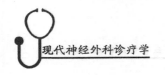

动脉损伤造成的CCF多属于高流瘘。在少见的病例中可以是残留的原始三叉动脉破裂或其动脉瘤破裂所造成的CCF。严重损伤可造成颈动脉断裂，死亡率极高。

五、临床表现

（一）搏动性突眼

当发生CCF时，海绵窦内压力明显升高，血流方向逆转，眶内组织的静脉回流不畅而导致充血、渗出和水肿，造成眼球突出，突出度为4～24mm，平均8～10mm，并可感觉到与脉搏同步的搏动。用手指触摸眼球可感到有搏动和"猫喘"样震颤。突眼多发生于CCF的同侧。极少数病例由于患侧的眼静脉闭塞或变异，动脉血经海绵间窦流入对侧海绵窦，发生对侧眼部充血、水肿、眼肌功能障碍及波动性眼球突出。有时症状可见双侧突眼，多由于海绵间窦发达和瘘口较大，一侧CCF的动脉血注入双侧海绵窦，引起双侧搏动性突眼。两侧海绵窦段动脉损伤可发生双侧CCF，但少见。少数CCF患者可无眼球突出，多因为CCF的血液不经眼静脉引流。

（二）颅内血管杂音

这是患者最常见的症状，几乎每个直接型CCF患者都有，常是首发症状。清醒的患者可听到连续的机器轰鸣样杂音，与脉搏一致。夜间和安静时更明显，使患者难以入睡和休息。听诊时在眼眶、乳突、颞部、额部、颈部甚至整个头部都能听到吹风样血管杂音，压迫同侧颈动脉可使杂音消失或减弱。

（三）眼结膜充血与水肿

因海绵窦内压力增高使眼眶部静脉回流不畅，眶部、内眦部、眼结膜、视网膜甚至面部、额部都可发生静脉怒张，球结膜充血接至出血，组织液吸收不良引起眶内组织水肿、渗出，随着病程的发展眼球突出逐渐加重，睑结膜水肿外翻，眼睑不能闭合，可导致暴露性角膜炎。

（四）眼球运动障碍

由于Ⅲ、Ⅳ、Ⅵ脑神经受到扩张海绵窦的牵拉和压迫而出现眼球运动障碍，伴行复视，其中展神经最易受累。此外，眶内容物充血和水肿也可影响眼球运动。但如果眼球运动障碍是在外伤之后即出现的，则可能是损伤的直接结果。扩张的海绵窦还可以压迫其前下方的三叉神经第一、第二支而出现角膜和面部感觉障碍。

（五）进行性视力障碍

约80%的CCF患者有视力减退，约有一半的患者视力严重受损，甚至失明。视力减退的原因是多方面的，其中主要原因是眼球的缺血。视网膜和脉络膜由眼动脉供血，眼球内的供血受眼内压（正常为16mmHg）的影响，动脉压必须超过眼内压才能进入眼内，眼内压与眼内静脉压相等；眼内的血流速度与动静脉之间的压力差成正比。任何原因使眼动脉压下降和眼静脉升高都会减少眼内的供血。当高流量CCF存在时，由于有严重的偷流、盗血使眼内缺血，视网膜缺血；大量动脉血逆流入静脉系统，静脉压明显增高，眼静脉回流受阻更进一步使眼内压力升高；又因动脉系统血供障碍可引起晶体混浊和房水混浊；又因三叉神经第一支受损，角膜感觉障碍，长期突眼可发生暴露性角膜炎、角膜溃疡穿孔及至失明。角膜边缘怒张的静脉阻塞了巩膜静脉窦骨引起继发性青光眼；由于眼静脉回流受阻，眼底呈静脉怒张、视盘水肿和扩张的静脉压迫视神经，日久呈现视神经萎缩造成视力障碍。有些CCF向眼静脉单方向引流，面静脉侧支循环建立不全，致使眶内急剧升高，患者疼痛难忍，可迅速失明，如果眼压超过40mmHg，应考虑紧急手术闭塞瘘口以防永久性视力丧失。如果不能紧急手术，应采取一些辅助的措施以保护视力，口服β-肾上腺素能受体阻断剂（乙酰唑胺）、甘露醇静脉输液以降低眼压。

（六）头痛

常见于患病的早期，一般局限于眼眶和颞部，与局部的和脑膜的血管极度扩张有关。另外，三叉神经的第一、二支受到扩张的海绵窦壁牵拉也可以是头痛的一个原因。体力活动、头部下垂或压迫眼球时头痛加重，压迫同侧的颈动脉可使头痛暂时减轻。

（七）颅内出血和鼻出血

第一例CCF伴有颅内出血的病例是Schweinitz和Holloway于1908年报告的。在1920年Satller复习了322例CCF后报告致命性的脑出血发生率为1.5%，颅内出血的发生率占0.9%。少量的鼻出血多数是鼻腔黏膜上的血管扩张破裂所致；大量的鼻出血多为扩张的海绵窦突入蝶窦破裂造成的，这种鼻出血可引起失血性休克、死

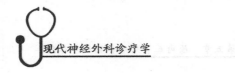

亡。所以，有大量鼻出血的CCF病例需要急症手术，闭塞瘘口；本组150例CCF中两例发生大量鼻出血，其中一例鼻出血1500~2000mL，血压测不出，紧急介入栓塞瘘口后完全恢复。因海绵窦内血流方向逆转，大量动脉血经蝶顶窦和侧裂静脉涌入脑皮层静脉，因静脉高压而极度扩张的脑皮层静脉可发生破裂导致颞叶血肿或硬膜下血肿，偶见蛛网膜下隙出血，这样的患者也需急诊治疗。

（八）其他神经功能障碍

少见，由于颈内动脉的血完全被偷流，使大脑半球甚至小脑及脑干处于长期的缺血引流及静脉瘀血状态，可表现为颅内压增高、精神障碍、癫痫甚至出现偏瘫、失语等症状。少数CCF向椎管内静脉引流，可造成椎管内静脉高压而引起脊髓功能障碍。

六、诊断

由于眼部症状明显，典型的CCF患者诊断不困难，但昏迷或眼眶部科创伤的病例有被延误诊断的可能；低流量CCF患者，由于病程发展缓慢，症状轻或不典型，容易被误诊。

头部或眼眶部CT可显示眼球突出，眼上静脉增粗，眶内肌群弥散性增厚，眼球边缘模糊，眼睑肿胀，球结膜水肿，增强CT可见海绵窦区和扩张的眼上静脉明显增强。由于颅内回流静脉扩张，可显示外侧裂区及额顶区有高密度影像伴有周围脑组织相对缺血而形成脑水肿的低密度区。对于外伤性CCF，CT可能会发现颅底骨折压迫颈内动脉和视神经管。

头部MRI、MRA检查可示明显扩张的海绵窦、眼上静脉，及其他引流静脉。同时MRI对CCF偷流造成的脑缺血较敏感，对脑干缺血诊断有帮助。

脑血管造影是诊断CCF的金标准。脑血管造影除了可显示CCF外，还可以提供下列重要的资料：

（一）瘘口的部位、大小和数目

由于大量造影剂突然进入海绵窦，由于血管影像重叠，很难辨认瘘口的位置，可将造影机器的图像采集调整为每s7帧，做患侧颈内动脉造影，可以看清瘘口的位置，旋转造影的3D重建图像对辨认瘘口有很好的帮助，也可采用压迫患侧颈总动脉同时可做椎动脉（侧位）造影，通过后交通动脉逆行充盈瘘口和做对

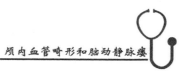

侧颈动脉造影（正位），经前交通动脉显示瘘口。头部外伤由于同一支颈动脉虹吸段将两处损伤，发生两处CCF。TCCF（外伤性CCF）单瘘口位于颈内动脉后升段约占50%，位于水平段约占40%，位于前升段约占10%。瘘口直径1～5mm，平均为3mm。

患侧颈内动脉造影，瘘口远侧脑血管往往灌注不良，有13%的直接型CCF漏口远侧的血管完全不显影，属于"全偷流"现象，除了完全偷流同侧颈内动脉的血液，同时还通过前后交通从对侧颈内动脉和椎动脉盗血。遇到此种影像不应误诊为颈内动脉闭塞。

（二）交叉循环试验（球囊闭塞试验，BOT）

主要目的是了解病侧颈内动脉需要闭塞对侧能否代偿，在对侧颈内动脉或椎动脉注射造影剂同时闭塞患侧颈总动脉，以便了解CCF，瘘口大小、位置，同时观察通过脑底动脉环的血循环代偿情况，如果患侧循环时间不延长，或血压降低原血压的1/3，代偿良好，必要时闭塞颈内动脉，引起大脑半球缺血的危险相对较小。

（三）颈外动脉供血情况

硬膜型CCF多为颈内颈外动脉参与供血，主要来自颈内动脉、脑膜支及颈外的脑膜中动脉、脑膜副动脉、咽升动脉，这些动脉与海绵窦底部或海绵间窦相通。这样的病例经动脉途径栓塞很难治愈，而且容易复发，经静脉途径插管闭塞海绵窦效果好。

（四）静脉引流途径

海绵窦的静脉回流通过下述途径到达颈内静脉。由于海绵窦与周围静脉有广泛的交通，CCT的主要引流方向各不相同，并与临床症状密切相关。

1.向前引流

颈内动脉的血液经瘘口进入海绵窦，再经眼上静脉和眼下静脉、内眦静脉、面静脉引流入颈静脉，是最多见的引流途径之一。眼部的症状突出。

2.向后外引流

动脉血由海绵窦经岩下窦或岩上窦及基底静脉丛，经横窦、乙状窦引流入颈静脉。可有耳鸣及后组脑神经症状。

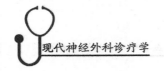
3.向上引流

动脉血由海绵窦经蝶顶窦流入外侧裂静脉，再经上吻合静脉引流入上矢状窦，可使脑表面的静脉扩张，破裂可造成蛛网膜下隙出血或硬膜下血肿。

4.向下引流

动脉血由海绵窦经颅底和颅骨上的导静脉流向翼丛，引起鼻咽部的静脉扩张，容易导致鼻黏膜出血。

5.向后内引流

动脉血由海绵窦经吻合静脉流入基肢静脉，并与大脑大静脉汇合引流入直窦，也可向小脑表面引流。可使脑组织静脉回流障碍而表现为颅内压增高的症状。偶见向脊髓静脉引流造成脊髓静脉高压而出现相应的症状。

6.向对侧引流

动脉血经海绵间窦流入对侧海绵窦及眼静脉，可产生对侧的眼部症状。

CCF的静脉引流途径多不是单一的，多途径的引流是最多见的引流形式。治疗目的是闭塞漏口，如为硬膜型CCF，可经静脉途径闭塞海绵窦，但一定要将海绵窦完全闭塞，不能只闭塞其中的眼上静脉或岩下窦，因为有可能使静脉引流发生改变，使动脉血液经脑皮层静脉引流，增加了颅内出血的危险。

七、治疗

（一）治疗目的

闭塞瘘口，保护视力，消除杂音，使突眼回缩，防止脑出血和脑缺血。

（二）治疗原则

闭塞瘘口。

争取一次手术达到最佳的治疗效果。如果瘘口闭塞不完全，侧支循环逐渐建立，瘘口处的血管供应会越来越复杂，使原本直接型的CXF，发展为复杂型CCF，使进一步治疗非常困难。

尽可能保持颈内动脉通畅。因CCF的自然病死率及病残率都不高，应以安全、有效的治疗方法为片选，对于采取闭塞颈内动脉的治疗方法应持谨慎态度。如实属必要，则必须做好各种术前的脑缺血耐受实验。但要注意，闭塞患侧颈内动脉近期内没有缺血表观的患者也会随着年龄的增长、动脉硬化等因素的出现，发生脑缺血的机会比正常人多，所以，保持颈内动脉通常非常必要。

（三）治疗方法

直接型CCF很少有自然愈合的机会，如果任其发展，将有5%～10%的病例可发生颅内出血或大量鼻出血。另外，颅内杂音可使患者难以忍受。大量的盗血可使脑及视网膜缺血而引起脑功能及视力障碍，可因继发性青光眼或视神经萎缩而失明。因此应予以积极治疗。目前治疗直接型CCF以动脉途径可脱球囊填塞海绵窦的治疗效果最好。治愈率达89%～98%。一般情况下球囊到位后颅内杂音立即消失，数h后结膜充血和水肿明显好转，一周左右突眼可恢复正常。

第三节 硬膜动静脉瘘

一、概述

硬膜动静脉瘘（DAVF）约占脑血管畸形的10%～15%，古埃及伊姆特赫普莎草纸书曾记载过此类脑血管瘤；1854年，Hughes Bonnet发现脑血管畸形，但认为是生长性质；1863年，Virchow称脑血管畸形为"吻合的动脉瘤"，但否认肿瘤性质病变；1931年，Sachs对硬脑膜动静脉瘘进行了第一次详细的描述；直到1951年，Verkieot及Finder才引入自发性硬脑膜漏的概念。

DAVF主要是发生在硬膜上的动静脉短路、动—静脉异常。一般的观点认为DAVF为后天获得性疾病。文献中有多种命名，如硬膜动静脉畸形、硬膜动—静脉异常及硬膜动—静脉漏等。这些不同名称一定限度上反映了该病病因不清。临床上常用硬膜动—静脉瘘（DAVF）及硬膜动-静脉畸形（DAVM）描述该病，其病理单位是动—静脉漏。

DAVF主要分为两种类型：直接型和间接型。直接型是指较大的动脉与硬膜静脉或静脉窦交通，多见于外伤和动脉瘤破裂，最典型的代表是外伤性颈动脉—海绵窦瘘，间接型是指颈外动脉、颈内动脉、椎动脉等的脑膜支与硬膜静脉或静脉窦的交通，及与软膜静脉的交通，少数供应动脉来自大脑中动脉及大脑前后动脉。Djindjian与Merland等根据超选造影中引流静脉的情况，将DAVF分

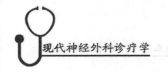

为Ⅰ～Ⅳ共4型；Barrow等依据瘘口大小及供血动脉情况将海绵窦瘘分为A、B、C、D4型。

DAVF自然史差别很大。有些无症状，因其他病变造影时偶然发现；有些症状很轻微，不治疗或保守治疗症状消失；有些症状长期稳定不变；但有相当部分患者随有病变血管增加，症状逐渐加重，出现颅内杂音、眼球突出、静脉压增高，乃至颅内出血导致死亡。

以往常常因为患者症状轻、病情稳定、未到专科门诊或医院就诊以及误诊等因素导致DAVF发病率偏低，近年由于生活及社会条件逐步改善，诊断技术水平进步，DAVF发病率呈逐渐增高趋势。

二、硬膜动静脉瘘的发病机制

脑血管发育几经变迁，从原始咽囊附近丛状血管网吻合形成第一、二弓，到最后发育为成人颈外动脉系统，经历了血管新生、退化、融合、残留等无数过程。颅内静脉窦发育也从最初的三个硬膜静脉丛，逐渐向外移位，经历发展、退化、重新组合等复杂过程，形成颅脑静脉窦系统。脑血管发育过程中经常发生变异，是DAVF形成原因之一。

（一）颈外动脉系统胚胎发育

大约妊娠24～28天，原始神经板形成神经管，前部形成咽囊，这些咽囊周围丛状血管团形成弧形吻合管并与腹侧动脉（VA）及背侧主动脉（DA）交通，形成胚胎第一、二弓状动脉，但第三弓状动脉尚未形成，妊娠28天后，第一、二弓状动脉开始退化，残余部分形成腹侧咽动脉（VPA），供应相应的咽囊。原始舌镫动脉（HSA）也由第一、二弓状动脉残余部发出，穿过镫骨环。VPA与HSA在远心端吻合妊娠41～44，发育中的颈外动脉（ECA）由第三弓状动脉发出，ECA逐渐发育并同化近侧段VPA（小点线状），VPA开始退化，HSA远心端被ECA远心端融合，HSA眶上支分出ECA的脑膜中动脉（MMA）及眼眶支（ORB），镫骨动脉远心端为颌面干支（MF），再分出眶下支（I）及上颌支（M）ECA颈外动脉、MA脑膜中动脉、ORB眼眶动脉、MF颌面干支、I眶下支、M上颌支。

妊娠56～70d，VPA已消失，ECA兼并镫骨动脉分支，上颌面动脉称为上颌内动脉（IMA）及MMA的颅外端；原始镫骨动脉眶上支成为MMA的颅内段及

ORB。眼动脉（OA）由ICA发出，最后将与ORB大部分合并。胚胎舌动脉（HA）即HSA干的近心端大部分退化，HA仅残留一部分成为鼓室动脉，此动脉穿过镫骨环与咽升动脉（APA）的鼓室下支吻合IMA上颌内动脉、HA舌动脉、APA咽升动脉。

（二）发育成熟的颈动脉

发育成熟颈动脉系统有许多潜在吻合支，这些血管分布变异很常见。

（三）颅内静脉胚胎发育

约在胚胎26天，出现前、中、后硬膜丛干，分别引流前脑，发育中的脑桥、小脑及延髓等的回流静脉。胚胎42天，端脑前部出现边缘窦，前中硬膜丛增大，由一支静脉管连接，同时前、中硬膜丛发出一支血管至耳囊。前、中硬膜静脉丛与端脑、间脑、后脑及脑髓四个区域静脉连接。大约52天，三个硬膜丛干退化，后硬膜丛并入乙状窦，中硬膜丛成为耳前窦，原先引流入前丛的小脑幕窦，此时流入背侧的职始横窦。前、中丛退化残余部分形成小脑幕丛，与边缘窦吻合，促使其向前移位，形成上矢状窦。此后大脑半球增大，横窦被推至水平位置，耳前窦一支形成脑膜中静脉，经岩鳞窦干入乙状窦，乳突、枕髁、舌下导静脉、面部、眶与静脉交通。胚胎90天，胎儿颅脑静脉系统具备相当限度成人的特点，下矢状窦入直窦、大脑内、基底静脉，经大脑大静脉入直窦，小脑幕丛向远心端延伸变细，形成岩上窦，与横一乙状窦交界相连。颅内静脉窦形成过程变异很多，Osborn指出：成人颅脑静脉窦表现正常者仅为45%～50%，两侧横窦发育不对称约为35%，一侧窦发育不良者约占5%～20%，直窦发育不正常者为15%。无论动脉和静脉发有异常都可能产生DAVF。

（四）病理改变发现

在成人病理标本，硬膜残留动静脉通道，在窦附近更为显著，提出胚胎性瘘交通可能为发生DAVF的病理基础，而硬膜小动脉与静脉的交通，似乎是DAVF的病因之一。

三、硬膜动静脉瘘的分类

研究DAVF的病理，临床表现时经常提到DAVF的分类，同时不同类型的DAVF治疗方法与预后不同，现将DAVF几个主要分类介绍如下：

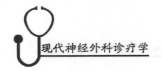

（一）良性和进行性

DAVF临床表观差别较大，有些患者无明显症状，甚至无症状，因其他原因行影像学检查时发现，而另外一部分患者，症状严重，且为进行性加重，神经系统缺损，颅压高，颅内出血。其归宿差别很大，前者部分人可能自愈，后者可能因颅压高、出血而死亡。故有人提出，DAVF分为良性及进行性。

（二）Djindjian及Merland等分类

Djindjian与Merland根据DAVF引流静脉分布、流向及形态，将其分为4级。Gobin与Houdort在Djindjian与Merland分级的基础上做了补充及修正。1995年Cognard在Djindjian与Merland分级的基础上再一次修正与补充，将DAVF分为5级7个类型。Cognard分级比较详细，但仍以引流静脉的分布、流向及形态为基础。目前Cognard分级已被多数学者所采用。Borden将颅脑和脊髓DAVF分为三种类型，包括三个亚型，Borden也是以引流静脉的情况为分级的基础，不过Borden将颅脑和脊髓DAVF分开，并把单瘘口和多瘘口分开。

（三）Barrow DL分类

Barrow根据解剖及血管造形颈动脉及分支与靶点的关系将颈动脉—海绵窦瘘分为4型：A型，颈内动脉—海绵窦直接交通（多见于外伤及动脉瘤破裂）；B型，颈内动脉分支与海绵窦交通；C型，颈外动脉分支与海绵窦交通；D型，即B＋C型。Barrow分类仅用于海绵窦区病变，实际上Barrow B、C、D 3型是海绵窦DAVF。

（四）根据DAVF部位分类

DAVF位于不同部位，临床表现、治疗方法、预后均不同。Lucas等根据他们的病例及收集的文献共258例，将DAVF分为6种类型：横窦—乙状窦（64例）、小脑幕裂孔（66例）、海绵窦（67例）、前颅凹（23例）、上矢状窦（28例）、中颅凹（10例）。Mironor根据病变部位及病理情况将DAVF分为5型：①硬膜窦型；②海绵窦型；③Gala's系统；④颅底静脉丛型；⑤窦附近皮层静脉型。有人提出将DAVF分为后颅凹型、儿童型及多发型等。Mironow报告了DAVF 96例的位置：硬膜窦39例（40.6%）、海绵窦29例（30.2%）、Gala's system 10例（10.4%）、颅底9例（9.4%）、窦附近皮层静脉9例（9.4%）。Lucas收集英文

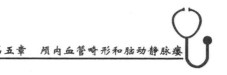

文献及自己的病例248例，DAVF部位：横窦—乙状窦64例（25.8%）、小脑幕66（26.6%）、海绵窦区67例（27.0%）、前颅凹23例（9.3%）、上矢状窦28例（11.2%）、中颅凹10例（4%）。多数文献报告，海绵窦区及横窦–乙状窦区发生率较高。

四、硬膜动静脉瘘的流行病学及临床表现

DAVF病因不清楚，常为自发性。DAVF约占AVM（动静脉畸形）的10%~15%。男：女＝1：2，海绵窦区、横—乙状窦区女性比例较大，相反前颅凹、中颅凹及小脑幕，男性多于女性，DAVF自然史差别很大，一部分患者为良性，无明显症状，因其他原因脑血管造影偶然发现，其中部分患者其DAVF终身无变化，部分患者的瘘自然消退闭合，最后窦及窦腔血栓纤维化而自然消失。但多数患者的DAVF随时间流逝，供应血管逐渐增加，症状愈加严重。

婴幼儿DAVF可表现心力衰竭、颅内杂音、头部增大、头皮静脉扩张。成人最常见症状为搏动性耳鸣、头痛；进行性DAVF，由于静脉压力增高，和脑脊液吸收障碍，引起颅内压力增高，其症状包括恶心、呕吐、突眼、上睑下垂、视力减退、视盘水肿、小脑扁桃体下疝、癫痫发作及神经系统其他损害。由于动脉盗血及静脉瘀血，患者可表现三叉神经痛、暂时性缺血性发作性偏瘫、失眠、失明、语言障碍，还可能出现脑干缺血而步态不稳、Pakinsion's综合征，其至进行性智力下降。

进行性发展的DAVF如不及时治疗，死亡率高达30%，主要原因为颅内出血，出血最常见于脑实质，并可伴有脑室出血、蛛网膜下隙出血，其至发生硬膜下血肿。

Award及同事对进行性发展的100例及良性277例DAVF的部位及血管造影特点做比较，没有哪个部位可以不发生进行性的DAVF，横窦—乙状窦、海绵窦可以发生，小脑幕及前颅凹的DAVF常为进行性。小脑幕及前颅凹的DAVF常经皮层静脉引流，因此出血的危险性很大，Cognard等发现DAVF的临床症状是否也进展与血流状态有关，静脉血流为顺行（即静脉窦压力不高）很少有进行性症状，而当静脉窦或皮层静脉为逆行血流时，DAVF进行性症状的比例增加，当DAVF引流直接进入皮层静脉或形成静脉扩张，其进行性症状与出血率分别为97%及66%。

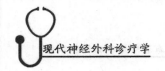

Wilinsky等报告，软膜静脉迂曲、扩张，表示静脉瘀血，无论有无DAVF血反流都有出血的可能，如伴有进行性症状，特别容易出血。DAVF出血可能与其解剖、血液动力及血管退行性变等诸多因素有关。DAVF出血率约为1.8%/年，伴皮层静脉引流者出血率较高。引流静脉远心端狭窄，及小脑幕病变更容易出血。DAVF再出血率文献报告不一致，Duffau等报告，两周内再出血率为35%。

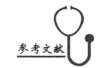

参考文献

[1] 杨树源，张建宁.神经外科学 第2版[M].北京：人民卫生出版社,2015.

[2] 刘承基，凌锋.脑脊髓血管外科学[M].北京：中国科学技术出版社,2013.

[3] 周良辅.现代神经外科学 第2版[M].上海：复旦大学出版社,2015

[4] 北京协和医院医务处主编.神经外科诊疗常规[M].北京：人民卫生出版社,2012.

[5] 王忠诚主编.神经外科学[M].北京：人民卫生出版社,2008.

[6] 何永生，黄光富，章翔.新编神经外科学[M].北京：人民卫生出版社,2014.

[7] 张建宁.高级卫生专业技术资格考试指导用书 神经外科学高级教程 精装珍藏本[M].北京：人民军医出版社,2015.

[8] 吕传真.神经病学 第3版[M].上海：上海科学技术出版社,2015.

参考文献

[1]　　

[2]　　

[3]　　

[4]　　

[5]　　

[6]　　

[7]　　

[8]